基于流行病学研究设计的 **R** 语言实践

主　编　林华亮

副主编　张子龙　杨　音

编　者（按姓氏笔画排序）

王肖杰（中山大学）　　　　　　　　　　　　杨　周（南方医科大学）

王重建（郑州大学）　　　　　　　　　　　　杨　音（中山大学）

毛振兴（郑州大学）　　　　　　　　　　　　张　兵（广州市第一人民医院）

艾思奇（北京大学）　　　　　　　　　　　　张子龙（中山大学）

田　飞（中山大学）　　　　　　　　　　　　张云权（武汉科技大学）

任周鹏（中国科学院地理科学与资源研究所）　张仕玉（中山大学）

华俊杰（中山大学）　　　　　　　　　　　　张俊国（中山大学）

向　浩（武汉大学）　　　　　　　　　　　　陈　兰（中山大学）

刘　昆（中国人民解放军空军军医大学）　　　陈　舸（中山大学）

刘跃伟（中山大学）　　　　　　　　　　　　林华亮（中山大学）

阮增良（东南大学）　　　　　　　　　　　　罗　斌（兰州大学）

李　欢（珠海市人民医院）　　　　　　　　　罗林峰（广州市卫生健康宣传教育中心）

李秀君（山东大学）　　　　　　　　　　　　黄　婧（北京大学）

李国星（北京大学）　　　　　　　　　　　　蔡　苗（中山大学）

杨　军（广州医科大学）

秘　书　田　飞

人民卫生出版社

·北京·

图书在版编目（CIP）数据

基于流行病学研究设计的 R 语言实践 / 林华亮主编.
北京 ：人民卫生出版社，2024. 7. -- ISBN 978-7-117
-36550-5

Ⅰ. R181

中国国家版本馆 CIP 数据核字第 2024WH3228 号

人卫智网	www.ipmph.com	医学教育、学术、考试、健康，购书智慧智能综合服务平台
人卫官网	www.pmph.com	人卫官方资讯发布平台

基于流行病学研究设计的 R 语言实践
Jiyu Liuxingbingxue Yanjiu Sheji de R Yuyan Shijian

主　　编：林华亮
出版发行：人民卫生出版社（中继线 010-59780011）
地　　址：北京市朝阳区潘家园南里 19 号
邮　　编：100021
E - mail：pmph @ pmph.com
购书热线：010-59787592　010-59787584　010-65264830
印　　刷：三河市潮河印业有限公司
经　　销：新华书店
开　　本：787 × 1092　1/16　　印张：20
字　　数：487 千字
版　　次：2024 年 7 月第 1 版
印　　次：2024 年 8 月第 1 次印刷
标准书号：ISBN 978-7-117-36550-5
定　　价：69.00 元

打击盗版举报电话：010-59787491　E-mail: WQ @ pmph.com
质量问题联系电话：010-59787234　E-mail: zhiliang @ pmph.com
数字融合服务电话：4001118166　E-mail: zengzhi @ pmph.com

前　言

　　R 语言作为一门统计学语言，一直在小众领域闪耀着光芒。直到大数据的爆发，R 语言变成了一把炙手可热的数据分析利器。随着越来越多有工程背景的人员的加入，R 语言的社区在迅速扩大成长。R 语言不仅仅在数理统计领域受到青睐，在临床医学、公共卫生、教育、金融、互联网等多个行业也应用广泛。

　　R 语言之所以受欢迎，有以下几方面原因：第一，R 软件可以在官网免费下载。相比于其他的统计软件，如 SAS、SPSS、STATA 等，R 软件不需要任何费用，用户可以自由地使用、复制、发布、修改源码、补充漏洞以及按具体需求定制功能，这无疑是其最吸引人的地方。第二，R 语言拥有庞大的软件包生态系统，很多前沿的技术、先进的模型等都会迅速地在 R 软件中以程序包的形式出现，供大家学习使用。如果某项统计技术已经存在，那么几乎必然存在着一款 R 软件包与之对应。第三，R 语言的界面比较友好，相对简单易学，为创建可重复及高质量的分析提供了有利条件。此外，R 软件保留了运算的代码，修改后可重复使用，大大降低了撰写语言代码的时间成本。第四，R 语言在绘图及数据可视化方面具有强大的功能。R 语言有一个非常强大的数据可视化宝库，可以做出许多精美的图形。在大数据时代的今天，R 语言将会发挥越来越重要的作用，特别是在医疗、公共卫生领域。

　　近年来，公共卫生和健康医疗大数据迅猛发展，相关人才的需求也日趋紧迫，全国高校中，相关专业建设不断升温。这些大数据技术应用的背后均存在着一个学科的框架指导，那就是流行病学。总体而言，任何健康医疗大数据的构建、数据分析的理论和模型的建立及应用，其起点应是提出要解决什么科学问题，而医疗卫生科学问题的提出是流行病学的范畴。流行病学研究设计之于健康医疗大数据，就好比建筑设计图纸与建筑材料的关系。

　　近年来，笔者在与医疗卫生领域相关专业技术人员交流中发现，目前在公共卫生监测、健康医疗大数据、流行病学数据统计整理和分析中存在很多短板，而这些短板归结起来就是流行病学设计和统计分析的脱节，例如数据采集缺乏宏观流行病学思维的指导，数据分析中统计分析、模型应用不规范等。如何破局？通过与诸多业内同行的多次交流，结合自己团队的经验，我们认为 R 语言结合流行病学设计是一个可以很好解决两者脱节问题的出路，这也是筹划撰写本书的初衷。

　　因此，本书以流行病学研究设计为主线展开，在 R 语言基本介绍的基础上，详细描述了包含横断面研究、病例对照研究、队列研究、随机对照试验研究、Meta 分析等常用的流行病学研究设计思路和分析方法，同时涉及双重差分法、孟德尔随机化等流行病学因果推断方法，并描述了其中涉及的统计方法的 R 代码实现过程，既不晦涩，也非浅白，向读者打开了一扇利用 R 语言研究医学问题的窗。

　　书中难免有不当之处，敬请各位专家和读者指正。

林华亮

2024 年 5 月

目　录

第一章
R 语言概述

大数据时代的到来，海量数据涌现，如何高效、快速地从这些海量数据中整合信息已成为每一个数据分析人员必须面对和解决的问题。随之涌现的大批数据分析工具，例如 IBM SPSS、SAS、Stata 和 Minitab 等，为数据分析人员解决这一问题提供了可能，研究人员可根据自己的需要选择合适的一种或多种分析工具来完成数据分析任务。

然而，目前很多从事数据分析工作的人员并非计算机专业出身，数据分析软件中复杂的编程规则不仅没有减轻人们的工作量，反而增加了数据分析工作的难度和时间。因此，找到一门简单易学且工作效率高的编程语言对于编程基础薄弱的数据分析人员来说至关重要。R 语言因其丰富高效的软件包和简单易理解的编程方法，已成为数据分析人员常用的数据分析软件之一。

R 语言最初由 Ross Ihaka 和 Robert Gentleman 在新西兰奥克兰大学创立，其词法和语法分别源于 Scheme 和贝尔实验室的 S 语言。与 S 语言类似，R 语言也是一种用于统计分析、图形展示和报告的编程语言和操作环境，在 GPL 协议（General Public License）下可免费运行，目前由 R 开发核心小组（R Development Core Team）负责开发和维护，可以满足不同专业的用户对数据进行整理、分析、可视化、建模等多方面的需求。

R 语言因为具有开源免费、功能丰富稳定、内存占用较小、作图美观等优点，目前已经成为数据分析和编程的重要工具，使用人数迅速增加。为了让大家对 R 语言有一个基本的认识，本章将介绍 R 语言相关软件的获取途径、安装和使用规范，帮助初学者实现 R 语言学习的快速入门。

一、R 软件及 RStudio 软件的获取和安装

R 软件以及 RStudio 软件是两种较为常用的 R 语言编程分析软件，获取途径公开免费，安装过程简单易操作。R 软件和 RStudio 软件就好比相机的机身和镜头，即 RStudio 软件的成功运行是以 R 软件为基础，而 RStudio 软件的效能决定了整体 R 语言的工作效能。R 软件界面同时包含 R 语言代码编程和运行过程两部分，但在实际使用过程中，需要进行代码更改，较为麻烦，且缺少变量视图。而 RStudio 软件是 R 语言的一个集成开发环境（IDE），它将许多功能强大的编程工具整合到一个直观、易于学习的界面中，从而使得 R 语言的使用更加高效便捷。除了提供代码编辑、调试和执行等基本功能外，RStudio 还具有数据可视化、包管理、项目管理等一系列功能，使得用户可以更轻松地进行数据分析和编程任务。此外，RStudio 软件可以在主要计算机操作系统（Windows、macOS、Linux）上运行，也可以通过服务器安装后，通过网页浏览器进行访问和运行。

　　与 R 软件比较,RStudio 软件具有如下优点:①四个功能区分工明确,便于用户及时编辑 R 语言代码,查看结果运行状况、工作环境包含的对象以及查询帮助文档等,满足了用户在 R 语言编码以及运行过程中的绝大部分需求;②可以在源代码编辑器窗口进行 R 语言代码的编辑、更改和保存等工作,高效地实现 R 语言代码的编辑、保存和分享;③既可以用于三种主要的操作系统,也可以通过网页浏览器实现远程访问;④可以同时开展多个工作项目,避免不同项目之间的干扰或者混淆,提高工作效率。

　　下面,我们将详细介绍 R 软件以及 RStudio 软件下载安装的具体步骤,帮助初学者实现顺利安装。

（一）R 软件的获取及安装

　　R 软件由 CRAN（Comprehensive R Archive Network）发布,可以免费下载。对于 Linux、Mac OS X 和 Windows 等操作系统都有相应编译好的二进制版本,用户可以根据自己所使用的操作系统选择相应的安装链接进行安装。以 Windows 操作系统为例,具体下载过程如下:登录网站 https://cran.r-project.org/ → 单击“Download R for Windows” → 单击“base” → 单击“Download”,选择相应的平台安装版本（本书以“R 3.5.1 for Windows”为例）,即可下载相应的安装包（图 1-1）。

The Comprehensive R Archive Network

Download and Install R

Precompiled binary distributions of the base system and contributed packages, **Windows and Mac** users most likely want one of these versions of R:

- Download R for Linux
- Download R for (Mac) OS X
- Download R for Windows

R is part of many Linux distributions, you should check with your Linux package management system in addition to the link above.

R for Windows

Subdirectories:

base   Binaries for base distribution (managed by Duncan Murdoch). This is what you want to **install R for the first time**.

contrib   Binaries of contributed CRAN packages (for R >= 2.11.x; managed by Uwe Ligges). There is also information on third party software available for CRAN Windows services and corresponding environment and make variables.

old contrib Binaries of contributed CRAN packages for outdated versions of R (for R < 2.11.x; managed by Uwe Ligges).

Rtools   Tools to build R and R packages (managed by Duncan Murdoch). This is what you want to build your own

R-3.5.1 for Windows (32/64 bit)

Download R 3.5.1 for Windows (62 megabytes, 32/64 bit)

Installation and other instructions
New features in this version

If you want to double-check that the package you have downloaded matches the package distributed by CRAN, you can compare the md5sum of the .exe to the fingerprint on the master server. You will need a version of md5sum for windows: both graphical and command line versions are available.

Frequently asked questions

- Does R run under my version of Windows?
- How do I update packages in my previous version of R?

图 1-1　Windows 系统中 R 软件下载步骤

下载完 R 软件安装包之后，双击安装文件开始安装（本书以"R-3.3.1-win.exe"安装为例）。用户需要根据使用电脑的进制数，选择合适的安装链接：如用户的 Windows 系统是 32 位版本，则需要安装 32 位版本的 R 软件，如用户的 Windows 系统是 64 位版本，那么需要安装 32 位和 64 位版本，因为 64 位向下兼容 32 位系统（图 1-2）。安装完成后，便可在桌面上看到 R 软件的快捷方式，双击图标，即可进入 R 软件界面，进行相应操作。

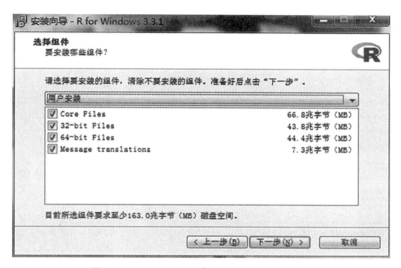

图 1-2　Windows 系统下 R 3.3.1 安装步骤

（二）RStudio 软件的获取及安装

RStudio 软件的获取、安装与 R 软件类似。RStudio 软件的下载页面（http://www.rstudio.com/ide）提供"RStudio"（平台版）和"RStudio Server"（网页版）两个版本，如果在电脑操作系统（Windows、Mac、Linux）应用，则选择"RStudio"。

进入下载页面，用户须根据自己电脑的操作系统选择相应的版本进行下载并安装。需要注意的是，使用 RStudio 软件时，需要先安装好 R 软件，因为 RStudio 软件只是辅助用户使用 R 语言进行编辑的工具，它自身并不附带 R 语言程序。此外，在安装路径中尽量不要出现中文，以免在以后分析处理工作中报错。

二、RStudio 软件界面和功能介绍

鉴于 RStudio 软件是 R 语言用户最常用的集成开发环境，接下来我们将向读者详细介绍 RStudio 软件的四个窗口和常用按键的功能，以帮助初学者能够快速上手。

（一）RStudio 软件界面四个窗口功能介绍

打开 RStudio 软件之后，会出现四个窗口：R Script 窗口，Console 窗口，工作空间、历史窗口，文件、帮助窗口（图 1-3）。

1. Console 窗口　这是 RStudio 软件的主界面窗口，其功能与 R 软件中的界面相同，显示程序运行的信息。RStudio 软件提供的辅助功能有助于初学者顺利地输入函数，比如，如果用户忘记画图函数"plot"，输入前几位字母，如"pl"，再按 Tab 键，会出现所有已安装的程序包中以"pl"开头的函数及简要介绍，可用回车键即进行选择。同时，Tab 键还可以显示函

数的各项参数,比如,输入"plot",按 Tab 键则显示"plot( )"的各项参数。此外,与 R 软件类似,上下键可以切换上次和本次运行的函数。RStudio 中,"Ctrl+ 向上键"可以显示最近运行的函数列表,该操作可以使用户很方便地重复运行前面刚运行的程序。

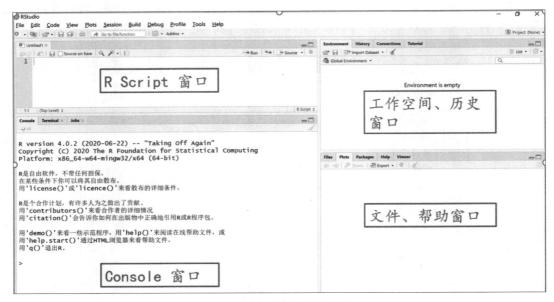

图 1-3　RStudio 软件界面的四个窗口

2. R 语言代码编辑窗口(R Script 窗口)　初学者按照"菜单栏 File 按钮 → New File → R Script"(或 Ctrl+Shift+N)顺序点击,即可新建空白 R 脚本文件。RStudio 软件支持语法高亮显示,和主界面窗口一样,在本窗 Tab 键有同样的显示函数和函数参数的功能。R 语言代码的替换与查找可以通过单击上方工具栏的"放大镜"图标实现。R 语言代码运行,选中所需运行代码后,点击"Run"功能键实现,也可通过快捷键"Ctrl+Enter"实现。

3. 工作空间、历史窗口　工作空间窗口显示的是定义的数据集"data",值"value"和自定义函数"function",可以选中双击打开查看。历史窗口显示的是历史操作,可以选中点击上方"To Console"使其进入主控制界面,重复以前的代码操作。

4. 文件、帮助窗口　主要功能是输出图形、显示不同目录下的文件和显示函数的帮助文件。

(二)RStudio 软件功能栏简介

RStudio 软件上方功能栏的许多操作可以按快捷键或者通过编辑代码实现,下面简要介绍常用的功能栏按键功能(图 1-4)。

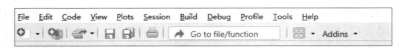

图 1-4　RStudio 软件功能栏

File:新建、打开或保存各种类型的 R 格式文件。
Edit:编辑 R 语言代码,包括代码的复制、粘贴、查找、替换以及查找重复等。

Code：优化代码编辑体验，可以通过快捷键实现绝大多数功能。

Plots：进行图片的查看、保存、输出等。

Session：重启、终止 R 程序等。

Debug：查找代码错误，显示错误原因。

Profile：打开文件夹，打开文件等。

Tools：RStudio 软件界面显示设置，最常用的是"Global Options"功能，可以通过该按键下的"Appearance"实现界面的编辑风格、字体大小和格式、界面显示比例等的设置（图 1-5）。

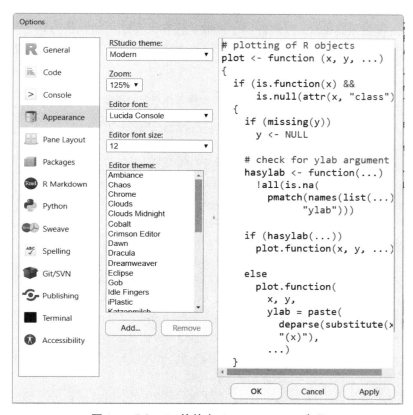

图 1-5　RStudio 软件中 Global Options 选项

三、R 语言的使用规则简介

（一）R 语言运行方式及命令书写注意事项

RStudio 软件启动后的界面如图 1-3 所示。在"Console"窗口中，可以在提示符">"后键入命令，按回车键执行该命令，可以一次性执行一条命令或者脚本文件中的一组命令。

有几点需要注意：①R 语言是一种区分字母大小写的语言，在输入代码或者加载包的过程中，要注意大小写问题；②所有的代码都必须以半角形式表达（命令代码不识别中文，但标题等命名可以为中文形式）；③半角单引号（' '）和半角双引号（" "）功能是一样的；④半角符号"#"之后的语言仅是对该句代码的注释或说明，在代码运行过程中并不会真正执行。

（二）R语言工作空间管理规则

我们使用 RStudio 软件的过程就是与 R 对话的过程，称为 R 的交互式操作。在正式地使用 RStudio 软件之前，我们需要了解 RStudio 软件的工作空间、获取帮助的途径以及"包"的概念和使用。

在使用 RStudio 软件之前，必须要清楚当前所处的工作空间（workspace）。工作空间就是当前 R 软件的工作环境，它存储所有用户定义的对象（向量、数据框、函数、列表等）。我们可以使用函数函数"load( )"来加载工作空间，"save( )"来保存工作空间，在一个 R 会话结束时，我们可以选择保存该工作空间到一个镜像中，这样可以在下次启动软件时令其自动载入。当前的工作目录是 RStudio 软件用于读取文件和保存结果的默认目录。函数"getwd( )"可用于查看当前的工作目录，函数"setwd( )"可修改当前的工作目录。其他类似的功能详见表 1-1。

表 1-1　用于管理 R 软件工作空间的函数

函数	功能
getwd()	查看当前工作目录
setwd()	设置当前工作目录
ls()	列出当前工作空间中的对象
rm(list=ls())	移除当前工作空间中的所有对象
help()	显示说明
options()	显示或者设置当前选项
history(*)	显示最近使用过的 * 个命令
savehistory("file")	保存命令历史到文件 "file" 中（默认值为 .Rhistory）
loadhistory("file")	载入一个名叫 "file" 的历史文件（默认值为 .Rhistory）
save.image("file")	保存工作空间到文件 file 中
save(objectlist, file= "file")	保存指定对象到 "file" 文件中
load("myfile")	读取一个工作空间到当前会话中（默认值为 .Rdata）
q()	退出 R
data()	列出当前环境中的数据集

在工作目录的设置过程中，有几点规则需要注意：①"\"表示转义符，在路径设置过程中，需使用双转义符，即"\\"，作用与"/"相同。②"../"表示上一级目录，"../../"表示上上级目录。③工作路径分为绝对路径和相对路径两类，绝对路径指的是以根目录为起点到指定所在目录的位置，相对目录指的是当前工作目录相对于另一个目录所在的位置。例如，C 盘的 M 文件夹下有 file1 和 file2 两个文件，要确定 file1 的位置有两种方法，绝对路径为"C:/M/file1"，相对路径为"file1"，这是因为 file1 和 file2 都在"C:/M"的下面，他们前面的路径"C:/M"都一样，就无需表示出来。再例如，xlsx.htm 文件中的 img 文件夹下有一张图片 photo.png，它们的绝对路径分别为"c:/website/web/xlsx.htm"和"c:/website/web/xlsx.htm/img/photo.png"。对于 xlsx.htm 而言，photo.png 的位置就可表示为"../img/photo.png"。在把绝对路径转化为相对路径的时候，两个文件绝对路径中相同的部分可以忽略，只要考虑他们不同之处就可以了。示例代码如下：

```
> setwd("E:\\ 学习 ")   ## 设置当前工作目录为 E 盘下的 " 学习 " 文件夹
> getwd()   ## 查看当前工作目录
[1] "E:/ 学习 "
> data()   ## 列出当前工作空间内的数据集
Data sets in package dataset:
AirPassengers
          Monthly Airline
          Passenger Number
BJsales
          Sales Date with
          Leading Indicator
BJsales.lead (BJsales)
          Slaes Data with
          Leading Indicator
BOD       Biochemical Oxygen
          Demand
```

（三）R 语言中的帮助函数

在 R 语言的学习过程中，获取帮助是必不可少的一个环节。常见的获取帮助的方式主要有三种，分别是"help.start( )""?"和"help( )"。函数"help.start( )"会打开帮助文档首页，我们可在其中查看帮助手册、常见问题集以及参考材料。"?"和"help( )"用于查看具体函数的帮助。比如我们想查看函数"mean"的帮助，可以在提示符">"后键入"help("mean")"或"?mean"进行查看。R 语言中的帮助函数见表 1-2。

表 1-2　R 语言中的帮助函数

函数	功能
help.start()	打开帮助文档首页，一般会打开一个浏览器窗口
help("foo") 或 ?foo	查看关于 foo 的帮助
help.search("foo") 或 ??foo	以 foo 为关键词搜索本地帮助文档
example("foo")	函数 foo 的使用示例
apropos("foo", mode="function")	列出名称中含有 foo 的所有可用函数
data()	列出当前已经加载包中的所有可用的示例数据集
vignette()	列出当前已经安装的包中的所有可用的 vignette 文档，一般是 PDF 格式的实用型文章

（四）R 语言中的程序运行

R 语言程序的运行有两种方式：命令行运行和脚本运行。脚本运行方式是最常用的 R 程序运行方式，也是本书要详细介绍的运行方式。脚本运行需要先将 R 程序编写好，然后一次性提交并运行该程序，适用于比较复杂、步骤较多的数据分析任务。例如，在 R 软件（非 R Studio）中，我们按照"文件→新建程序脚本"的顺序打开 R 脚本编辑界面，在弹出的 R 编辑器中依次输入以下代码：print('a = ') a = scan(' ') b = a ** 2 print(b)，点击"保存"按钮，在弹出的"另存为"对话框选择目标文件夹和文件名，确认后点击"保存"。关闭"R 语言编辑器",之后点击"文件"→"运行R语言脚本"（之前保存的）。切换到R语言脚本所在目录，如果之前保存R语言脚本时没有输入文件后缀".R"那么默认会找不到脚本文件，这时可以考虑选择所有文件，即点击"文件名"文本框右侧的下拉框选择"All files(*.*)"。脚本加载成功后，这个程序的功能是输入一个整数，然后计算这个整数的平方。如果输入8，得到的结果是64，脚本运行结束。

　　RStudio软件的脚本运行方法与R软件类似，点击"file"→"new file"→"R script"新建一个脚本文件，在R script窗口编写代码，编写完成之后，点击"保存"按钮，在弹出的另存为窗口对文件进行命名即可。选中需要运行的代码，点击"Run"即可运行代码。

（五）R语言中的程序包

　　程序包是R语言函数、数据和预编译代码以一种固定、完善的格式形成的集合。R语言的使用，很大程度上借助了各类包的功能。存储包的目录称为库（library），可以应用函数".libPaths( )"显示库所在的位置。R软件自带了一些默认的包，比如base、graphics、datasets、graphics等。目前用户可从http://cran.r-project.org/web/packages找到2万多个可获得的包并下载。用户也可通过一些代码分享网站，例如https://github.com/获得一些新的包。

　　第一次安装某个包可使用命令"install.packages( )"，命令"update.packages( )"可以更新已经安装的包，使用某个包需要使用"library( )"命令载入这个包。如果想深入了解这个包，可以使用上文提到的函数"help( )"进行查看。需要注意的是，安装包的时候需要加" "。如果想同时加载多个包，并且不确定该包是否已存在于储存库中，可以使用"pacman::p_load( )"函数实现批量下载以及载入多个包的功能。示例代码如下：

```
> install.packages("ggplot2")  ## 安装 ggplot2 包
> library(ggplot2)  ## 载入 ggplot2 包
> ??ggplot2  ## 深入了解 ggplot2 的用法
> pacman::p_load(ggplot2, dplyr, mice, purrr)  ## 同时安装并载入 ggplot2、dplyr、
mice 和 purrr 四个包
```

总结

　　本章介绍了R语言的优势，正是这些优势让世界各地的学生、数据分析师、开发者等研究者相聚在这个领域进行分享交流。本章从软件安装入手，再介绍载入和保存数据，以及程序包的安装和载入。R语言的强大不仅在于R软件的基本操作功能，还在于有成千上万的程序包供我们使用，供我们实现各种各样的分析功能。由于R语言的复杂和成千上万的R包可供使用，本章还介绍了如何获取帮助文档，以便更好地应用R语言。

（陈兰　林华亮）

第二章
数据结构与数据管理

理解和掌握 R 语言的数据类型和数据结构是进行数据分析和模型构建的基础。本章将先介绍 R 语言的数据类型和数据的基本结构，数据导入与保存、然后介绍数据框的转化、重铸和合并方法，最后介绍常用的数据框的管理方法以及大数据分析操作。

第一节　常见的数据类型

R 语言可以处理的数据类型主要有 6 种：数值型（numeric）、整数型（integer）、字符型（character）、复数型（complex）、逻辑型（logical）和原生型（raw）。在命令执行窗口输入一个数字的数据类型是数值型，在数字后面加"L"则变为整数型。字符型数据在输入过程中需要给每一个元素加英文状态下的双引号（" "）或单引号（' '）。复数型数据为复数（包括虚部和实部，且虚部不为 0），如"2+i"。逻辑型数据包括 TRUE 和 FALSE 两种，简写为 T 与 F（注意是大写，TURE 和 true 在 R 语言中的含义不同）。原生型数据为字节，很少用到。以下为示例代码，可加深对数据类型的认识和理解。

```
## 输入数值型向量
> a <- 5
## 查看 a 的数据类型
> class(a)
[1] "numeric"
## 将 a 转变为整数型
> b <- 5L
## 查看 b 的数据类型
> class(b)
[1] "integer"
## 输入字符型向量
> c <- c("yes","no")
## 查看 c 的数据类型
> class(c)
[1] "character"
## 输入逻辑型向量
> d <- c(TRUE, FALSE)
## 查看 d 的数据类型
```

```
> class(d)
[1] "logical"
```

第二节   数据的基本结构

R 语言基本数据结构有 6 种：向量（vector）、矩阵（matrix）、数组（array）、数据框（data frame）、因子（factor）和列表（list）。它们在存储数据的类型、结构复杂度、创建方式等方面均有所不同，但彼此之间可以通过函数相互转化。熟练掌握这 6 种数据结构的特征和转化方法是进行 R 语言脚本编写的基石。

一、向量

向量（vector）是数值型、字符型或逻辑型数据的集合，可以将其看作一行或一列数据。R 语言中的向量默认为列向量，如果要转为行向量需要对其进行转置，函数为"t( )"。单个向量中的数据类型要求一致，但如果向量中既有数字，又有字符，则默认该向量为字符型向量。

R 语言中向量的创建应用函数"c( )"，同时使用"<-"或"="进行赋值。各类向量如下所示：A、B、C 依次为数值型向量、字符型向量以及逻辑型向量。在向量名后用方括号"[ ]"标记出元素所在的位置，即可将元素提取出来。示例代码如下：

```
> A <- c(1, 2, 3, 4)
> B <- c("x", "y", "z")
> C <- c(TRUE, FALSE, FALSE, TRUE)
## 查看 A 向量中的第二个元素
> A[2]
[1] 2
## 查看 A 向量中的第一至第三个元素
> A[1:3]
[1] 1 2 3
## 查看向量 A 的数据类型
> class(A)
[1] "numeric"
## 查看向量 B 的数据类型
> class(B)
[1] "character"
## 查看向量 C 的数据类型
> class(C)
[1] "logical"
```

其中 A 向量也可以写成 A <- c(1:4)，冒号可用于生成两个整数间的连续整数序列。

二、矩阵

矩阵（matrix）是 R 语言中的一种二维数据结构，同一矩阵中的数据类型相同。最简单的创建矩阵的方法是调用"matrix( )"函数，格式如下：

```
matrix(data = vector, nrow = 1, ncol = 1, byrow = FALSE, dimnames = NULL)
```

其中，vector 包含了要输入矩阵的元素，不能为空；参数 nrow 输入矩阵的行数，默认为 1；参数 ncol 输入矩阵的列数，默认为 1；参数 byrow 控制矩阵元素的排列方式，TRUE 表示先行后列，FALSE 表示先列后行，默认为 FALSE；参数 dimnames 输入矩阵的行名和列名，默认为 NULL。矩阵中元素的选取与向量相似，在矩阵名后用方括号"[ ]"标记出元素所在的行和列的位置，即可将元素提取出来。矩阵中常用函数、符号及功能见表 2-1。以创建一个 2 行 ×2 列的矩阵"mymatrix"，按行填充，行名为 R1 和 R2，列名为 C1 和 C2 为示例，代码如下：

```
> mymatrix <- matrix(1:4, nrow = 2, ncol = 2, byrow = TRUE, dimnames =
list(c("R1","R2"), c("C1","C2")))
> mymatrix
   C1 C2
R1  1  2
R2  3  4

> mymatrix[2,2]         ## 选取 mymatrix 中第 2 行第 2 列的元素
[1] 4
```

表 2-1　矩阵中常用函数、符号及功能

函数 / 符号	功能
matrix(0, nrow, ncol, byrow=TRUE)	创建矩阵，0 为赋初值，nrow 和 ncol 设置矩阵的行数和列数，byrow=TRUE 先行后列
nrow()	定义矩阵行数
ncol()	定义矩阵列数
dim()	查看矩阵维度
dimnames() = list (c(row), c(col))	设置参数行列的名称，以列表的形式输入
as.vector()	将矩阵转变为向量
matrix[x,]	提取矩阵第 x 行
matrix[,y]	提取矩阵第 y 列
t( )	将矩阵的行和列转置
a["name1", "name2"]	矩阵以行和列的名称代替下标提取元素，name1 是行名，name2 是列名

三、数组

数组（array）是一个三维数据集合，与矩阵类似，单个数组内的元素数据类型相同。数组可以通过函数"array()"创建，调用格式如下：

```
array(vector, dimensions, dimnames)
```

其中，vector 包含了数组中的数据；dimensions 是一个数值型向量，用于指定数组的维度以及各个维度下标的最大值；dimnames 是各维度名称标签的列表，各元素依据列的顺序

插入。在数组中选取元素的方式与矩阵中相同，除了利用元素所在位置选取元素，还可以根据元素所在位置的标签选取元素。示例代码如下：

```
## 定义三个维度的标签
> dim1 <- c("A1", "A2")
> dim2 <- c("B1", "B2", "B3")
> dim3 <- c("C1", "C2")
## 创建一个 2×3×2 的三维数组，数据范围是 1:12，按照先列后行的方式插入数据
> myarray <- array(1:12, c(2,3,2), dimnames = list(dim1,dim2,dim3))
> myarray
, , C1

   B1 B2 B3
A1  1  3  5
A2  2  4  6


, , C2

   B1 B2 B3
A1  7  9 11
A2  8 10 12
## 选取列表中元素
> myarray[2, 2, 2]    ## 利用元素所在位置选取列表中元素
[1] 10
> myarray["A2", "B2", "C2"]    ## 根据元素所在的位置的标签选取元素
[1] 10
```

四、数据框

数据框（data frame）是 R 语言中数据导入、处理、分析过程中最为常用的一种数据结构。与上述三种数据结构不同的是，同一数据框内可以有多种数据类型。在数据框中，每一列是一个变量，同一列内的数据类型一致，每一行为一个观测对象。我们通常用函数"data. frame()"创建一个数据框，格式如下：

```
mydata <- data.frame(col1, col2, col3,...)
```

其中的列向量 col1、col2、col3 等可为字符型、数值型或逻辑型。每一列的名称可由函数"names()"指定。数据框中常用函数、符号及功能见表 2-2。

表 2-2 数据框中常用函数 / 符号及功能

函数 / 符号	功能
view()	查看整个数据框，在使用前用函数"length()"查看数据框大小，过大容易造成电脑运行内存不足；也可应用 view(dataframe[]) 来查看数据框中特定的行或列
names()	显示数据框的列名
str()	查看数据框中的总体信息（比如数据个数、变量个数、属性变量名称、类型）
summary()	对数据框中每个变量进行统计描述

续表

函数/符号	功能
head(dataframe, n)	查看数据框前 n 行，默认为前 6 行
tail(dataframe, n)	查看数据框后 n 行，默认为后 6 行
class(dataframe)	查看各列变量类型
attribute(dataframe)	查看变量名、序号的名称及数据形式
dataframe[x,]	提取数据框中的第 x 行
dataframe[,y]	提取数据框中的第 y 列

选取数据框中元素的方式有多种，可以直接使用前面提到的下标记号"[ ]"选取，直接指定列名或者行名选取，或者用 $ 符号选取。示例代码如下：

```
## 构建数据框所需的 4 个变量 id, sex, age, status
> id <- c(1,2,3,4,5)
> sex <- c("male","female","male","male","female")
> age <- c(23,26,45,47,56)
> status <- c("poor", "improved", "poor", "excellent", "improved")
## 构建数据框 mydata
> mydata <- data.frame(id,sex,age,status)
> mydata
  id  sex     age  status
1 1   male    23   poor
2 2   female  26   improved
3 3   male    45   poor
4 4   male    47   excellent
5 5   female  56   improved
## 选取数据框中第一行第二列的元素
> mydata[1,2]
[1] "male"
> mydata[1,'sex']
[1] "male"
## 选取数据框中第一行的所有元素
> mydata[1,]
  id  sex   age   status
1 1   male  23    poor
## 查看数据框中第一行的所有元素
> View(mydata[1,])
  id  sex   age   status
1 1   male  23    poor
## 选取数据框中第一列的所有元素
> mydata[,1]
[1] 1 2 3 4 5
## 用 $ 符号选取第一列的所有元素,得到相同结果
```

```
> mydata$id
[1] 1 2 3 4 5
```
查看数据框中前三行的元素
```
> head(mydata,3)
   id  sex     age  status
1  1   male    23   poor
2  2   female  26   improved
3  3   male    45   poor
```
查看数据框中的后三行的元素
```
> tail(mydata,3)
   id  sex     age  status
3  3   male    45   poor
4  4   male    47   excellent
5  5   female  56   improved
```

当需要选取同一个数据框内的多个元素时，上述的方法就会显得过于烦琐，此时可以联合使用函数"attach()"和"detach()"，或者单独使用函数"with()"来简化代码。需要注意的是，当名称相同的对象不止一个时，使用函数"attach()"就会有局限，因为优先选择先绑定的对象。因此，函数"attach()"和"detach()"适用于同名对象不多的单独数据框。以 mtcars 数据框为例，代码如下：

使用 attach() 函数绑定 mtcars 数据框
```
> attach(mtcars)
```
显示 mtcars 中的列名
```
> names(mtcars)
 [1] "mpg"  "cyl"  "disp" "hp"   "drat" "wt"   "qsec" "vs"   "am"
[10] "gear" "carb"
```
描述变量 mpg
```
> summary(mpg)
   Min.  1st Qu.  Median  Mean  3rd Qu.  Max.
  10.40   15.43   19.20  20.09  22.80   33.90
```

解绑某一数据框后，要想查看该数据框的信息，则须在每次代码中确定该数据框的名称，否则便会报错，如下：

解绑 mtcars
```
> detach(mtcars)
```
描述变量 mpg
```
> summary(mpg)
Error in summary(mpg) : 找不到对象 'mpg'
```

在使用函数"with()"时，若想要在函数"with()"之外查看结果，则须使用"<<-"创建对象（neek2），否则查看结果对象时会报错（neek1），如下：

使用 with() 函数，描述变量 mpg
```
> with(mtcars, {neek1 <- summary(mpg)
 neek2 <<- summary(mpg)})
```

```
## 查看描述结果 neek1
> neek1
错误：找不到对象 'neek1'
## 查看描述结果 neek2
> neek2
   Min.  1st Qu.  Median    Mean  3rd Qu.    Max.
  10.40   15.43   19.20   20.09   22.80   33.90
```

五、因子

因子（factor）是一种特殊的数据结构，本质上是向量与标签的组合。变量分为三类：名义型变量、有序型变量和连续型变量，其中名义型变量和有序型变量即为因子。

通常用函数"factor()"来创建因子，并以一个整数向量的形式储存类别值。例如，现有向量 type <- c("type1", "type2", "type3")，语句"type <- factor(type)"将此向量储存为（1，2，3），并在内部将其关联为 1=type1，2=type，3=type3。针对向量 type 的统计都会将其视作名义型变量。

要表示有序型变量，需要为函数"factor()"指定参数"ordered=TRUE"。例如，现有向量 status <- c("poor", "improved", "poor", "excellent", "improved")，语句"status <- factor(status, ordered=TRUE)"会将此向量存储为（1，2，1，3，2），并在内部将其关联为 1=poor，2=improved，3=excellent。针对向量 status 的分析都会将其作为名义型有序变量。

我们还可以通过指定 levels 选项来覆盖默认排序。例如，语句"status <- factor(status, ordered=TRUE, levels=c("poor", "improved", "excellent"))"将各水平赋值为 1=poor，2=improved，3=excellent。但需要注意的是，指定的水平需要与数据中的真实值相匹配，否则在数据中出现而未被列在参数中的数据将会被设置为缺失值。

此外，使用 levels 和 labels 参数可以将数值型变量编码成因子。例如语句"sex <- factor(sex, levels = c(1,2), labels = c("male", "female"))"将性别变量转变为无序因子，男性被编码为 1，女性被编码为 2。但需要注意的是，标签的顺序必须和水平一致。因子中常用函数、符号及功能见表 2-3。

表 2-3　因子中常用函数、符号及功能

函数 / 符号	功能
levels(factors)	查看因子水平
as.factor()	将向量转化为无序因子，不能比较大小
as.order()	将向量转化为有序因子
is.factor( )	判断是否为无序因子
is.order( )	判断是否为有序因子

六、列表

列表（list）是 R 语言的数据结构中较为复杂的一种，是一种特别的元素的合集，它的元素也由序号（下标）区分，各元素的类型可以是任意对象，不同元素不必是同一类型。列表可以是若干个向量、矩阵、数据框，甚至是其他列表的集合。使用函数"list( )"可以初始化一个列表。示例代码如下：

```
## 构建数据框所需的 4 个变量 id, sex, age, status
> id <- c(1, 2, 3, 4, 5)
> sex <- c("male", "female", "male", "male", "female")
> age <- c(23,26,45,47,56)
> status <- c("poor", "improved", "poor", "excellent", "improved")
## 构建列表 mylist
> mylist <- list(id=id, sex=sex, age, status)
> mylist
$id
[1] 1 2 3 4 5
$sex
[1] "male"   "female" "male"   "male"   "female"
[[3]]
[1] 23 26 45 47 56
[[4]]
[1] "poor"   "improved" "poor"   "excellent"   "improved"
## 访问 mylist 的第二个元素，返回的是元素
> mylist[[2]]
[1] "male"   "female" "male"   "male"   "female"
## 访问 mylist 的 "sex" 元素，返回的是元素
> mylist[['sex']]
[1] "male"   "female" "male"   "male"   "female"
## 查看 mylist 的第二个子列表，返回的是一个列表
> mylist[2]
$sex
[1] "male"   "female" "male"   "male"   "female"
## 将 mylist 转化成向量
> unlist(mylist)
id1        id2        id3        id4        id5        sex1
"1"        "2"        "3"        "4"        "5"        "male"
sex2       sex3       sex4       sex5       "female"   "male"
"male"     "female"   "23"       "26"       "45"       "47"
"56"       "poor"     "improved"            "poor"
"excellent"    "improved"
## 查看转化后的数据结构
> class(unlist(mylist))
[1] "character"
```

图 2-1 可帮助大家直观地理解 R 语言中的数据结构。

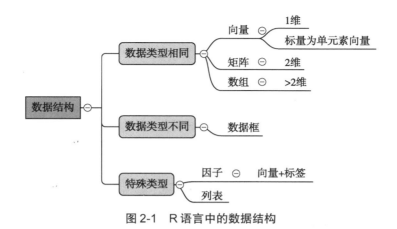

图 2-1　R 语言中的数据结构

第三节　数据的导入与保存

进行数据分析之前需要将目标数据导入,分析结束后需要将所需结果导出或保存。因此,数据的导入与保存在数据分析过程中较为常见,也极为重要。接下来,我们将介绍常用的数据导入与保存的方法。

一、数据导入

除了使用键盘手动输入数据之外,R 软件还可以对其他多种数据格式以及数据源进行导入,例如包括 Excel 文件、SPSS 数据、SAS 数据、Stata 数据、HDF5 数据、fst 格式数据、rds 格式数据等在内的多种形式的数据。本小节将着重介绍最常用到的数据导入方式。

(一) 从带分隔符的 .txt 格式文本文件中读取数据

假设一个名为 studentscores.txt 的文本文件,它包含了五名学生数学、英语、政治、历史和体育的分数。第一行为变量名称,其他的每一行表示一个学生及其包含变量相应的数值,用逗号",""分隔开。文件内容如下:

```
ID,Name,Math,English,Politics,History,PE
011,Job,90,89,97,95,96
012,Bob,96,90,95,89,90
013,Jane,95,89,80,98,88
014,Karl,98,97,90,89,90
015,Jam,98,96,89,88,90
```

使用函数"read.table()"可以读取上述带有分隔符的 .txt 格式的文件,但会默认把字符型向量转化成因子,我们可以用参数"stringsAsFactors=FALSE"去掉这一设定,或者使用"colClasses"指定每一列的数据类型。示例代码如下:

```
## 导入 studentscores.txt 文件,第一行包含变量名,
## 列 ID 是现在的行名,不再有标签,分隔符为逗号
> mydata <- read.table("E:/R chapter 2/studentscores.txt", header = TRUE,
row.names="ID", sep = ",")
> mydata
```

```
        Name  Math  English  Politics  History  PE
11  Job     90    89       97        95       96
12  Bob     96    90       95        89       90
13  Jane    95    89       80        98       88
14  Karl    98    97       90        89       90
15  Jam     98    96       89        88       90
## 查看每一列向量类型
> str(mydata)
'data.frame':  5 obs. of  6 variables:
 $ Name    : chr  "Job" "Bob" "Jane" "Karl" ...
 $ Math    : int  90 96 95 98 98
 $ English : int  89 90 89 97 96
 $ Politics: int  97 95 80 90 89
 $ History : int  95 89 98 89 88
 $ PE      : int  96 90 88 90 90
```

导入 studentscores.txt 文件，第一行包含变量名，列 ID 是现在的行名，不再有标签，分隔符为逗号，指定前两列为字符型变量，后五列为数值型变量

```
> mydata1 <- read.table("E:/R chapter 2/studentscores.txt", header=TRUE,
row.names="ID", sep=",", colClasses=c("character", "character", "numeric",
"numeric", "numeric", "numeric", "numeric"))
> str(mydata1)
'data.frame':  5 obs. of  6 variables:
 $ Name    : chr  "Job" "Bob" "Jane" "Karl" ...
 $ Math    : num  90 96 95 98 98
 $ English : num  89 90 89 97 96
 $ Politics: num  97 95 80 90 89
 $ History : num  95 89 98 89 88
 $ PE      : num  96 90 88 90 90
```

从上述输出结果可以看到，由于指定了导入变量的数据类型，mydata 和 mydata1 的各科成绩变量数据类型不同，分别是"integer"和"numeric"。

（二）.csv 格式文件的读取

.csv 格式的文件是处理数据过程中最为常见的文件，其调用格式为：

```
read.csv(file, header = TRUE, sep = "," ...)
```

其中，参数 file 指定需要读入的文件，参数 header 表示第一行是否包含列名，默认为 "TRUE"，参数 sep 表示分隔类型为 ","。示例代码如下：

```
## 导入 .csv 格式文件，默认函数设置
> mycsv <- read.csv("E:/R chapter 2/studentscores.csv", header = TRUE,
row.names="ID", sep = ",")
> mycsv
        Name  Math  English  Politics  History  PE
11  Job     90    89       97        95       96
12  Bob     96    90       95        89       90
13  Jane    95    89       80        98       88
14  Karl    98    97       90        89       90
15  Jam     98    96       89        88       90
```

除了上述参数之外，我们还可以根据自己的需要，使用"read.csv()"中的一些参数对生成的数据框进行限定或者调整。表 2-4 列出了一些常见的选项可供参考。

表 2-4　函数"read.csv( )"的一些常见选项

选项	描述
header	表示文件是否在第一行包含变量名的逻辑型向量（TURE OR FALSE）
sep	分开数据值的分隔符。默认是 sep=""，这表示一个或多个空格、制表符、换行或回车；使用 sep="," 读取以逗号作为分隔符的文件，用 sep="\t" 读取使用制表符作为分隔符的文件
row.names	用于指定一个或多个行名的参数
col.names	用于指定列名的参数。如果 header=FALSE，便可用 col.names 去指定一个包含字符向量的列名；如果 header=FALSE 以及 col.names 被省略了，那么列名分别为 V1、V2……，以此类推
na.strings	用于表示缺失值的字符型向量。例如，na.strings=c("-7")，表示在读取数据时把 -7 转换为 NA
colClasses	用于确定每一列的向量类型。例如，colClasses=c('numeric', "numeric", "character", "character") 把前两列读取为数值型向量，后两列读取为字符型向量
skip	用于指定读取数据前跳过的行的数目
stringsAsFactors	表示字符型向量是否需要转化为因子的逻辑型向量。默认为 TRUE，除非被 colClasses 覆盖

（三）表格文件（.xls 或 .xlsx）的导入

如果想将 .xls 或 .xlsx 格式文件导入 R 软件中进行数据分析，可以用 readxl 包中的函数"read_excel()""read_xlsx()""read_xls"。以"read_xlsx()"为例，其调用格式为：

read_xlsx(path, sheet = NULL, range = NULL, col_names = TRUE, ...)

其中，参数 path 指定需要读入的文件的路径；参数 sheet 表示第几个工作表，如果第一个工作表，则 sheet=1；参数 range 表示工作表中需要读取的单元格范围，range = cell_cols("B:D") 表示读取 B 列至 D 列，range = cell_rows(102:151) 表示读取 102 行至 151 行，也可以用 range = "B3:D7" 来读取 B3 至 D7 的范围；参数 col.names 表示是否将第一行作为列名，col.names = TRUE 表示将第一行作为列名，col.names = FALSE 表示将获取默认名称，或为每个列指定名称的字符型向量；若数据非常大，变量特别多，只想读取工作表的前几行，可以用 n_max 来限定读取行数，比如 n_max = 1 000 表示读取工作表中前 1 000 行。示例代码如下：

```
## 加载 readxl 包
> library(readxl)
## 导入 .xlsx 格式文件，默认函数设置
> myxlsx <- read_xlsx("E:/R chapter 2/studentscores.xlsx", 1)
> myxlsx
# A tibble: 5 × 7
   ID     Name   Math   English  Politics  History   PE
   <dbl>  <chr>  <dbl>  <dbl>    <dbl>     <dbl>     <dbl>
1  11     Job    90     89       97        95        96
2  12     Bob    96     90       95        89        90
3  13     Jane   95     89       80        98        88
4  14     Karl   98     97       90        89        90
5  15     Jam    98     96       89        88        90
```

（四）"load()"函数读入使用"save()"函数保存的数据

"save()"函数用于将数据保存到指定文件中。保存的文件通常有".RData"或".rda"扩展名。"load()"函数读入使用"save()"函数保存的数据。函数"load()"的调用格式为：

```
load(file, envir = parent.frame(), verbose = FALSE)
```

参数 file 用来指定导入文件，参数 envir 用来指定文件导入的环境，参数 verbose = TRUE 表示在导入数据时将该文件的名称显示出来。示例代码如下：

```
## 导入 studentscores.Rdata 文件，并显示文件名称
> load("E:/R chapter 2/studentscores.Rdata", verbose = TRUE)
Loading objects: mydata
```

（五）.fst 文件的导入

规模更大、更加复杂的数据可以使用 .fst 格式进行储存，能够减少内存占用空间，并且在数据读取速度上更有优势。该格式的文件导入可以用到 fst 包中的函数"read.fst()"，调用格式为：

read.fst(path, columns = NULL, from = 1, to = NULL, as.data.table = FALSE)

其中，参数 path 指定需要读入的文件的路径；参数 columns 表示需要读取的列名，默认读取所有列；参数 from 表示从这个行号开始读取数据，默认从第一行开始读取；参数 to 表示读取该行号之前的数据，默认值是读取到存储数据集的最后一行；参数 as.data.table 表示是否将读取的文件转换为 data.table 的数据结构，默认值为 FALSE，如果为 TRUE，则结果将作为 data.table 返回，需要注意的是，在 as.data.table = TRUE 之前，必须安装 data.table 包。示例代码如下：

```
## 加载 fst 包
> library(fst)
## 导入 test.fst 文件，并将其储存到 myfst 中
> myfst <- read.fst("E:/R chapter 2/studentscores.fst")
```

（六）SPSS 数据的导入

R 软件中，包的强大功能还可以实现不同软件之间文件转换。对于 IBM SPSS 数据集，既可以应用 foreign 包中"read.spss()"函数导入，也可以应用 Hmisc 包中"spss.get()"函数导入。此处，我们仅介绍"spss.get()"函数，调用格式为：

spss.get(file, lowernames = FALSE, datevars = NULL, …)

其中，参数 file 指定需要读入的文件的路径，也可以为储存在网页上的文件；参数 lowernames = TURE 表示需要将变量名转换为小写；参数 datevars 表示包含日期并且需要将其转换为 R 语言内部格式的变量名向量。示例代码如下：

```
## 加载 Hmisc 包
> library(Hmisc)
## 导入 test.sav 文件，并将其储存到 myspss 中
> myspss <- spss.get("E:/R chapter 2/studentscores.sav")
```

（七）.sas7bdat 文件的导入

导入 SAS 数据集有多种途径，除了应用 Hmisc 包中函数"sas.get()"外，还可以应用 foreign 包中函数"read.ssd()"和"read.xport()"，以及 sas7bdat 包中的函数"read.sas7bdat()"，其中 read.sas7bdat() 不要求用户安装 SAS 软件，其他函数需要本地安装 SAS 软件。此处，以 Hmisc 包中"sas.get()"函数为例，调用格式为：

sas.get(libraryName, member = "", sasprog, ...)

其中，参数 libraryName 表示包含 SAS 数据集的文件夹；参数 member 表示数据集名字；参数 sasprog 表示 SAS 可运行程序的完整路径。示例代码如下：

```
## 加载 Hmisc 包
> library(Hmisc)
## 导入 test.sas7bdat 文件，并将其储存到 mysas 中
> mysas <- sas.get(libraryName = " E:/R chapter 2", member = " studentscores",
sasprog = "C:/Program Files/SASHome/SASFoundation/9.4/sas.exe")
```

（八）.dta 文件的导入

我们可以使用 foreign 包中 read.dta() 函数导入 Stata 数据。调用格式为：

read.dta(file, convert.dates = TRUE, convert.factors = TRUE, ...)

其中，参数 file 表示 Stata 数据集的文件；参数 convert.dates = TRUE 表示将 Stata 数据集中日期变量转换为 R 语言中 Date 形式，参数 convert.factors 表示是否将 Stata 数据集中因子变量转换为 R 语言中 factor 形式，默认值均为 TRUE。示例代码如下：

```
## 加载 foreign 包
> library(foreign)
## 导入 test.dta 文件，并将其储存到 mystata 中
> mystata <- read.dta(" E:/R chapter 2/studentscores.dta")
```

二、数据保存

结果分析之后，我们会根据自己的需要，将结果保存成不同格式。接下来，我们将介绍常用的几种数据保存方式。

（一）"save()"函数保存

当我们需要把文件保存为 R 语言格式的文件时，需要使用"save()"函数进行保存，调用格式为：

save(data, file="D:/data/salary1.Rdata")

其中，data 为需要保存的对象，file 指定文件保存的位置、名称和格式。

（二）"write()"函数保存

我们通常使用"write()"函数保存文本文件。需要注意的是，"write()"函数仅可以写出一个矩阵或者向量的特定列。函数"write.csv()"将对象保存为以","为分隔符的 .csv 文件；函数"write.table( )"把一个数据框或列表等对象保存为包含行列标签的 .txt 文件格式；函数"write.fst()"将对象以 .fst 格式文件保存。示例代码如下：

```
## 构建数据框 tab1,tab2
> tab1 <- data.frame(name=c("Tom", "Mary", "Bob", "Mike", "Lily"),
height=c(170,165,175,180,158))
> tab2 <- data.frame(name=c("Lee", "Judy", "Max", "Owen", "Jack"),
height=c(170,167,183,185,177))
## 将 tab1 保存为 .csv 文件格式
> write.csv(tab1, file = 'E:/R chapter 2/tab1.csv')
## 将 tab2 保存为 .txt 文件格式，并包含行列标签
> write.table(tab2, file = 'E:/R chapter 2/tab2.txt', row.names = TRUE,
col.names = TRUE)
```

```
## 将 tab1 保存为 .fst 文件格式
> write.fst(tab1, file = 'E:/R chapter 2/tab1.fst')
## 将 tab2 保存为 .Rdata 文件格式
> save(tab2, file = 'E:/R chapter 2/tab2.Rdata')
```

（三）"saveRDS()" 函数保存

我们可使用"saveRDS()"函数保存单个 R 语言文件到指定位置，调用格式为：

saveRDS(object, file = "", ...)

其中，object 为待保存的对象，参数 file 指定文件保存的路径。示例代码如下：

```
## 将 myrds 文件保存至 E:/R chapter 2/ 路径下
> saveRDS(myrds, file = "E:/R chapter 2/myrds.rds")
```

第四节　数据的初步操作

在进行数据分析的过程中，我们往往需要根据自己的需要，对各个导入的数据进行不同处理，如将多个数据框进行合并、对数据进行新的标注等。本节着重讲述一些基本的数据重塑、合并，以及管理方法。

一、数据的整合、重塑与合并

整合（aggregate）指的是将多个观测值（每一行是一个观测）替换为根据这些观测计算的描述性统计量。重塑（reshape）指的是通过修改数据结构（行和列）来决定数据的组织方式。R 软件中提供了很多用来整合和重塑数据的方法。

（一）数据的整合

可使用"aggregate( )"函数来整合数据，调用格式为：

aggregate(x, by= ,FUN=)

其中，参数 x 是待整合的数据对象，参数 by 是一个变量名组成的列表，且这些变量将会被去掉以形成新的观测，FUN 用来计算新观测中的值。以 R 语言中自带的 mtcars 数据为例，示例代码如下：

```
## 绑定 mtcars 数据框
> attach(mtcars)
## 根据缸数（group.cy1）和重量（group.wt）整合数据，返回各个数值型变量的均值，并忽略缺失值
> aggdata <- aggregate(mtcars, by=list(group.cyl=cyl, group.wt=wt), FUN = mean,
na.rm=TRUE)
## 展示 aggdata 的前五行结果
> head(aggdata,5)
  group.
  cyl    group.wt   mpg    cyl   disp   hp    drat   wt      qsec
1 4      1.513      30.4   4     95.1   113   3.77   1.513   16.90
2 4      1.615      30.4   4     75.7   52    4.93   1.615   18.52
3 4      1.835      33.9   4     71.1   65    4.22   1.835   19.90
4 4      1.935      27.3   4     79.0   66    4.08   1.935   18.90
```

5	4	2.140	26.0	4	120.3	91	4.43	2.140	16.70

	vs	am	gear	carb
1	1	1	5	2
2	1	1	4	2
3	1	1	4	1
4	1	1	4	1
5	0	1	5	2

```
## 解绑 mtcars 数据框
> detach(mtcars)
```

上述代码中，by=list(group.cyl=cyl, group.wt=wt) 代表根据变量 cyl 和 wt 分组整合数据，FUN = mean 代表取数值型变量的均值，na.rm=TRUE 表示计算过程中去除缺失值。输出结果中，group.cyl 代表缸数，group.wt 代表重量。例如，拥有 4 个气缸且车重为 1.513 吨的汽车每加仑汽油行驶英里数（mpg）均值为 30.4。

（二）数据融合与重塑

reshape2 包拥有整合和重构数据集的强大功能，且使用起来十分方便。大致过程为，先通过"melt()"函数将所需数据进行融合，再通过"dcast()"函数将数据重塑为想要的形式。

"melt()"函数的调用格式为：

melt(data, …, na.rm = FALSE, value.name = "value")

其中，参数 data 表示待融合的数据，参数 na.rm 表示缺失值 NA 是否从数据中删除，参数 value.name 表示用来储存变量值的变量名称。

"dcast()"函数的调用格式为：

dcast(pdata, formula, fun.aggregate = NULL, …)

其中，参数 pdata 表示已经融合好的数据，参数 formula 描述最后想要的结果，参数 fun.aggregate 表示整合函数，格式为：rowvar1+rowvar2+rowvar3…~ colvar1+colvar2+colvar3…。rowvar1+rowvar2+rowvar3…表示要去除的变量合集，以确定行的内容，colvar1+colvar2+colvar3…表示确定列的内容。具体见图 2-2。

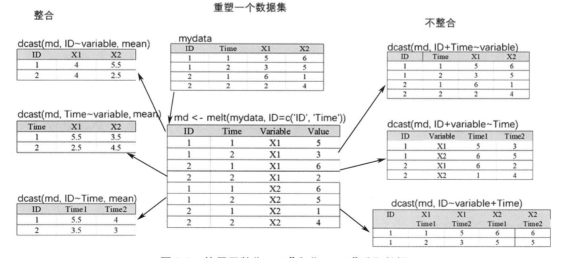

图 2-2　使用函数 "melt()" 和 "dcast()" 重塑数据

假设有如下的原始数据集（pdata），内容如表 2-5。

表 2-5　原始数据集（pdata）

ID	Sex	V1	V2
1	1	4	5
2	2	3	4
1	2	5	3
2	1	4	6

数据融合的要求是：融合之后的数据集必须每个变量独占一行，并且行中要带有能够唯一确定这个观测值的标识符变量。示例代码如下：

```
## 读取原始数据集
> pdata <- read.csv("E:/R chapter 2/pdata.csv")
## 加载 reshape2 包
> library(reshape2)
## 融合原始数据集
> pdata <- melt(pdata, id=c("Sex", "V1"))
> pdata
  Sex  V1  variable  value
1  1   4    ID         1
2  2   3    ID         2
3  2   5    ID         1
4  1   4    ID         2
5  1   4    V2         5
6  2   3    V2         4
7  2   5    V2         3
8  1   4    V2         6
## 将 pdata 中的 variable 变量变成单独的列
> mycast <- dcast(pdata, Sex~variable, mean)
> mycast
  Sex  ID   V2
1  1   1.5  5.5
2  2   1.5  3.5
```

（三）数据合并

除了上述所讲的数据整合之外，我们经常会根据自己的分析需求，对数据进行合并。例如，我们收集并录入了研究对象的问卷信息，并且拿到了其相应的就诊情况，这时候需要按照研究对象的 ID 或个体识别身份将其所有信息进行个体匹配，才能进行下一步的分析。下面将介绍几种常用的数据合并方法。

为了便于描述，先建立 3 个独立的示例数据框：

```
## 构建数据框 tab1
> tab1<-data.frame(name=c("Tom", "Mary", "Bob", "Mike", "Lily"),
height=c(170,165,175,180,158))
```

```
> tab1
   name    height
1  Tom     170
2  Mary    165
3  Bob     175
4  Mike    180
5  Lily    158
```
构建数据框 tab2
```
> tab2<-data.frame(name=c("Lee", "Judy", "Max", "Owen", "Jack"),
height=c(170, 167, 183, 185, 177))
> tab2
   name    height
1  Lee     170
2  Judy    167
3  Max     183
4  Owen    185
5  Jack    177
```
构建数据框 tab3
```
> tab3<-data.frame(name=c("Jackson", "Owen", "Bob", "Mike", "Lily"),
score=c(90,85,75,80,95))
> tab3
   name       score
1  Jackson    90
2  Owen       85
3  Bob        75
4  Mike       80
5  Lily       95
```

1. 使用 **Rbase** 包中自带函数 "**merge()**" "**cbind()**" 和 "**rbind()**" 进行数据合并 "merge()" 函数可以通过与指定的主字段进行匹配，对数据进行横向合并，调用格式为：

merge(x, y, by = , by.x = , by.y = , all = FALSE, all.x = all, all.y = all,...)

其具体参数介绍见表 2-6。

表 2-6 merge() 函数参数介绍

参数	描述
x,y	待合并的数据框
by	数据连接的列名，可以为列名的向量
by.x	数据 x 连接的列名，可以为列名的向量
by.y	数据 y 连接的列名，可以为列名的向量
all	连接后是否包含没有记录的行
all.x	连接后是否包含数据 x 没有记录的行
all.y	连接后是否包含数据 y 没有记录的行

示例代码如下：

```
## 使用 "merge()" 函数将 tab1、tab3 横向合并到 merge.data 中
> merge.data <- merge(tab1, tab3, by = "name", all = TRUE)
> merge.data
    name     height  score
1   Bob      175     75
2   Jackson  NA      90
3   Lily     158     95
4   Mary     165     NA
5   Mike     180     80
6   Owen     NA      85
7   Tom      170     NA
```

一般地，我们使用"rbind()"函数纵向合并数据，但需要注意的是，如果待合并数据框中的变量不同，则需在变量较少的数据框中添加变量，并将其值设为 NA，或者使用 dplyr 包中的"bind_rows()"函数对变量名称不同的数据进行判断，并将其自动补全。示例代码如下：

```
> rbind(tab1, tab2)
     name    height
1    Tom     170
2    Mary    165
3    Bob     175
4    Mike    180
5    Lily    158
6    Lee     170
7    Judy    167
8    Max     183
9    Owen    185
10   Jack    177
## 加载 dplyr 包
> library(dplyr)
> bind_rows(tab1, tab3)
     name     height   score
1    Tom      170      NA
2    Mary     165      NA
3    Bob      175      NA
4    Mike     180      NA
5    Lily     158      NA
6    Jackson  NA       90
7    Owen     NA       85
8    Bob      NA       75
9    Mike     NA       80
10   Lily     NA       95
```

　　函数"cbind()"与"rbind()"用法类似,要求在数据进行横向合并时,每个对象要有相同的行数。示例代码如下:

```
## 将 tab1 和 tab3 进行横向合并
> cbind(tab1,tab3)
    name  height   name      score
1   Tom   170      Jackson   90
2   Mary  165      Owen      85
3   Bob   175      Bob       75
4   Mike  180      Mike      80
5   Lily  158      Lily      95
```

　　2. **使用 dplry 包中的函数"join()"进行数据合并**　　dplry 包中的"join()"函数可以直接反映数据的合并效果,相较于"merge()"函数,"join()"函数更加简洁,其功能见表 2-7。

表 2-7　join() 函数功能介绍

函数	描述
full_join	全连接(可理解为并集)
inner_join	内连接(可理解为交集)
left_join	左数据框中所有数据,右数据框中交集部分数据
right_join	右数据框中所有数据,左数据框中交集部分数据

示例代码如下:

```
## tab1 和 tab3 取交集
> inner_join(tab1, tab3, by="name")
    name  height   score
1   Bob   175      75
2   Mike  180      80
3   Lily  158      95
## tab1 全集以及 tab1 与 tab3 交集部分
> left_join(tab1, tab3, by="name")
    name  height   score
1   Tom   170      NA
2   Mary  165      NA
3   Bob   175      75
4   Mike  180      80
5   Lily  158      95
## tab3 全集以及 tab1 与 tab3 交集部分
> right_join(tab1, tab3, by="name")
    name     height   score
1   Bob      175      75
2   Mike     180      80
3   Lily     158      95
4   Jackson  NA       90
5   Owen     NA       85
```

二、定义数据分组

在数据管理过程中,可以使用"group_by()"函数对变量进行分组,随后再使用其他函数进行后续操作。下文将以 mpg 为例,使用"group_by()"和"summarise()"对数据进行分组总结,示例代码如下:

```
## 加载 dplyr 包
> library(dplyr)
## 使用 group_by() 函数对 mtcars 按照 cyl 定义分组,但并不会改变数据集
> by_mtcars <- group_by(mtcars, cyl)
> head(by_mtcars)
   mpg  cyl  disp  hp   drat  wt    qsec  vs  am  gear  carb
1  21   6    160   110  3.9   2.62  16.5  0   1   4     4
2  21   6    160   110  3.9   2.88  17.0  0   1   4     4
3  22.8 4    108   93   3.85  2.32  18.6  1   1   4     1
4  21.4 6    258   110  3.08  3.22  19.4  1   0   3     1
5  18.7 8    360   175  3.15  3.44  17.0  0   0   3     2
6  18.1 6    225   105  2.76  3.46  20.2  1   0   3     1
## 当使用 summarise() 函数对 by_mtcars 汇总总结时,会根据 cyl 分组总结
> cyl_mean <- summarise(by_mtcars, mean_mpg = mean(mpg))
> cyl_mean
   cyl  mean_mpg
1  4    26.7
2  6    19.7
3  8    15.1
```

三、从数据中抽取子集

数据分析时通常要从一个大的数据集中按照需要抽取部分变量创建一个新的数据集。上文介绍过数据框中的元素可以通过"dataframe[row indices, column indices]"这样的语句来提取。相似地,也可以用这样的方法从一个大的数据集中提取变量。

我们先创建一个演示数据框 hscore,其中包含了不同年龄、性别患者的健康得分,示例代码如下:

```
## 确定 hscore 所需变量
> patient <- c(1,2,3,4,5)
> sex <- c("M", "F", "M", "F", "M")
> age <- c(32,45,55,67,56)
> s1 <- c(5,6,7,NA,6)
> s2 <- c(6,5,7,8,8)
> s3 <- c(7,6,NA,5,8)

## 创建健康得分数据框 hscore,不转化为因子
> hscore <- data.frame(patient,sex,age,s1,s2,s3,
            stringsAsFactors = FALSE, row.names = patient)
```

```
> hscore
   patient  sex  age  s1   s2   s3
1  1        M    32   5    6    7
2  2        F    45   6    5    6
3  3        M    55   7    7    NA
4  4        F    67   NA   8    5
5  5        M    56   6    8    8
```

从 hscore 中剔除变量 s1 和 s3

```
> newhscore1 <- hscore[,c(-4,-6)]
> newhscore1
   patient  sex  age  s2
1  1        M    32   6
2  2        F    45   5
3  3        M    55   7
4  4        F    67   8
5  5        M    56   8
```

使用 subset() 函数选择 hscore 中所有年龄 ≥60 岁或者 <40 岁的行,并且保留变量 age,s1,s2 和 s3

```
> newhscore2 <- subset(hscore, age>=60 | age<40, select = c(age,s1,s2,s3))
> newhscore2
   age  s1   s2   s3
1  32   5    6    7
4  67   NA   8    5
```

使用 dplyr 包中 select() 函数保留 hscore 中变量 patient 和 age

```
> newhscore3 <- select(hscore, c(patient, age))
> newhscore3
   patient  age
1  1        32
2  2        45
3  3        55
4  4        67
5  5        56
```

使用 dplyr 包中 filter() 函数筛选 hscore 中变量 age 大于 50 岁的人群

```
> newhscore4 <- filter(hscore, age>50)
> newhscore4
   patient  sex  age  s1   s2   s3
1  3        M    55   7    7    NA
2  4        F    67   NA   8    5
3  5        M    56   6    8    8
```

```
## 同时也可以使用 filter() 函数提取前 3 行数据
> newhscore5 <- filter(hscore, row_number() == 1:3L)
> newhscore5
  patient  sex  age  s1  s2  s3
1  1       M    32   5   6   7
2  2       F    45   6   5   6
3  3       M    55   7   7   NA
```

```
## 使用 dplyr 包中 slice() 函数提取 hscore 中 2 到 4 行数据
> newhscore6 <- slice(hscore, 2:4)
> newhscore6
  patient  sex  age  s1  s2  s3
1  2       F    45   6   5   6
2  3       M    55   7   7   NA
3  4       F    67   NA  8   5
## 同时也可以使用 slice() 函数提取第 3 行以后的数据
> newhscore7 <- slice(hscore, 3:n())
> newhscore7
  patient  sex  age  s1  s2  s3
1  3       M    55   7   7   NA
2  4       F    67   NA  8   5
3  5       M    56   6   8   8
```

　　"slice()" 函数还有其他变形，包括"slice_head()"提取前 n 行；"slice_tail()"提取最后 n 行；"slice_min()"提取最小 n 行；"slice_max()"提取最大 n 行；"slice_sample()"函数进行随机无重复抽样，若函数中增加 replace=TRUE，如 slice_sample(n, replace=TRUE)，则会进行随机有重复抽样。

第五节　数据的管理和基础应用

　　上文介绍了数据的导入、整合、重塑等方法。在实际数据分析过程中，将数据表示为矩阵或者数据框这样的矩形形式仅仅是分析的第一步，随后还需要对数据进行相应的管理，以避免或者减少后续分析中的错误。

一、获取数据集中变量的名称

　　在 R 语言的使用过程中，常用"names()"函数来获取数据集中各变量的名称，对变量进行初步了解。以 mtcars 为例，示例代码如下：

```
## 查看 mtcars 中的变量名
> names(mtcars)
 [1] "mpg"  "cyl"  "disp" "hp" "drat" "wt" "qsec" "vs" "am"
[10] "gear" "carb"
```

二、创建新的变量

在日常的数据分析过程中,我们常常会根据分析的需要,创建一些新的变量,或者更改现有的变量。现在,以上一节的演示数据框 hscore 为例,介绍 4 种常用的创建新变量的方法:"$"符号、"mutate()"函数、"transform()"函数、联合语句"变量名 <- 表达式"和函数 within( ) 对变量重新编码。

(一)使用 "$" 符号创建新变量

```
> hscore$sum <- hscore$s1+hscore$s2+hscore$s3
> hscore
  patient  sex  age  s1  s2  s3  sum
1 1        M    32   5   6   7   18
2 2        F    45   6   5   6   17
3 3        M    55   7   7   NA  NA
4 4        F    67   NA  8   5   NA
5 5        M    56   6   8   8   22
```

(二)使用 "mutate()" 函数创建新变量

```
> library(plyr)
> hscore <- mutate(hscore, sum=s1+s2+s3)
> hscore
  patient  sex  age  s1  s2  s3  sum
1 1        M    32   5   6   7   18
2 2        F    45   6   5   6   17
3 3        M    55   7   7   NA  NA
4 4        F    67   NA  8   5   NA
5 5        M    56   6   8   8   22
```

(三)使用 "transform()" 函数创建新变量

```
> hscore <- transform(hscore, sum=s1+s2+s3)
> hscore
  patient sex age s1 s2 s3 sum
  patient  sex  age  s1  s2  s3  sum
1 1        M    32   5   6   7   18
2 2        F    45   6   5   6   17
3 3        M    55   7   7   NA  NA
4 4        F    67   NA  8   5   NA
5 5        M    56   6   8   8   22
```

(四)联合使用 "within()" 函数创建新变量

与上述 3 种方法类似,我们可以联合语句"变量名 <- 表达式"和函数"within( )"对变量重新编码。示例代码如下:

```
## 创建新变量 agecat,年龄 ≥60 岁为老年,<60 岁且 ≥30 岁为中年
> hscore <- within(hscore,
  {agecat <- NA
```

```
    agecat[age >= 60] <- 'elder'
    agecat[age < 60 & age >= 30] <- 'middle-aged'})
> hscore
  patient sex age s1 s2 s3 sum agecat
1 1       M   32  5  6  7  18  middle-aged
2 2       F   45  6  5  6  17  middle-aged
3 3       M   55  7  7  NA NA  middle-aged
4 4       F   67  NA 8  5  NA  elder
5 5       M   56  6  8  8  22  middle-aged
```

三、变量的重命名

在数据分析过程中，我们有时会根据需要对一些已有的变量重新命名。接下来，我们将介绍三种比较简单常用的变量的重命名方法。

（一）使用"fix()"函数交互式重命名

在命令窗口输入函数"fix()"，在括号中输入需要编辑的数据库名称，便可以调用一个交互式编辑器，单击变量名，然后编辑弹出的对话框，便可实现变量的重命名（图 2-3）。以上文数据框 hscore 为例，示例代码如下：

```
> fix(hscore)
```

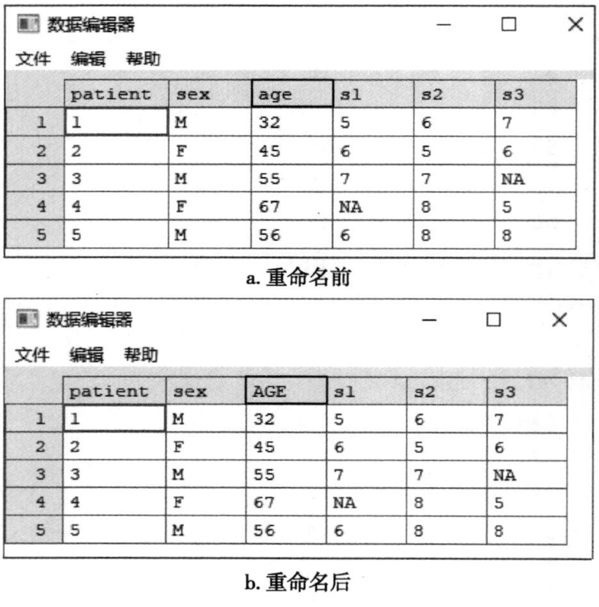

a. 重命名前

b. 重命名后

图 2-3　"fix()"函数交互式的变量重命名

（二）使用"names()"函数命名

若要使用输入命令的方式对变量进行重命名，"names()"函数较为简单，且在数据分析中运用广泛。示例代码如下：

```
## 查看健康得分数据框 hscore
> hsocre
```

```
patient    sex    age    s1    s2    s3
1          1      M      32    5     6     7
2          2      F      45    6     5     6
3          3      M      55    7     7     NA
4          4      F      67    NA    8     5
5          5      M      56    6     8     8
```

将变量名 patient 变为 patientID

```
> names(hscore)[1] <- c("patientID")
> names(hscore)
[1] "patientID" "sex" "age" "s1" "s2"
[6] "s3"
```

（三）使用 plyr 包中的“rename()”函数批量重命名

当需要批量对多个变量进行重命名时，使用 plyr 包中的“rename()”函数更为简便。示例代码如下：

加载 plyr 包

```
> install.packages('plyr')
> library(plyr)
> ##将变量名 s1、s2 和 s3 分别变更为 S1、S2 和 S3
> hscore1 <- rename(hscore, c('s1'='S1', 's2'='S2', 's3'='S3'))
> names(hscore1)
[1] "patientID" "sex" "age" "S1" "S2"
[6] "S3"
```

四、缺失值的发现与处理

数据分析过程中，对缺失值的发现和处理是必不可少的，可以通过“is.na( )”函数检测缺失值是否存在。如果某个元素是缺失值，那么相应位置显示为 TRUE，不是缺失值则显示为 FALSE。在含有缺失值的数值计算中，含有缺失值的函数计算结果仍为缺失值。此时可以通过选项“na.rm=TRUE”在计算之前排除缺失值并使用剩余值进行计算。与“na.rm()”函数不同，“na.omit( )”函数移除的是含有缺失值的观测值，即删除含有缺失值的行。以上文数据框 hscore 为例，示例代码如下：

查看 hscore 中是否含有缺失值

```
> is.na(hscore)
      patient    sex      age      s1       s2       s3
[1,]  FALSE      FALSE    FALSE    FALSE    FALSE    FALSE
[2,]  FALSE      FALSE    FALSE    FALSE    FALSE    FALSE
[3,]  FALSE      FALSE    FALSE    FALSE    FALSE    TRUE
[4,]  FALSE      FALSE    FALSE    TRUE     FALSE    FALSE
[5,]  FALSE      FALSE    FALSE    FALSE    FALSE    FALSE
```

去除缺失值，计算每行 s1、s2 和 s3 的总和

```
> for (i in 1:5) {hscore[i,7] <- sum(hscore[i, 4:6], na.rm = TRUE)}
> hscore
```

```
     patient  sex   age   s1   s2   s3   V7
1    1        M     32    5    6    7    18
2    2        F     45    6    5    6    17
3    3        M     55    7    7    NA   14
4    4        F     67    NA   8    5    13
5    5        M     56    6    8    8    22
```

去除含有缺失值的观测
```
> hscore2 <- na.omit(hscore)
> hscore2
     patient  sex   age   s1   s2   s3   V7
1    1        M     32    5    6    7    18
2    2        F     45    6    5    6    17
5    5        M     56    6    8    8    22
```

五、数据排序

有时查看数据的排序情况可以获得更多的数据信息。可以使用"order()"函数对一个数据框进行排序，默认为升序，在排序变量的前面加一个负号即可获得降序的排序结果。以上文数据框 hscore 为例，示例代码如下：

将数据框 hscore 按照 sex 和 age 升序排序，赋值到数据框 newdata
```
> newdata <- hscore[order(sex,age),]
> newdata
     patient  sex   age   s1   s2   s3
2    2        F     45    6    5    6
4    4        F     67    NA   8    5
1    1        M     32    5    6    7
3    3        M     55    7    7    NA
5    5        M     56    6    8    8
```

各行按照女性到男性，同性别中年龄按照降序排序，赋值到数据框 newdata1
```
> newdata1 <- hscore[order(sex, -age),]
> newdata1
     patient  sex   age   s1   s2   s3
4    4        F     67    NA   8    5
2    2        F     45    6    5    6
5    5        M     56    6    8    8
3    3        M     55    7    7    NA
1    1        M     32    5    6    7
```

六、数据类型的转换

R 语言中提供了一系列用于判断某个对象的数据类型以及根据需要将其转换为另一种数据类型的函数（表 2-8）。值得注意的是，对因子型数据进行整合、重塑等操作时，有时会因为因子型数据的结构特点出现错误。因此，在进行数据整合或重塑前，一般先将因子型变量转变为字符型。

表 2-8 数据类型判断和转换函数

判断	转换
is.numeric()	as.numeric()
is.character()	as.character()
is.vector()	as.vector()
is.matrix()	as.matrix()
is.logical()	as.logical()
is.factor()	as.factor()
is.data.frame()	as.data.frame()

以上文数据框 hscore 为例，数据类型转换代码如下：

```
## 查看 hscore 中变量 sex 的数据类型是否为字符型
> is.character(hscore$sex)
[1] TRUE
## 将 hscore 中变量 sex 的数据类型转变为因子型
> hscore$sex <- as.factor(hscore$sex)
## 将 hscore 中变量 sex 的数据类型转变为因子型，并设定 level 和 label
> hscore$sex <- factor(hscore$sex, levels=c("F","M"),
                       labels=c("Female","Male"))
## 查看 hscore 中变量 sex 的数据类型
> class(hscore$sex)
[1] "factor"
```

可以使用"cut()"函数将连续型变量根据一定的标准划分为多分类变量。

将 hscore 中变量 s2 的数据类型根据 0~<5、5~<7 和 7~8 的规则分组，并将其标签为 "Low"、"Median" 和 "High"。

```
> hscore$s4 <- cut(hscore$s2, breaks=c(0,5,7,8),
                   labels=c("Low","Median","High"), include.lowest=T)
> hscore
  patient sex age s1 s2 s3 sum agecat       s4
1       1   M  32  5  6  7  18 middle-aged Median
2       2   F  45  6  5  6  17 middle-aged Low
3       3   M  55  7  7 NA  NA middle-aged Median
4       4   F  67 NA  8  5  NA elder       High
5       5   M  56  6  8  8  22 middle-aged High
```

七、数据描述

R 语言中提供了一系列对数据进行统计描述的函数（表 2-9）。我们可以对不同统计函数进行判断或者根据自己的需要将数据进行汇总。

表 2-9　统计描述函数

函数	功能	函数	功能
n()	对数据进行计数	IQR()	计算四分位数间距
n_distinct()	统计不重复元素的数量，用法等同于 length(unique(x))	min()	计算最小值
mean()	对数据进行均值计算	max()	计算最大值
median()	计算数据中位数	first()	获取向量第一位的数据
sd()	计算数据的标准差	last()	获取向量最后一位的数据
mad()	计算绝对偏差的中位数	nth()	获取向量第 n 位的数据

第六节　大数据分析

当进行大数据分析时，"data.frame"已经不能满足我们的需求，这时候需要采用分析大型数据集的包，例如 biglm、speedglm、biglars、data.table 等，其中 data.table 包为 data.frame 的增强版，能够更加快速、有序地整理 10 万条，甚至 50 万条以上的数据集，并且容易上手使用。

data.table 的 R 语法与 data.frame 比较相似，但也有所不同。data.table 常和管道函数（dplyr 包）连用，能够通过更简短的代码将数据整理成目标数据形式。这里将以 crimtab 数据集为例，简略讲述 data.table 的使用。

一、创建 data.table

data.table 的创建与 data.frame 一样，可以用函数"data.table()"自建数据集。

```
## 安装 data.table 包
> install.package("data.table")
## 加载 data.table 包
> library(data.table)
## 创建数据集
> Table = data.table(x = c("a", "a", "b", "b"), y = 1:4)
  x  y
1 a  1
2 a  2
3 b  3
4 b  4
```

这里也可以用"fread()"载入 .csv 文件，或者通过"as.data.table()"将 data.frame 转换成 data.table。

二、设置主键

可以通过函数"setkey()"为 data.table 设定主键（key），主键是数据表中的一列或多列，这些列用来唯一标识表中的每一行。在 data.table 中，设置主键后，该表会按主键列进行排序，并在底层创建索引。这使得后续基于主键的操作（如子集选择和连接）变得更快。

```
## 加载 dplyr 包和 mtcars 数据集
> library(dplyr)
> data <- datasets::mtcars %>% as.data.table()
## 设置主键
> setkey(data, cyl)
## 选择主键中键值为 4 的行
> a <- data[.(4)]
## 查看样例数据
> View(a)
```

三、查看数据

data.table 的数据描述与 data.frame 一致，可通过"str()""View()""head()""tail()""row()"和"ncol()"等来查看数据集的信息。

```
> str(data)
Classes 'data.table' and 'data.frame':  32 obs. of  11 variables:
 $ mpg : num  21 21 22.8 21.4 18.7 18.1 14.3 24.4 22.8 19.2 ...
 $ cyl : num  6 6 4 6 8 6 8 4 4 6 ...
 $ disp: num  160 160 108 258 360 ...
 $ hp  : num  110 110 93 110 175 105 245 62 95 123 ...
 $ drat: num  3.9 3.9 3.85 3.08 3.15 2.76 3.21 3.69 3.92 3.92 ...
 $ wt  : num  2.62 2.88 2.32 3.21 3.44 ...
 $ qsec: num  16.5 17 18.6 19.4 17 ...
 $ vs  : num  0 0 1 1 0 1 0 1 1 1 ...
 $ am  : num  1 1 1 0 0 0 0 0 0 0 ...
 $ gear: num  4 4 4 3 3 3 3 4 4 4 ...
 $ carb: num  4 4 1 1 2 1 4 2 2 4 ...
 - attr(*, ".internal.selfref")=<externalptr>
> head(data)
    mpg cyl disp  hp drat    wt  qsec vs am gear carb
1: 21.0   6  160 110 3.90 2.620 16.46  0  1    4    4
2: 21.0   6  160 110 3.90 2.875 17.02  0  1    4    4
3: 22.8   4  108  93 3.85 2.320 18.61  1  1    4    1
4: 21.4   6  258 110 3.08 3.215 19.44  1  0    3    1
5: 18.7   8  360 175 3.15 3.440 17.02  0  0    3    2
6: 18.1   6  225 105 2.76 3.460 20.22  1  0    3    1
> nrow(data)
[1] 32
> ncol(data)
[1] 11
```

四、提取数据集

data.table 与 data.frame 相似，可用"subset()""filter()""sample_frac()""slice()"和"select()"等函数进行提取，这里不进行描述。而 data.table 中".()"相当于"list()"，通过".()"提取列数据返回 data.table，如果不使用".()"则返回向量或其他形式的数据。示例如下：

```
## 提取 cyl 列为 6 或者 8 的数据
> data[cyl %in% c(6,8)]
## 也可以写成 Data1 <- data[cyl==6 | cyl==8]

## 提取 mpg, cyl, hp 列
> data[,.(mpg, cyl, hp)]

## 删除 cyl 为 4 或 6 的行
> data[!cyl %in% c(4,6)]

## 去除 vs, am, gear 和 carb 列
> data[, !c("vs","am","gear","carb")]
## 也可以写成 data[,c("vs","am","gear","carb"):=NULL]
```

五、数据整理

data.frame 数据整理的函数也适用于 data.table，但 data.table 还有一些自带的参数可以加快数据整理的速度，节约运行的时间。

（一）引用添加、更新或删除某一列

可以使用":="引用添加、更新或删除某一列。

```
## 添加名为 Engine 的列
> data[, Engine := fifelse(vs == 0, "V-shaped", "straight")]
> head(data)
    mpg cyl disp  hp drat    wt  qsec vs am gear carb   Engine
1: 21.0   6  160 110 3.90 2.620 16.46  0  1    4    4 V-shaped
2: 21.0   6  160 110 3.90 2.875 17.02  0  1    4    4 V-shaped
3: 22.8   4  108  93 3.85 2.320 18.61  1  1    4    1 straight
4: 21.4   6  258 110 3.08 3.215 19.44  1  0    3    1 straight
5: 18.7   8  360 175 3.15 3.440 17.02  0  0    3    2 V-shaped
6: 18.1   6  225 105 2.76 3.460 20.22  1  0    3    1 straight

## 添加一列对 wt 进行分组，命名为 wt1
> data[, wt1 := fcase(wt<2, "<2", wt>=2 & wt<3,
                      "2-3", wt>=3, ">=3")]
## 创建两列或多列
> data[, `:=`(Engine = fifelse(vs == 0, "V-shaped", "straight"),
              Transmission =
                fifelse(am == 0,"automatic", "manual"))]
```

```
## 将 mpg 变成整数类型
> data[, mpg := as.integer(mpg)]
## 还可以用来删除某一列，如删除 carb 列
> data[, carb := NULL]
```

（二）对变量进行重命名

可以使用"setnames()"对变量进行重命名，如将 wt 列名改为"Weight"。示例代码如下：

```
> setnames(data,c("wt"),c("Weight"))
```

（三）对数据进行排序

可以使用"setorder()"对数据进行排序，如对 cyl 进行排序。示例代码如下：

```
> data <- setorder(data, cyl)
```

（四）对数据进行聚合

```
## 计算 mpg 的均值和标准差，去除缺失值
> data[,.(mean = mean(mpg, na.rm = T), sd = sd(mpg, na.rm = T))]
        mean        sd
1: 20.09062  6.026948
```

```
## 也可以运用 lapply(),.SD(),.SDcols() 实现对多列变量进行聚合计算，如同时对 mpg, disp,
```
hp 进行均值计算

```
> data[, lapply(.SD, mean), .SDcols = c("mpg","disp","hp")]
        mpg       disp        hp
1: 20.09062  230.7219  146.6875
```

```
## 还可以自建 function 同时运算多个计算
> data[, lapply(.SD, function(x)c(mean = mean(x), sd = sd(x)))]
        mpg        cyl       disp         hp       drat         wt       qsec
vs              am        gear       carb Engine
1: 20.090625  6.187500  230.7219  146.68750  3.5965625  3.2172500  17.848750
0.4375000 0.4062500  3.6875000  2.8125       NA
2:  6.026948  1.785922  123.9387   68.56287  0.5346787  0.9784574   1.786943
0.5040161 0.4989909  0.7378041  1.6152       NA
    Transmission
1:             NA
2:             NA
## 由于 Engine 和 Transmission 都是字符型变量，因此计算均值会产生 NA
```

（五）分组运算

可以通过 by 参数进行分组运算，如以 cyl 分组，对 mpg 计算均值。示例代码如下：

```
> data[, mean := mean(mpg), by=cyl]
## 如果需要根据多列进行分组，可以用 .() 引用
> data[, mean1 := mean(mpg), by=.(cyl,vs)]
## 可以看到两列（mean 和 mean1）的数值是不一致的
```

（六）筛选某几列中的某几行信息

可以应用".SD[]"函数筛选某几列中的某几行信息。示例代码如下：

```
## 筛选 cyl 和 am 中每个类别的前两行
> data[ , .SD[1:2] , .(cyl, am)]
```

还可以利用".N"选择最后一行，例如：按照 cyl 和 am 的类别选择排第一和最后的行。

```
> data[,.SD[c(1, .N)],.(cyl, am)]
```

第七节　R 语言自带的数据集

R 语言中有许多公开的数据集供大家参考操作，其中 datasets 汇总了多个基本数据集，我们可以通过 data(package='datasets') 进行查看，部分数据集及解释见表 2-10。

表 2-10　R 语言自带的部分数据集及解释

自带数据集	解释
AirPassengers	Monthly Airline Passenger Numbers 1949—1960 1949—1960 年每月航空旅客人数
BJsales	Sales Data with Leading Indicator 具有领先指标的销售数据
BOD	Biochemical Oxygen Demand 生化需氧量
CO2	Carbon Dioxide Uptake in Grass Plants 草本植物对二氧化碳的吸收
ChickWeight	Weight versus age of chicks on different diets 不同饲料喂养情况下小鸡体重随年龄的变化
DNase	Elisa assay of DNase 脱氧核糖核酸酶的酶联免疫吸附试验
EuStockMarkets	Daily Closing Prices of Major European Stock Indices，1991—1998 1991—1998 年主要欧洲股票指数的日收盘价
Formaldehyde	Determination of Formaldehyde 甲醛的测定
HairEyeColor	Hair and Eye Color of Statistics Students 统计学生头发和眼睛的颜色
Harman23.cor	Harman Example 2.3 哈曼示例 2.3
Harman74.cor	Harman Example 7.4 哈曼示例 7.4
Indometh	Pharmacokinetics of Indomethacin 吲哚美辛的药代动力学
InsectSprays	Effectiveness of Insect Sprays 杀虫剂的效果
JohnsonJohnson	Quarterly Earnings per Johnson & Johnson Share 强生公司每股季度收益

续表

自带数据集	解释
LakeHuron	Level of Lake Huron 1875—1972 1875—1972 年休伦湖的水位
LifeCycleSavings	Intercountry Life-Cycle Savings Data 国际生命周期储蓄数据
Loblolly	Growth of Loblolly pine trees 洛布洛利松树的生长
Nile	Flow of the River Nile 尼罗河的流量
Orange	Growth of Orange Trees 橙树的生长
OrchardSprays	Potency of Orchard Sprays 果园喷雾剂的效力
PlantGrowth	Results from an Experiment on Plant Growth 植物生长实验结果
Puromycin	Reaction Velocity of an Enzymatic Reaction 酶促反应的反应速率
Seatbelts	Road Casualties in Great Britain 1969—1984 1969—1984 年英国道路交通事故伤亡统计
Theoph	Pharmacokinetics of Theophylline 茶碱的药代动力学
Titanic	Survival of passengers on the Titanic 泰坦尼克号上乘客的生存情况
ToothGrowth	The Effect of Vitamin C on Tooth Growth in Guinea Pigs 维生素 C 对豚鼠牙齿生长的影响
UCBAdmissions	Student Admissions at UC Berkeley 加州大学伯克利分校的学生入学情况
UKDriverDeaths	Road Casualties in Great Britain 1969—1984 1969—1984 年英国道路交通事故伤亡统计
UKgas	UK Quarterly Gas Consumption 英国季度天然气消费量
USAccDeaths	Accidental Deaths in the US 1973—1978 1973—1978 年美国意外死亡人数
USArrests	Violent Crime Rates by US State 美国各州的暴力犯罪率
USJudgeRatings	Lawyers' Ratings of State Judges in the US Superior Court 美国高级法院法官的律师评分
……	……

总结

　　数据管理是进行正确数据统计分析之前的关键一环，良好的数据管理技能对于提高统计分析结果的可靠性、优化工作流程具有十分重要的意义。本章介绍了 R 语言中的数据类型、结构和基本数据管理的方法，熟悉和掌握这些方法对于 R 语言初学者来说十分必要。对于一些高级数据管理方法，如数据重塑和重构、循环函数等，本章未做介绍，感兴趣的读者可自行参阅相关资料。

（陈兰　华俊杰　毛振兴　王重建）

第三章
基本统计分析

本章主要讲述流行病学研究中常用的检验与统计方法（包括 t 检验、方差分析、χ^2 检验、相关与回归以及多元回归分析等）及相应的 R 语言实现方法。

第一节 t 检验

t 检验，又称 Student t 检验，主要用于样本量较小（如 $n < 30$）、总体标准差 σ 未知且数据呈正态分布时，比较样本均数的差异。t 检验通过 t 分布理论推断差异发生的概率，从而判断两个总体均数之间的差异是否具有统计学意义。t 检验的适用条件包括：①样本来自正态分布或近似正态分布的总体；②两样本总体具有方差齐性；③样本为随机抽取。

在 R 软件中，函数"t.test()"提供了 t 检验和相应的区间估计的功能，"t.test()"的书写格式如下：

```
t.test (x, y = NULL, alternative = c("two.sided", "less", "greater"), mu = 0,
paired = FALSE, var.equal = FALSE, conf.level = 0.95, ...)
```

"t.test()"函数用于执行 t 检验比较均值，其主要参数包括：x 和 y（样本数据），alternative（假设类型：双侧或单侧），mu（假设均值），paired（是否配对检验），var.equal（方差是否相等），和 conf.level（置信水平）。通过设置这些参数，可以进行单样本、两独立样本和配对 t 检验，适应不同的统计假设和数据类型。

一、单样本 t 检验

单样本 t 检验用于比较一个样本均数与已知总体均数之间的差异是否具有统计学意义，特别适用于样本量较小（如 $n < 30$）、总体标准差未知且数据近似正态分布的情况。具体公式如下：

$$t = \frac{\left| \bar{X} - \mu_0 \right|}{S / \sqrt{n}}$$

单样本 t 检验实际上是推断该样本的均数 μ 与已知的某一总体均数 μ_0（通常是理论值或标准值）之间是否存在差异。检验公式中，$\bar{X}$ 表示样本均数，μ_0 表示总体均数，S 表示样本标准差，n 表示样本量。

【例 3-1】 我们在一个工厂生产某种产品，理论上该产品的平均重量应为 50g。为了确保产品质量，我们从生产线上随机抽取了 10 个产品（51.2、49.8、50.5、49.7、50.3、50.1、0.7、

49.9、50.4、50.2），测量它们的重量，并希望验证这些样本数据的平均重量是否与理论上的50g有显著差异？

利用 R 软件进行相应的统计分析，代码如下：

```
> X<- c(51.2, 49.8, 50.5, 49.7, 50.3, 50.1, 50.7, 49.9, 50.4, 50.2)
## 与该产品的平均重量进行比较
> t.test(X, mu=50)
One Sample t-test
data: X
t = 1.9604, df = 9, p-value = 0.08159
alternative hypothesis: true mean is not equal to 50
95 percent confidence interval:
 49.9569 50.6031
sample estimates:
mean of x
    50.28
```

得到的 t 值为 1.960 4，自由度是 9。P 值是 0.081，表示在显著性水平 $\alpha = 0.05$ 下，我们无法拒绝原假设，即样本均数与总体均数 50g 之间没有显著差异。

二、配对 t 检验

配对实验设计所得的数据称为配对数据。在医学研究中，配对数据主要有三种类型：①对同一组受试者在治疗前后的某些生理或生化指标进行比较；②使用两种不同的方法对同一样品进行测量，比较两种方法之间的差异；③比较同一受试者身体两个部位的数据。

首先，计算每对数据的差值 d 的均值。假如两种处理方法的效果没有差别，理论上差值 d 的总体均值应为 0。因此，这类数据的比较可以视为样本均值与总体均值为 0 的比较。配对 t 检验要求这些差值的总体分布接近正态分布。

配对 t 检验的公式为：

$$t = \frac{\left|\bar{d} - \mu_d\right|}{S_{\bar{d}}} = \frac{\left|\bar{d} - 0\right|}{S_d / \sqrt{n}} = \frac{\left|\bar{d}\right|}{S_d / \sqrt{n}}$$

$\bar{d}$ 表示所有差值的平均值。S_d 表示所有差值的标准差，衡量差值的分散程度。$\sqrt{n}$ 表示样本数量的平方根，用于标准化差值的标准差。

【例 3-2】 假设有 12 个对象，在两种不同条件下测量了某项生理指标的数值，医生想要比较这两种条件下的指标是否有显著差异（表 3-1）。

表 3-1 两种不同条件下测量了某项生理指标的数值

单位：mmol/L

编号	生理指标的数值	
	条件 1（X_i）	条件 2（Y_i）
1	101	100
2	131	136

续表

编号	生理指标的数值	
	条件 1 (X_i)	条件 2 (Y_i)
3	131	126
4	143	150
5	124	128
6	137	126
7	126	116
8	95	105
9	90	87
10	67	57
11	84	74
12	101	109

数据是成对出现的,即 (X_i, Y_i),要比较每一个个体两种不同条件下测量了生理指标的差别,可以转换成为差值 $Z_i = X_i - Y_i$ 与 0 比较的单样本均值检验。R 语言代码如下:

```
> X<-c(100,136,126,150,128,126,116,105,87,57,74,109)
> Y<-c(101,131,131,143,124,137,126,95,90,67,84,101)
> Z<-X-Y
## 进行正态性检验
> shapiro.test(Z)
Shapiro-Wilk normality test
data:  Z
W = 0.88913, p-value = 0.1149##P 值 >0.05, Z 满足正态性
## 与 0 进行检验
> t.test(Z, mu=0)
One Sample t-test
data:  Z
t = -0.58374, df = 11, p-value = 0.5712
alternative hypothesis: true mean is not equal to 0
95 percent confidence interval:
 -6.360632   3.693965
sample estimates:
mean of x
-1.333333
```

从计算结果中可以看出 $t=-0.583\,74$,自由度为 11,得到 P 值为 $0.571\,2$,大于 0.05,按 $\alpha=0.05$ 水准,不拒绝原假设,故尚不能认为该减肥药有减肥效果。

三、两独立样本均数比较的 t 检验

两独立样本均数比较的 t 检验,又称为成组 t 检验,适用于两组独立样本均数的比较。其目的在于推断这两组样本所代表的总体均数是否相等。公式如下:

$$t = \frac{\left| \bar{X}_1 - \bar{X}_2 \right|}{S_{\bar{X}_1 - \bar{X}_2}}$$

值得注意的是，t 检验的要求首先是正态分布，对于来自两个总体的样本的比较要求方差齐同。做方差齐性检验时，一般要利用"var.test(x,y)"函数进行检验，其中 x 为第一个数值向量，表示第一个样本的数据；y 为第二个数值向量，表示第二个样本的数据。

【例 3-3】 老师正在研究一种新的学习方法对学生数学成绩的影响。随机选择了两组学生，一组接受了新的学习方法（实验组），另一组继续使用传统的学习方法（对照组）。想要比较两组学生在数学考试成绩上是否有显著差异。

原始调查数据如下（单位：分数）：

实验组（X_1, n=10）：70、75、80、85、78、72、79、81、76、82；

对照组（X_2, n=10）：65、68、72、70、74、68、71、67、70、73。

R 语言代码如下：

```
> X1<-c(70, 75, 80, 85, 78, 72, 79, 81, 76, 82)
> X2<-c(65, 68, 72, 70, 74, 68, 71, 67, 70, 73)
## 首先进行正态性检验
## 对 X1 进行正态性检验
> shapiro.test(X1)
Shapiro-Wilk normality test
data:  X1
W = 0.98142, p-value = 0.9723 ##P>0.05，X1 满足正态性
## 对 X2 进行正态性检验
> shapiro.test(X2)
Shapiro-Wilk normality test
data:  X2
W = 0.97682, p-value = 0.9459 ##P>0.05，X2 满足正态性


## 进行方差齐性检验
> var.test(X1,X2)
F test to compare two variances
data:  X1 and X2
F = 2.676, num df = 9, denom df = 9, p-value = 0.1587
alternative hypothesis: true ratio of variances is not equal to 1
95 percent confidence interval:
  0.664675 10.773470
sample estimates:
ratio of variances
        2.675978
## 检验结果满足方差齐性以及正态性后，进行两独立样本 t 检验
> t.test(X1,X2, var.equal=TRUE)
Two Sample t-test
```

```
data:  X1 and X2
t = 4.6781, df = 18, p-value = 0.0001872
alternative hypothesis: true difference in means is not equal to 0
95 percent confidence interval:
  4.407212 11.592788
sample estimates:
mean of x mean of y
    77.8       69.8
```

从计算结果可以看出 t 值 =4.678 1，自由度为 18，得到 $P = 0.000\ 187\ 2 < 0.05$，按 $\alpha = 0.05$ 水准，拒绝原假设，表明实验组和对照组在数学成绩上的平均值存在显著差异。

四、小结

t 检验是统计推断中一种非常常见的检验方法，主要用于小样本的资料，常用于比较两组资料的总体均数是否一致。常用的几种 t 检验方法在 R 软件中实现比较简单灵活，但在实际操作过程中要注意相应的适用条件，以避免对结果造成影响。

第二节　方差分析

方差分析（ANOVA）是一种常用的统计分析方法，用于比较三组及以上样本均数的差异。它具有高效、节省样本含量等优势，适用于许多情景。主要用途包括：①进行两个或两个以上样本均数的比较；②同时分析一个、两个或多个因素对试验结果的作用和影响；③分析多个因素的独立作用以及多个因素之间的交互作用；④进行两个或多个样本的方差齐性检验。

在 R 软件中，进行方差分析通常使用"aov()"函数。

一、完全随机设计的方差分析

完全随机设计的方差分析，又称为单因素方差分析，适用于只分析一个因素下多个水平对试验结果的影响的情况。在完全随机设计中，实验单位被随机分配到处理因素的各个水平上，每个水平代表一个处理组。由于只有一个因素被操控和观察，因此只能分析该因素对实验结果的影响及其作用。

【例 3-4】　科研人员研究了增殖细胞核抗原（PCNA）在三种不同治疗条件下的表达情况：药物 A 组、药物 B 组以及药物 C 组。他们通过检测得到的表达指数来表示 PCNA 的表达情况（表 3-2）。试分析 PCNA 在三种治疗条件下的表达是否存在差异。

表 3-2　PCNA 在三种药物下的表达指数

标本	A组	B组	C组
1	25	23	20
2	34	34	26
3	52	34	24
4	34	36	37

续表

标本	A 组	B 组	C 组
5	36	45	24
6	25	23	21
7	45	34	25
8	33	47	27
9	25	36	19

R 语言代码如下：

```
## 进行数据的导入，导入···/ 路径下的文件 data1.csv
> a<-read.csv("···/data1.csv")
## 利用 "aov( )" 函数
> fit <- aov(a$expression ~ a$group)
## 查看具体细节
> summary(fit)
            Df Sum Sq  Mean Sq  F value Pr(>F)
group        2  567.6  283.81    4.68   0.0192 *
Residuals   24 1455.6   60.65
Signif. codes:  0 '***' 0.001 '**' 0.01 '*' 0.05 '.' 0.1 ' ' 1
```

从计算结果可以看出 $F = 4.68$（$P < 0.05$），说明 PCNA 在三种药物治疗的表达存在差异。

虽然方差分析结果表明 PCNA 在三种药物治疗下的表达不完全相同，但是并没有说明哪组与其他组不同。多重比较可以解决这个问题，"Tukey-HSD( )"函数提供了对各组均值差异的成对检验。具体代码如下：

```
> TukeyHSD (fit)
Tukey multiple comparisons of means
95% family-wise confidence level
Fit: aov(formula = expression ~ group, data = a)
$group
                 diff       lwr        upr       p adj
B 组 -A 组   0.3333333  -8.83459   9.5012571  0.9954659
C 组 -A 组  -9.5555556 -18.72348  -0.3876318  0.0399268
C 组 -B 组  -9.8888889 -19.05681  -0.7209651  0.0327795
```

可以看到，A 组和 B 组的均值差异不显著（$P=0.9954$），而 C 组和 A 组间以及 C 组和 B 组间差异非常显著（$P=0.0399$；$P=0.0327$）。此外，我们也可以针对每组数据进行 t 检验两两比较，但如果处理因素的水平较多，而检验又是同时进行的，多次重复使用两两比较的 t 检验会增大犯第一类错误的概率，所得到的"差异有统计学意义"的结论不一定可靠。

完全随机设计的方差分析中，我们假设因变量服从正态分布，各组方差齐，可以使用 Q-Q 图（图 3-1）来检验正态性的假设。具体代码如下：

```
> library(car)
> qqplot(lm(expression ~ group, data=a), simulate=TRUE, main="Q-Q Plot",
labels=FALSE)
```

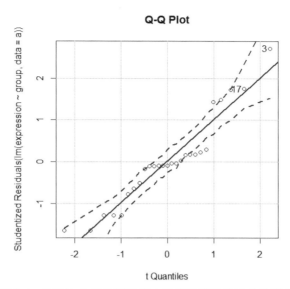

图 3-1　PCNA 在三种胃组织中的表达指数的正态性检验

可以看到，数据基本落在 95% 置信区间范围内，说明满足正态性假设。

此外，R 软件提供了一些可用来做方差齐性检验的函数。例如，可以通过如下代码来做 Bartlett 检验：

```
> bartlett.test(expression ~ group, data=a)
    Bartlett test of homogeneity of variances
data:  expression by group
Bartlett's K-squared = 2.2925, df = 2, p-value = 0.3178
```

二、随机区组设计的方差分析

随机区组设计的方差分析，也称为双因素方差分析，适用于分析两个因素：一个是处理因素（列因素），另一个是区组因素（行因素）。这两个因素相互独立，没有交互影响。相较于其他设计，随机区组设计的方差分析使用的样本数较少，分析效率较高，因此是一种常用的统计分析方法。然而，随机区组设计对受试对象的选择和试验条件有较严格的要求，应用该设计方法时需要十分注意这些方面。

【例 3-5】　某医院研究 5 种消毒液对 4 种细菌的抑制效果。抑制效果用抑菌圈直径表示（表 3-3）。试分析 5 种消毒液对细菌有无抑制作用，对 4 种细菌的抑制效果有无差异。

表 3-3　5 种消毒液作用于 4 种细菌的抑菌圈直径

单位：mm

细菌类型	消毒液类型				
	A	B	C	D	E
大肠杆菌	15	17	15	14	12
绿脓杆菌	11	12	14	13	9
葡萄球菌	25	28	25	30	22
痢疾杆菌	20	17	19	13	17

R 语言代码如下：

```
## 读入数据
> a<-read.csv("…/data2.csv")
> fit = aov(a$ 抑菌圈直径 ～ a$ 细菌类型 +a$ 消毒液类型 )
> summary(fit)
Analysis of Variance Table
Response: 抑菌圈直径
            Df Sum Sq Mean Sq F value    Pr(>F)
细菌类型      3  566.0 188.667 35.6535  2.953e-06 ***
消毒液类型    4   31.3   7.825  1.4787     0.2693
Residuals    12   63.5   5.292
Signif. codes:  0 '***' 0.001 '**' 0.01 '*' 0.05 '.' 0.1 ' ' 1
```

处理组间（消毒液类型）的 P 值大于 0.05，在显著性水平 $\alpha = 0.05$ 上未能拒绝原假设 H_0，表明差异缺乏统计学意义。因此，可以推断 5 种消毒液之间的消毒效果相同。而区组间（细菌类型）的 P 值小于 0.05，在显著性水平 $\alpha = 0.05$ 上拒绝原假设 H_0，接受备择假设 H_1，表明差异具有统计学意义。因此，可以认为不同细菌的抑菌圈直径并不完全相同，即消毒液对不同细菌类型的抑菌效果并不完全相同。

三、小结

方差分析用于比较多组间定量资料的均值，其基本思想是将全部观察值的总变异分解为不同部分，每部分的变异可以归因于不同的处理因素效应或误差效应。通过比较各因素产生的变异与随机误差的变异，可以推断这些因素是否对观察值产生了显著影响。本章由于属于基本统计分析，重复测量方差分析以及交互作用方差分析并未涉及。

第三节　χ^2 检验

χ^2 检验，即卡方检验，是一种广泛应用的假设检验方法，常用于检验两个或多个样本率或构成比之间是否存在差异。例如，可以用来比较两种或多种治疗方法的治愈率是否不同。此外，卡方检验还常用于检验配对定性资料，以及研究两种属性或特征之间是否存在相关关系。

R 语言中函数"chisq.test( )"可完成独立性检验，调用格式如下：

```
chisq.test(x, y = NULL, correct=TRUE, p=rep(1/length(x), length(x)), rescale.p =
FALSE, simulate.p.value = FALSE, B = 2000)
```

其中 x 是由观测数据构成的向量或矩阵，y 是数据向量（当 x 为矩阵时，y 无效）。correct 是逻辑变量，表明是否用于连续性修正，TRUE（缺失值）表示修正，FALSE 表示不修正，B=2 000 为指定蒙特卡罗测试中使用的复制数的整数。

一、2×2 交叉表数据的 χ^2 检验

χ^2 检验可以用于检验两个样本总体频率分布是否有差异。下面通过例子介绍 2×2 交叉表数据的 χ^2 检验。

【例 3-6】　某医师治疗胃溃疡分别采用了用药组和对照组进行治疗,结果如表 3-4 所示,用药组和对照组的治疗效果是否相同?

表 3-4　用药组和对照组治疗胃溃疡的治疗效果比较

单位:人

组别	发病人数	未发病人数	合计
用药组	26	7	33
对照组	36	2	38
合计	62	9	71

R 语言代码如下:

```
> compare<-matrix(c(26,36,7,2),nrow = 2,dimnames = list(c("用药组","对照组"),
c("发病","未发病")))
> chisq.test(compare, correct=TRUE)
Pearson's Chi-squared test with Yates' continuity correction
data: compare X-squared = 2.7457, df = 1, p-value = 0.09751
```

结论:$P=0.097\,51$,按 $\alpha = 0.05$ 水准,不拒绝原假设(用药组和对照组的治疗效果相同),因此尚不能认为用药组和对照组治疗效果不同。

二、$R \times C$ 交叉表数据的 χ^2 检验

上文介绍的 2×2 交叉表数据的 χ^2 检验只能对两个率进行比较。然而在许多的实际问题中,需要对多个率或多个频率的分布做出比较,这就要应用 $R \times C$ 交叉表数据的 χ^2 检验。

【例 3-7】　某医院研究克罗恩病患者与溃疡性结肠炎患者的血型构成情况有无不同,资料如表 3-5 所示,其血型构成有无差别?

表 3-5　克罗恩病与溃疡性结肠炎患者的血型构成

单位:人

组别	A 型	B 型	O 型	AB 型	合计
克罗恩病患者	55	45	57	19	176
溃疡性结肠炎患者	44	23	36	9	112
合计	99	68	93	28	288

R 语言代码如下:

```
> compare2<-matrix(c(55,44,45,23,57,36,19,9),nrow = 2,dimnames =list(c("克罗恩
病患者","溃疡性结肠炎患者"),c("A型","B型","O型","AB型")))
> chisq.test(compare2, correct=TRUE)
Pearson's Chi-squared test
data: compare2 X-squared = 2.5573, df = 3, p-value = 0.465
```

结论:因为 $P = 0.465$,按 $\alpha = 0.05$ 水准,不拒绝原假设,可以认为克罗恩病患者与溃疡性结肠炎患者的血型构成没有差别。

三、配对设计数据的 χ^2 检验

在实际问题中，有时需要比较的样本资料并不具备相互独立的条件，比如配对设计下两样本频率分布的比较问题，这时的两样本不一定满足独立性，因此，要用到配对设计数据的 χ^2 检验来处理相应问题。

【例 3-8】 对于 28 份结核患者的咽拭子标本，每份标本被分别接种在甲、乙两种结核杆菌培养基上，观察两种结核杆菌的生长情况。在结果记录中，"A"表示生长，"B"表示不生长。结果如表 3-6 所示，需要确定这两种结核杆菌培养基的培养效果是否有显著差异。

表 3-6　甲、乙两种结核杆菌培养基的培养结果

单位：份

甲种	乙种		合计
	A	B	
A	11(a)	9(b)	20
B	1(c)	7(d)	8
合计	12	16	28

R 语言代码如下：

```
> performance<-matrix(c(11,1,9,7),nrow=2,dimnames=list( '1st survey'=c('+','-'),
'2st survey'=c('+','-')))
> mcnemar.test(performance)
McNemar's Chi-squared test with continuity correction
data:  performance
McNemar's chi-squared = 4.9, df = 1, p-value = 0.02686
```

推断结论，$P<0.05$，在 $\alpha = 0.05$ 的水准上，拒绝原假设（两种结核杆菌培养基的培养效果无差别），差异有统计学意义。可认为甲、乙两种结核杆菌培养基的培养效果有差别，甲培养基培养效果优于乙培养基。

四、χ^2 检验的校正

χ^2 界值表是数理统计根据正态分布的定义计算出来的，是一种近似。当自由度大于 1 且每个格子的理论频数（T）均大于 5 时，符合近似要求；当自由度为 1 时，特别是当 $1<T<5$ 且样本量 $n>40$ 时，需要进行连续性校正；如果样本量 $n \leqslant 40$，或任何格子的理论频数 $T<1$，或卡方检验后的 P 值接近显著水平 α，就需要使用 Fisher 确切概率法进行检验。

进行连续性校正时，R 语言中"chisq.test"函数的参数 correct=TRUE 即可。Fisher 确切概率法进行检验使用函数"fisher.test( )"进行操作。

【例 3-9】 某单位研究肝细胞癌和肝内胆管癌的 $p53$ 基因表达，对同期手术收集的肝细胞癌和肝内胆管癌标本各 10 例，用免疫组织化学的方法检测 $p53$ 基因表达，资料见表 3-7。肝细胞癌、肝内胆管癌的 $p53$ 基因表达阳性率有无差别？

表 3-7   肝细胞癌、肝内胆管癌的 *p53* 基因表达阳性例数的比较

单位：例

病种	免疫组织化学检测 *p53* 基因结果		
	阳性	阴性	合计
肝细胞癌	6	4	10
肝内胆管癌	1	9	10
合计	7	13	20

由于 2×2 交叉表资料 $n<40$，则要用 Fisher 精确检验。R 语言代码如下：

```
> compare<-matrix(c(6,1,4,9),nrow = 2,dimnames = list(c(" 肝细胞癌 "," 肝内胆管癌 "),
c(" 阳性 "," 阴性 ")))
> fisher.test(compare)
Fisher's Exact Test for Count Data
data:  compare
p-value = 0.05728
alternative hypothesis: true odds ratio is not equal to 1
95 percent confidence interval:
   0.9487882 684.4235629
sample estimates:
odds ratio
   11.6367
```

推断结论，$P > 0.05$，在 $\alpha = 0.05$ 的水准上，不能拒绝原假设（肝细胞癌、肝内胆管癌的 *p53* 基因表达阳性率无差别），故可认为肝细胞癌、肝内胆管癌的 *p53* 基因表达阳性率无差别。

五、小结

χ^2 检验是常用的统计方法，主要用于频数资料的分布检验。χ^2 检验属于非参数检验范畴，主要用于比较两个或两个以上样本率（构成比），以及分析两个分类变量之间的关联性。其核心思想是比较理论频数和实际频数的拟合程度。需要注意的是，通常认为在 R×C 交叉表中，不宜有超过 1/5 的格子的理论频数小于 5，或存在理论频数小于 1 的情况。如果出现这种情况，则需要使用 Fisher 确切概率法进行校正。

第四节　秩　和　检　验

秩和检验，又称顺序和检验，是一种非参数检验方法。它不依赖于总体分布的具体形式，而是将所有观察值（或每对观察值差的绝对值）按照从小到大的次序排列，并为每个观察值（或每对观察值差的绝对值）分配一个秩次。因此，秩和检验在应用时不受研究对象的分布形式或是否已知的影响，具有较强的实用性。此外，秩和检验具有以下几个优点：①不受总体分布限制，适用范围广泛；②适用于等级资料以及无确定值的两端资料；③易于理解和计算。然而，对于符合参数检验条件的资料应用秩和检验，则可能无法充分利用信息，导致检验功效降低。

一、配对设计资料的符号秩和检验

配对设计的连续性变量在两组间的差异比较,可以选用配对 t 检验或符号秩和检验。配对 t 检验适用于两组差值近似服从正态分布的数据,但是,当样本差值分布非正态,且经过一定的数值转换尝试后,仍然无法满足正态性要求时,配对设计数据的符号秩和检验成为备选方法,它将非正态样本的差值的中位数与 0 进行比较。它是一种非参数样本检验,基于样本差值的秩次排列,而非平均值。

"wilcox.test"函数在 R 语言中用于执行 Wilcoxon 秩和检验和符号秩和检验。格式如下:

```
wilcox.test(x, y = NULL, alternative = c("two.sided", "less", "greater"),
mu = 0, paired = FALSE, exact = NULL, correct = TRUE, conf.int = FALSE,
conf.level = 0.95, ...)
```

其中 x:第一个样本的数据向量,y:第二个样本的数据向量,如果是单样本检验或配对样本检验,可以省略。alternative:检验的备择假设,可以是 "two.sided"(双侧检验,默认值),"less"(单侧检验,检验 x 的中位数是否小于 y 的中位数),或者 "greater"(单侧检验,检验 x 的中位数是否大于 y 的中位数)。mu:假设的中位数差,默认为 0。对于单样本检验,是对中位数的假设;对于双样本检验,是对中位数差的假设。paired:逻辑值,指示是否进行配对样本的检验,默认是 FALSE。exact:逻辑值或 NULL,指示是否计算精确 P 值。对于大样本,默认会使用正态近似。correct:逻辑值,指示是否应用连续性校正,默认是 TRUE。conf.int:逻辑值,指示是否计算置信区间,默认是 FALSE。conf.level:置信区间的置信水平,默认为 0.95。

【例 3-10】 为研究某种药物对小鼠体重的影响,将该药物注射给 10 只实验小鼠并称量小鼠体重(表 3-8),评价治疗前后小鼠的体重是否存在显著差异。

表 3-8 10 只小鼠在某药物治疗前后的体重对比

单位:g

体重	编号									
	1	2	3	4	5	6	7	8	9	10
治疗前	20.5	22.0	19.5	21.5	23.0	20.0	22.5	21.0	20.0	21.5
治疗后	21.0	23.5	21.0	23.0	40.0	20.0	26.0	21.5	19.0	50.0

R 语言代码如下:

```
## 将数据导入 R 软件
## 治疗前小鼠体重
> before <-c(20.5,22.0,19.5,21.5,23.0,20.0,22.5,21.0,20.0,21.5)
## 治疗后小鼠的体重
> after <-c(21.0,23.5,21.0,23.0,40.0,20.0,26.0,21.5,19.0,50.0)
## 创建数据框
> my_data <- data.frame(group = rep(c("before", "after"), each = 10),
weight = c(before,  after))
## 按组计算摘要统计信息
> library("dplyr")
```

```
> group_by(my_data, group) %>%
  summarise(
    count = n(),
    mean = mean(weight, na.rm = TRUE),
    sd = sd(weight, na.rm = TRUE)  )
# A tibble: 2 × 4
  group  count  mean    sd
  <chr>  <int> <dbl> <dbl>
1 after     10  26.5  10.2
2 before    10  21.2  1.16
```

初步检验配对样本 t 检验的假设条件（正态性检验）

计算之前前后的差异

```
> d <- with(my_data, weight[group == "before"] - weight[group == "after"])
```

Shapiro-Wilk 正态性检验差值是否符合正态分布

```
> shapiro.test(d)
Shapiro-Wilk normality test
data:  d
W = 0.64881, p-value = 0.0002123
```

结果解释：$P=0.000\ 212\ 3$，在 $\alpha = 0.05$ 的水准上，表明差值（d）的分布与正态分布差异具有统计学意义，差值（d）不符合正态分布，不可以使用配对 t 检验。

配对设计数据的符号秩和检验

```
> res <- wilcox.test(weight ~ group, data = my_data, paired = TRUE)
res

    Wilcoxon signed rank test
data:  weight by group
V = 40, p-value = 0.02377
alternative hypothesis: true location shift is not equal to 0
```

结果解释：$P = 0.023\ 77$，在 $\alpha = 0.05$ 的水准上，拒绝原假设（治疗前后小鼠的体重不存在显著差异），并得出结论，治疗前小鼠的体重与治疗后的差异存在统计学意义。

二、两组独立样本比较的 Mann-Whitney 检验

Mann-Whitney 检验是一种非参数检验方法，用于比较两组独立样本的分布差异。特别适用于数据不满足正态分布假设时，可以作为 t 检验的替代方法。相比符号秩和检验，Mann-Whitney 检验明确考虑了每个样本中各测定值所排的秩，因此利用了更多的信息。

在 R 语言中，可以使用"wilcox.test()"函数进行符号秩和检验和 Mann-Whitney 检验。当参数为单个样本、两个样本相减或两个配对样本时（即 paired=TRUE），将执行符号秩和检验。而当参数为两个独立样本时（即 paired=FALSE），将执行 Mann-Whitney 检验。

【例 3-11】 肺癌患者和硅沉着病 0 期患者的 X 线片显示肺门横径右侧距（RD 值）测量结果如表 3-9 所示。需要确定肺癌患者的 RD 值是否高于硅沉着病 0 期患者的 RD 值？

表 3-9 10 例肺癌患者以及 12 例硅沉着病 0 期患者的 RD 值

单位：cm

疾病	RD 值											
	1	2	3	4	5	6	7	8	9	10	11	12
肺癌	2.78	3.23	4.2	4.87	5.12	6.21	7.18	8.05	8.56	9.6	—	—
硅沉着病 0 期	3.23	3.5	4.04	4.15	4.28	4.34	4.47	4.64	4.75	4.82	4.95	5.1

R 语言代码如下：

```
## 建立肺癌组数据
> lc <- c(2.78,3.23,4.2,4.87,5.12,6.21,7.18,8.05,8.56,9.6)
## 建立硅沉着病 0 期组数据
> si <- c(3.23,3.5,4.04,4.15,4.28,4.34,4.47,4.64,4.75,4.82,4.95,5.1)
> wilcox.test(lc,si,alternative="greater",exact=F)
Wilcoxon rank sum test with continuity correction
data:  lc and si
W = 86.5, p-value = 0.04318
alternative hypothesis: true location shift is greater than 0
```

结果解读：P 值为 0.043 18，小于 0.05 的参考值，拒绝原假设，可认为肺癌患者的 RD 值高于硅沉着病 0 期患者的 RD 值。

三、多组独立样本比较的 Kurskal-Wallis 检验

Kruskal-Wallis 检验，也称为"K-W 检验"或"H 检验"，是一种非参数检验方法，用于检验两个以上样本是否来自同一个概率分布。被检验的样本必须是独立的或不相关的。与单因素方差分析不同，Kruskal-Wallis 检验不要求样本来自正态分布的总体。实际上，Kruskal-Wallis 检验可以看作是 Wilcoxon 方法（Mann-Whitney 检验）在多个样本情况下的推广。当比较两个样本时，Kruskal-Wallis 检验与 Mann-Whitney 检验是等价的。

【例 3-12】 针对杀灭钉螺的三种药物，每种药物在每批 200 只活钉螺上进行了实验，记录了每批钉螺的死亡数，并计算了死亡率（表 3-10）。需要确定这三种药物在杀灭钉螺方面的效果是否存在差异？

表 3-10 3 种药物不同批次用药下的钉螺死亡率情况

单位：%

药品	死亡率				
	1 批	2 批	3 批	4 批	5 批
甲药	32.5	35.5	40.5	46.0	49.0
乙药	16.0	20.5	22.5	29.0	36.0
丙药	6.5	9.0	12.5	18.0	24.0

R 语言代码如下：

```
## 建立数据框
> drug <- rep(c("甲药", "乙药", "丙药"), each=5)
```

```
> data <- c(32.5, 35.5, 40.5, 46.0, 49.0, 16.0, 20.5, 22.5, 29.0, 36.0, 6.5,
9.0, 12.5, 18.0, 24.0)
data85 <- data.frame(drug, data)
## 进行 Kruskal-Wallis 检验
> kruskal.test(data85$data~data85$drug)
Kruskal-Wallis rank sum test
data:  data85$data by data85$drug
Kruskal-Wallis chi-squared = 9.74, df = 2, p-value = 0.007673
```

结果解读：本研究发现 P 值为 0.007 673，小于 0.05 的参考值，拒绝原假设，尚不能认为三种药物杀灭钉螺的效果无差别。

四、小结

秩和检验（符号秩和检验或 Mann-Whitney 检验）是一种非参数统计方法，主要用于比较两组数据的中位数差异是否存在统计学意义。它适用于样本不满足正态分布假设、样本量较小或存在异常值的情况。需要注意的是，秩和检验的一个重要前提是样本独立性。

第五节 相关分析

事物之间的关系可分为两类：一类是函数关系，指的是变量之间一一对应的确定关系；另一类是相关关系，即两个变量之间存在的一种不确定关系，一个变量的取值不能由另一个变量唯一确定。相关分析主要研究相关关系。

用统计学方法揭示变量之间是否存在相关关系并描述相关的密切程度及其方向，就是相关分析。在进行相关分析时，一般先通过散点图直观地说明变量之间是否存在相关趋势，该趋势是否为直线趋势，再通过统计指标（如相关系数）精确地描述变量之间的关系。相关系数的符号"+"或"−"表示关系的方向性，正相关或负相关，其值大小表示关系的强弱程度，完全不相关时为 0，完全相关时为 1。

一、简单相关分析

多数情况下，我们进行的相关分析都是在两个变量之间进行的，不同的变量类型应采用不同的相关分析方法。本部分主要介绍 Pearson 相关、Spearman 相关和 Kendall's Tau 相关。

- Pearson 相关：衡量两个定量变量之间的线性相关性。
- Spearman 相关：衡量分级定序变量之间的相关性，对原始变量的分布不作要求，属于非参数检验方法。
- Kendall's Tau 相关：非参数等级相关，衡量有序分类变量之间的相关性。

R 语言中，"cor.test()"每次只能检验一种相关关系，psych 包中的"corr.test()"函数可以为 Pearson 相关、Spearman 相关、Kendall's Tau 相关计算相关矩阵和显著性水平。

【例 3-13】 2019 年在广州市某大学随机抽取 10 名成年男性，测得他们的血清胆固醇含量和舒张压（表 3-11）。请问血清胆固醇含量与舒张压之间是否存在关联？

表 3-11   10 名成年男性血清胆固醇含量和舒张压

指标	编号									
	1	2	3	4	5	6	7	8	9	10
胆固醇$(x)/(\mathrm{mg \cdot dL^{-1}})$	233	259	260	267	300	311	330	354	365	412
舒张压$(y)/\mathrm{mmHg}$	72	75	77	72	77	80	81	91	89	109

R 语言代码如下：

```
## 手动输入数据
> x <-c (233,259,260,267,300,311,330,354,365,412)
> y <-c (72,75,77,72,77,80,81,91,89,109)
## 画散点图（图3-2）
> plot(x, y)
```

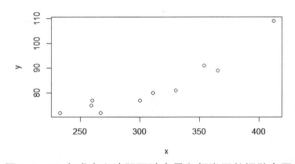

图 3-2   10 名成人血清胆固醇含量和舒张压数据散点图

```
## 进行 Pearson 相关性检验
> cor.test (x, y, alternative="two.sided", method="pearson")
Pearson's product-moment correlation
data:  x and y
t = 7.1404, df = 8, p-value = 9.801e-05
alternative hypothesis: true correlation is not equal to 0
95 percent confidence interval:
 0.7237637    0.9835806
sample estimates:
     cor
0.9297172
```

由散点图可见，数据点分布呈现某种递增的趋势，推测 x 和 y 之间存在正相关关系。运行函数得到 Pearson 积差相关系数为 0.929 717 2，可见成人血清胆固醇含量和舒张压之间存在很强的正相关。$P = 9.80 \times 10^{-5}$，小于 0.05，拒绝原假设，即成人血清胆固醇含量和舒张压之间相关系数不为 0，结合题意，可得成人血清胆固醇含量和舒张压之间呈正相关，相关系数为 0.929 717 2，（95% CI: 0.723 763 7, 0.983 580 6）。

【例 3-14】 R 软件自带的 swiss 数据集提供了瑞士 47 个城市生育率和社会经济指标相关数据，包括 6 个变量，分别为生育率、男性农业人口占比、考试高分占比、小学以上教育占比、天主教占比、婴儿死亡率。请问各指标间关系如何？

R 语言代码如下：

```
## 计算相关矩阵并进行显著性检验
## 查看数据集
> head(swiss)
        Fert    Agr   Exam   Edu   Cath   Inf.Mort
ourt    80.2   17.0    15    12    9.96     22.2
Dele    83.1   45.1     6     9   84.84     22.2
Fran    92.5   39.7     5     5   93.40     20.2
Mout    85.8   36.5    12     7   33.77     20.3
Neu     76.9   43.5    17    15    5.16     20.6
Por     76.1   35.3     9     7   90.57     26.6
## 计算相关系数并进行显著性检验
> library(psych)
> corr.test(swiss)
Call:corr.test(x = swiss)
Correlation matrix
          Fert    Agr   Exam    Edu   Cath   Inf.Mort
Fert      1.00   0.35  -0.65  -0.66   0.46     0.42
Agr       0.35   1.00  -0.69  -0.64   0.40    -0.06
Exam     -0.65  -0.69   1.00   0.70  -0.57    -0.11
Edu      -0.66  -0.64   0.70   1.00  -0.15    -0.10
Cath      0.46   0.40  -0.57  -0.15   1.00     0.18
Inf.Mort  0.42  -0.06  -0.11  -0.10   0.18     1.00
Sample Size
[1] 47
Probability values (Entries above the diagonal are adjusted for multiple tests.)
          Fert    Agr   Exam    Edu   Cath   Inf.Mort
Fert      0.00   0.09   0.00   0.00   0.01     0.03
Agri      0.01   0.00   0.00   0.00   0.04     1.00
Exam      0.00   0.00   0.00   0.00   0.00     1.00
Edu       0.00   0.00   0.00   0.00   1.00     1.00
Cath      0.00   0.01   0.00   0.30   0.00     1.00
Inf.Mort  0.00   0.68   0.45   0.51   0.24     0.00

To see confidence intervals of the correlations, print with the short=FALSE option
```

可以看到小学以上教育占比与生育率呈负相关（相关系数为 -0.66，$P < 0.001$），婴儿死亡率与生育率呈正相关（相关系数为 0.42，$P < 0.001$）。

二、偏相关

偏相关是在控制一个或多个定量变量时，另外两个定量变量之间的相互关系。可以使用 ggm 包中的"pcor()"函数计算偏相关系数，用 ggm 包中的"pcor.test()"函数进行显著性检验。

【例 3-15】 计算 swiss 数据集中小学以上教育占比和生育率的偏相关系数。

R 语言代码如下：

```
> library(ggm)
## 在控制了其他 4 个社会经济指标后,计算小学以上教育占比和生育率的偏相关系数
> pcor (c(1,4,2,3,5,6), cov (swiss))
[1] -0.5964763
## 相关系数的显著性检验,47 为样本量大小
> pcor.test(pcor(c(1,4,2,3,5,6),cov(swiss)),4,47)
$tval
[1] -4.758492
$df
[1] 41
$pvalue
[1] 2.430605e-05
```

在控制了其他 4 个社会经济指标后，小学以上教育占比和生育率的偏相关系数为 $-0.596\ 476\ 3$（$P = 2.430\ 605 \times 10^{-5}$，小于 0.05）。

三、相关关系的可视化

散点图可用来直观地描述两个连续型变量之间的关系。本部分我们首先通过散点图描述一个二元变量关系（X 对 Y），然后将散点图组合成一个散点图矩阵，以便同时浏览多个二元变量关系。

R 语言中通过"plot(x, y,...)"函数创建散点图，其中 x 和 y 是数值型向量，代表图中的 (x, y) 点，具体可运行"help("plot")"查看。

【例 3-16】 应用例 3-13 数据，绘制 10 名成人血清胆固醇含量和舒张压的散点图。

R 语言代码如下：

```
## 10 名成人血清胆固醇含量和舒张压赋值
> x <-c (233,259,260,267,300,311,330,354,365,412)
> y <-c (72,75,77,72,77,80,81,91,89,109)
## 绘制散点图
> plot(x,y,
        main="10 名成人血清胆固醇含量和舒张压的散点图 ",
        xlab=" 血清胆固醇含量（mg/dL）",
        ylab=" 舒张压（mmHg）",pch=19)
## 添加最佳拟合的线性直线
> abline(lm(y~x),col="red",lwd=2,lty=1)
## "lowess()" 函数用来添加一条平滑曲线
> lines(lowess(x,y),col="blue",lwd=2,lty=2)
```

运行结果如图 3-3 所示。

图中实线表示线性拟合，虚线表示平滑拟合，由图可见随着血清胆固醇含量升高，舒张压升高。

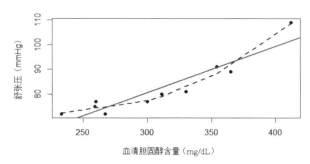

图 3-3　10 名成人血清胆固醇含量和舒张压的散点图

【例 3-17】　已知 20 名学生的年龄、身高、体重（表 3-12），画出散点图矩阵。

表 3-12　20 名学生的年龄、身高和体重数据

序号	年龄 / 岁	身高 /cm	体重 /kg	序号	年龄 / 岁	身高 /cm	体重 /kg
1	14	160	46.5	11	14	170	50.0
2	13	155	40.9	12	14	160	46.5
3	15	170	60.3	13	15	159	51.2
4	12	146	37.7	14	11	130	29.7
5	13	159	39.4	15	15	169	51.0
6	11	146	38.5	16	12	152	38.9
7	15	169	50.7	17	12	143	34.9
8	16	183	68.0	18	14	162	42.8
9	13	157	40.2	19	13	144	38.6
10	11	149	41.2	20	13	165	44.5

R 语言代码如下：

```
> age<-c(14,13,15,12,13,11,15,16,13,11,14,14,15,11,15,
        12,12,14,13,13)
> height<-c(160,155,170,146,159,146,169,183,157,149,170,160,
        159,130,169,152,143,162,144,165)
> weight<-c(46.5,40.9,60.3,37.7,39.4,38.5,50.7,68.0,40.2,
        41.2,50.0,46.5,51.2,29.7,51.0,38.9,34.9,42.8,
        38.6,44.5)
> df<-data.frame(age ,height ,weight)
> pairs(df)
```

运行结果如图 3-4 所示。

值得注意的是，主对角线上方和下方的三幅散点图是相同的。通过调整参数，可以只展示下三角或上三角的图形，例如，选项 upper.panel=NULL 将只生成下三角的图形。

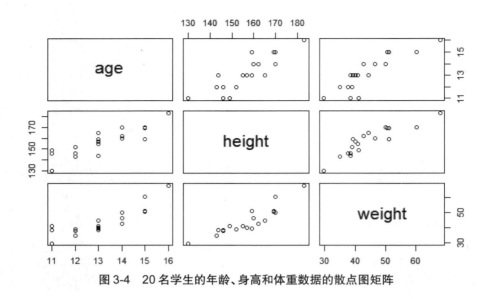

图 3-4   20 名学生的年龄、身高和体重数据的散点图矩阵

四、小结

本节主要介绍了简单相关分析和偏相关分析相关系数的计算及其显著性检验，并举例说明了相关关系的可视化方法。相关是测量变量间关联的指标，在各种研究中应用广泛。需要注意的是，不能由此统计学结果推论两变量具有生物学联系，或者推导因果关系，相关可能只是伴随关系。

第六节　回　归　分　析

相关分析只能得出两个变量之间是否相关，不能找出刻画他们之间因果关系的函数关系，回归分析则可以解决这一问题。回归分析通常指那些用一个或多个自变量（也称预测变量或解释变量）来预测因变量（也称响应变量、效标变量或结果变量）的方法，可以用来挑选与因变量相关的自变量，既可以描述两者的关系，也可以生成一个等式，通过解释变量预测因变量。

一、简单线性回归

当回归模型包含一个因变量和一个自变量时，我们将其称为简单线性回归；当只有一个自变量，但同时包含变量的幂（x、x^2、x^3）时，我们称之为多项式回归；当有不止一个自变量时，则称为多重线性回归。这三种回归都是基于普通最小二乘法（ordinary least square method，OLS）实现的，要求数据满足正态性、独立性、同方差性和线性。

在 R 语言中，拟合线性模型最基本的函数是"lm()"，书写格式为：fit <- lm(formula, data)。其中，formula 指要拟合的模型形式，data 是一个数据框，包含了用于拟合模型的数据，结果对象（fit）存储在一个列表中，包含了所拟合模型的大量信息。表达式（formula）形式如下：$Y \sim X_1+X_2+X_3+\cdots+X_k$，符号"～"左边为因变量，右边为各自变量，预测变量间用符号"+"分隔。

除了"lm()"函数，表 3-13 还列出了与回归相关的其他函数。

表 3-13　与回归相关的其他函数

函数	用途
summary()	展示拟合模型的详细结果
coefficients()	列出拟合模型的模型参数（截距项和斜率）
fitted()	列出拟合模型的预测值
residuals()	列出拟合模型的残差值
plot()	生成评价拟合模型的诊断图
predict()	用拟合模型对新的数据集预测因变量值

下面应用例 3-13 数据说明运用 R 软件进行简单线性回归的具体步骤。代码如下：
绘制散点图（图 3-5）
> plot(x,y,xlab=" 血清胆固醇含量（mg/dL）",ylab=" 舒张压（mmHg）")
> abline(lm(y~x))

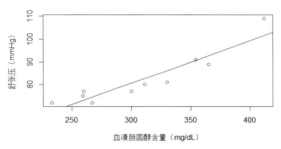

图 3-5　10 名成人血清胆固醇含量和舒张压的散点图

通过"plot()"函数绘制散点图，发现 x 与 y 呈现直线趋势，考虑使用线性回归建立两个变量之间的联系。
回归系数的估计与检验
> fit <- lm(y~x)
> summary(fit)

```
Call:
lm(formula = y ~ x)

Residuals:
   Min      1Q    Median     3Q      Max
-5.207   -3.363   -1.062    3.427    7.462

Coefficients:
             Estimate   Std. Error   t value    Pr(>|t|)
(Intercept)  24.51014    8.21414      2.984      0.0175 *
x             0.18696    0.02618      7.140      9.8e-05 ***
---
Signif. codes:  0 '***' 0.001 '**' 0.01 '*' 0.05 '.' 0.1 ' ' 1
```

```
Residual standard error: 4.439 on 8 degrees of freedom
Multiple R-squared:  0.8644,    Adjusted R-squared:  0.8474
F-statistic: 50.99 on 1 and 8 DF, p-value: 9.801e-05
```

由输出结果，可以得到预测等式：

$$\hat{Y} = 24.51 + 0.19X$$

回归系数的估计与检验：在 Pr(>|t|) 栏，可以看到回归系数（0.186 96）的显著性水平不为 0（$P<0.001$），表明血清胆固醇含量每升高 1mg/dL，舒张压将预期升高 0.19mmHg。

相关分析：R^2（0.864 4）表明模型能解释舒张压 86.44% 的方差，它也是实际值和预测值之间的相关系数。

方程的检验：F 统计量检验所有的自变量预测因变量是否都在某个几率水平之上。简单线性回归只有一个预测变量，故此处 F 检验相当于血清胆固醇含量回归系数的 t 检验。检验结果显示 $P<0.05$，回归模型显著，血清胆固醇含量对健康指标有显著影响。

虽然通过"summary()"函数获取了模型参数和相关统计量，但其并没有对统计假设（正态性、独立性、线性和同方差性）进行检验。回归诊断不仅能对回归模型的适用性进行评价，还能帮助发现并纠正问题。

R 语言中，最常见的回归诊断方法是对"lm()"函数返回的对象使用"plot()"函数，可以生成评价模型拟合情况的四幅图片（图 3-6）。

进行回归诊断

```
> par(mfrow=c(2,2))
> plot(fit)
```

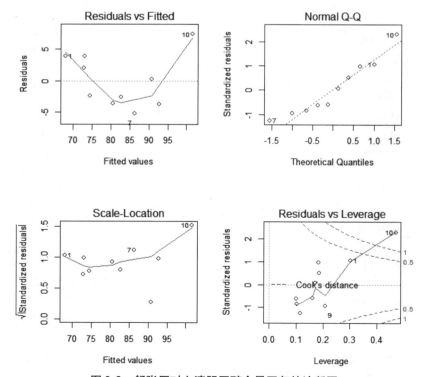

图 3-6　舒张压对血清胆固醇含量回归的诊断图

线性：若因变量与自变量呈线性相关，那么残差值与预测值就没有任何系统关联。在残差图与拟合图（Residuals vs Fitted，左上）中可以清楚地看到一个曲线关系，这暗示着可能需要对回归模型加上一个二次项。

正态性：正态性的检验可以通过观察残差的分布情况来实现。在正态 Q-Q 图（Normal Q-Q）中，标准化残差被绘制为概率图，其横坐标为理论正态分布的值，纵坐标为样本残差的标准化值。如果数据满足正态分布假设，那么图上的点应该近似地落在一条 45° 的直线上；反之，若出现偏离直线的情况，则表明数据不符合正态性假设。

同方差性：若满足不变方差假设，那么在位置尺度图（Scale-Location，左下）中，水平线周围的点应该随机分布。该图满足此假设。

独立性：一般根据专业知识判断。

右下的残差与杠杆图（Residuals vs Leverage）提供了单个观测点的信息，可以从中识别离群点、高杠杆值点和强影响点。如图显示观测点 10 是一个离群点和强影响点，其杠杆值也明显偏高，提示观测点 10 是一个异常点，应特别关注。如果拟合模型违背回归假设，则常采用以下四种方法进行处理：删除观测点、变量变换、添加或删除变量和使用其他回归方法。

二、多项式回归

图 3-6 表明，可通过添加一个二项式（即 X^2）来提高回归的预测精度。形式为：

$$\hat{Y} = \beta_0 + \beta_1 X + \beta_2 X^2 + \varepsilon$$

$\hat{Y}$ 表示因变量的预测值，X 表示一个自变量（或特征）的值。β_0、β_1 和 β_2 是回归系数。X^2 表示自变量 X 的平方项。ε 是误差项，表示模型无法完全解释的因素，其服从正态分布，均值为 0。

代码如下：

```
## 绘图（图 3-7）
> plot(x, y, xlab="血清胆固醇含量（mg/dL）",ylab="舒张压（mmHg）")
> fit2 <- lm (y ~ x + I (x^2))
> lines(x, fitted(fit2))
```

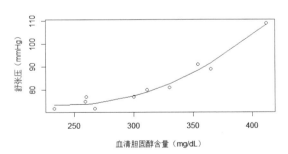

图 3-7　用血清胆固醇含量预测舒张压的二次回归散点图

由图可见，曲线拟合较好。

```
## 回归系数的估计与检验
> summary(fit2)
    Call:
    lm(formula = y ~ x + I(x^2))
```

```
Residuals:
    Min      1Q     Median      3Q      Max
 -2.6121  -1.6554   0.1095    1.1465   3.1783

Coefficients:
              Estimate   Std. Error   t value   Pr(>|t|)
(Intercept)  1.469e+02   2.566e+01     5.724   0.000717***
x           -6.017e-01   1.637e-01    -3.676   0.007899 **
I(x^2)       1.234e-03   2.552e-04     4.835   0.001889 **
---
Signif. codes: 0 '***' 0.001 '**' 0.01 '*' 0.05 '.' 0.1 ' ' 1

Residual standard error: 2.278 on 7 degrees of freedom
Multiple R-squared:  0.9687,   Adjusted R-squared:  0.9598
F-statistic: 108.5 on 2 and 7 DF, p-value: 5.398e-06
```

由输出结果，可以得到预测等式：

$$\hat{Y} = 146.9 - 0.601\ 7X + 0.001\ 2X^2$$

在 $P=0.05$ 水平，回归系数都非常显著。模型的方差解释率已经增加到了 95.98%。二次项的显著性（$t=4.835$，$P=0.001\ 889$）表明包含二次项提高了模型的拟合度。

进行回归诊断，增加二次项后生成的诊断图如图 3-8 所示。

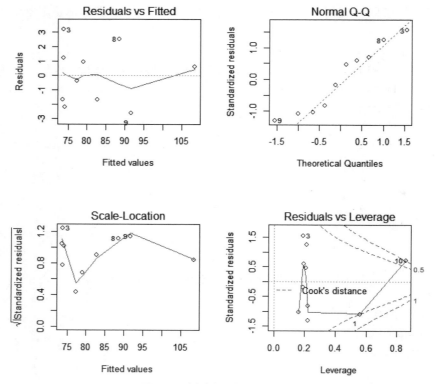

图 3-8   多项式回归的诊断图

图 3-8 表明多项式回归拟合效果较为理想，基本满足了统计假设。观测点 10 看起来是强影响点，可尝试删除观测点 10，看看模型是否会拟合得更好。

三、多重线性回归

在实际运用中，影响因变量的因素往往不止一个，而是多个。当因变量是一个近似服从正态分布的连续型变量，自变量是一系列互相独立的数值变量、分类变量中的二值变量或有序多值变量时，就可进行多重线性回归分析。其一般形式为：

$$\hat{Y} = \beta_0 + \beta_1 X_1 + \beta_2 X_2 + \cdots + \beta_n X_n + \varepsilon$$

其中，β_0 为截距，n 为预测变量的数目，β_n 为第 n 个预测变量的偏回归系数，ε 为误差项。

以基础包中的 swiss 数据集为例，探讨生育率与其他 5 个指标（男性农业人口占比、考试高分占比、小学以上教育占比、天主教占比、婴儿死亡率）的关系。下面介绍运用 R 软件进行多重线性回归的具体分析步骤。

多重回归分析中，第一步最好检查一下变量间的相关性，排除无明显相关的变量。本例将 5 个指标均纳入回归模型。

```
## 检测变量间相关性
> cor <- cor(swiss)
## 保留两位小数
> cor2<-round(cor, digits = 2)
> cor
           Fert    Agri    Exam     Edu    Cath   Inf.Mort
Fert       1.00    0.35   -0.65   -0.66    0.46     0.42
Agri       0.35    1.00   -0.69   -0.64    0.40    -0.06
Exam      -0.65   -0.69    1.00    0.70   -0.57    -0.11
Edu       -0.66   -0.64    0.70    1.00   -0.15    -0.10
Cath       0.46    0.40   -0.57   -0.15    1.00     0.18
Inf.Mort   0.42   -0.06   -0.11   -0.10    0.18     1.00
## 统计量的估计与检验
> fit<-lm(Fertility ~ Agriculture+Examination+Education+Catholic
+ Infant.Mortality , data=swiss)
> summary(fit)
Call:
lm(formula = Fertility ~ Agriculture + Examination + Education +Catholic +
Infant.Mortality, data = swiss)

Residuals:
    Min      1Q    Median      3Q       Max
-15.2743  -5.2617   0.5032   4.1198   15.3213

Coefficients:
```

```
                Estimate    Std. Error    t value    Pr(>|t|)
(Intercept)     66.91518    10.70604      6.250      1.91e-07 ***
Agriculture     -0.17211     0.07030     -2.448      0.01873 *
Examination     -0.25801     0.25388     -1.016      0.31546
Education       -0.87094     0.18303     -4.758      2.43e-05 ***
Catholic         0.10412     0.03526      2.953      0.00519 **
Infant.Mortality 1.07705     0.38172      2.822      0.00734 **
---
Signif. codes:  0 '***' 0.001 '**' 0.01 '*' 0.05 '.' 0.1 ' ' 1

Residual standard error: 7.165 on 41 degrees of freedom
Multiple R-squared: 0.7067,      Adjusted R-squared: 0.671
F-statistic: 19.76 on 5 and 41 DF, p-value: 5.594e-10
```

回归系数的估计与检验：当自变量不止一个时，回归系数的含义为，其他自变量保持不变时，某个自变量增加一个单位，因变量将要增加的数量。本例中，婴儿死亡率（Infant. Mortality）的回归系数为 1.077 05（$P = 0.007\,34$），表示控制男性农业人口占比（Agriculture）、考试高分占比（Examination）、小学以上教育占比（Education）和 Catholic（天主教占比）不变时，婴儿死亡率上升 1%，生育率将会上升 1.08%。Examination 的系数没有统计学意义（$P = 0.315\,46$），表明当控制其他变量不变时，Examination 与生育率不呈线性相关。

总体来看，如果选择全部变量构建方程，效果不太理想，应进行变量的选择，以构建"最优"的回归方程。

变量的筛选有两种常用的方法：逐步回归法和全子集回归。逐步回归中，模型会一次添加或删除一个变量，直到达到某个判停准则为止。逐步回归法中，不是每一个可能的模型都被评价了，故不能保证得到的模型是最佳模型。全子集回归中，所有模型都会被检验，但当有大量预测变量时，全子集回归会很慢。全子集回归可通过 leaps 包中的"regsubsets()"函数实现，本书不进行介绍，本书主要介绍逐步回归法。

逐步回归法包括向前逐步回归、向后逐步回归和向前向后逐步回归。向前逐步回归逐步地将自变量添加到模型中，直到添加变量不再改善模型为止。向后逐步回归则从包含所有自变量的模型开始，逐步删除变量，直到模型质量下降为止。向前向后逐步回归结合了这两种方法，每次仅添加一个变量，但在每一步中重新评估变量的贡献，删除对模型没有贡献的变量。自变量可能被多次添加和删除，直到获得最优模型为止。逐步回归法的实现根据增删变量的准则不同而不同。"step ()"函数依据精确赤池信息量准则（Akaike information criterion，AIC，AIC 越小的模型越优），可以实现逐步回归模型。当然，变量的最终选择需要结合专业知识综合考虑决定。

本例中，应用向后逐步回归法，运行 R 程序代码及结果如下：

```
> library(MASS)
> stepAIC(fit,direction="backward")
Start:  AIC=190.69
Fertility ~ Agriculture + Examination + Education + Catholic +
        Infant.Mortality
```

```
                  Df    Sum of Sq    RSS      AIC
- Examination      1       53.03    2158.1    189.86
<none>                              2105.0    190.69
- Agriculture      1      307.72    2412.8    195.10
- Infant.Mortality 1      408.75    2513.8    197.03
- Catholic         1      447.71    2552.8    197.75
- Education        1     1162.56    3267.6    209.36

Step:  AIC=189.86
Fertility ~ Agriculture + Education + Catholic + Infant.Mortality

                  Df    Sum of Sq    RSS      AIC
<none>                              2158.1    189.86
- Agriculture      1      264.18    2422.2    193.29
- Infant.Mortality 1      409.81    2567.9    196.03
- Catholic         1      956.57    3114.6    205.10
- Education        1     2249.97    4408.0    221.43

Call:
lm(formula = Fertility ~ Agriculture + Education + Catholic + Infant.Mortality,
data = swiss)

Coefficients:
  (Intercept) Agriculture  Education  Catholic  Infant.Mortality
    62.1013     -0.1546     -0.9803    0.1247       1.0784
```

开始时模型包含 5 个自变量，然后每一步中，AIC 列提供了删除一个行中变量后模型的 AIC 值，<none> 中的 AIC 值表示没有变量被删除时模型的 AIC。第一步，Examination 被删除，AIC 从 190.69 降到 189.86，然后再删除变量将增加 AIC，因此终止选择过程。得到回归模型为：

$$\widehat{Fertility} =62.10-0.15\times Agriculture-0.98\times Education+0.12\times Catholic+1.08\times Infant.Mortality$$

```
## 对新的模型进行回归诊断
> fit2 <- lm(Fertility~Agriculture+Education+Catholic+
            Infant.Mortality, data=swiss)
> par(mfrow=c(2,2))
> plot (fit2)
```

多重线性回归的诊断图如图 3-9 所示，模型假设得到了基本满足。

除了假设条件的检验，在进行多重线性回归时，还要考虑各自变量之间的关系。当自变量均为随机变量时，若各自变量之间高度相关，则称自变量间存在多重共线性（multicollinearity）。这会导致模型参数的置信区间过大，使单个系数解释起来很困难。若自变量间存在多重共线性，最简单的解决办法就是删除变量，在相关性较强的变量中删除测量误差大的、缺失值多的、意义不是很重要的变量。除此之外，也可以采用主成分分析等方法。

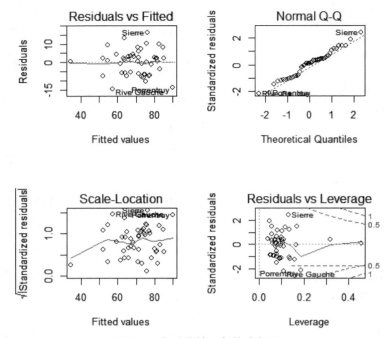

图 3-9　多重线性回归的诊断图

多重共线性可用统计量方差膨胀因子（variance inflation factor，VIF）进行检测。一般认为，VIF>4 就表明可能存在多重共线性问题，当 VIF>10 时，表明共线性问题严重。R 软件 car 包中的"vif()"函数提供 VIF 值。

本例检测 VIF 值代码及结果如下：

```
> library(car)
> vif(fit2)
     Agriculture      Education       Catholic  Infant.Mortality
        2.147153       1.816361       1.299916         1.107528
> sqrt(vif(fit2))> 2
     Agriculture      Education       Catholic  Infant.Mortality
           FALSE          FALSE          FALSE             FALSE
```

结果表明各变量 VIF 值都在 4 以下，说明自变量间不存在多重共线性问题。

在进行多重线性回归时，还须考虑自变量间是否存在交互作用。如果某个自变量与因变量的线性关系随着另一个自变量的取值改变而改变，我们就说这两个自变量间存在交互作用或交互效应。此时，在建立回归模型时须在模型中增加交互项。

四、Logistic 回归

多重线性回归模型要求因变量是连续型变量，而在医学研究中，经常遇到因变量为分类变量的情况，如二分类变量（发病与未发病、死亡与存活、治疗有效与无效）或多分类无序变量（血型：A 型、B 型、AB 型或 O 型）和多分类有序变量（治疗效果：痊愈、有效、无效），这时多重线性回归已不再适用。Logistic 回归可以解决这类资料的分析问题。根据因变量的资料类型和研究对象是否实施个体匹配，Logistic 回归分析分为多种情况，下面主要介绍因变量是二分类变量、研究对象未实施个体匹配的情况，即非条件 Logistic 回归分析。

Logistic 回归模型假设 Y 服从二项分布，可表示成以下形式：

$$\ln[P/(1-P)]=\beta_0+\beta_1X_1+\beta_2X_2+\beta_3X_3+\cdots+\beta_mX_m$$

在该公式中，左侧表示阳性结果与阴性结果发生概率之比的自然对数，即 P 的 logit 变换，记为 logit$P$。常数项 β_0 代表各自变量为 0 时，阳性结果与阴性结果发生概率之比的自然对数。偏回归系数 $\beta_1, \beta_2\cdots\beta_m$ 表示当自变量 X_j 改变一个单位时，logit$P$ 的变化量。这些系数与衡量危险因素作用大小的优势比（odds ratio, OR）相关，即 $OR_j=\exp(\beta_j)$。

与多重线性回归不同，广义线性模型中的参数估计通常采用最大似然法（maximum likelihood, ML）估计。Logistic 回归模型是一种基于二项分布族的广义线性模型，在 R 软件中，Logistic 回归分析可以通过调用广义线性回归模型函数"glm()"来实现。其调用格式为：

```
Log <- glm(formula, family = binominal(link = "logit"), data = data.frame)
```

【例 3-18】 30 例急性淋巴细胞白血病患者治疗 1 年后的生存资料及各个因素的说明见表 3-14、表 3-15。试用二分类非条件 Logistic 回归模型进行分析。

表 3-14　急性淋巴细胞白血病患者生存情况可能影响因素赋值表

因素	变量名	赋值说明
入院时白细胞数	$X1$	连续型变量（单位：10^9/L）
淋巴结浸润度	$X2$	0 级 =0，1 级 =1，2 级 =2
缓解出院后是否进行巩固治疗	$X3$	无巩固治疗 =0，有巩固治疗 =1
观察结果	Y	生存 1 年及以上 =0，1 年内死亡 =1

表 3-15　30 例急性淋巴细胞白血病患者的生存资料

序号	$X1$	$X2$	$X3$	Y	序号	$X1$	$X2$	$X3$	Y
1	2.5	0	0	1	16	3.4	2	1	0
2	1.2	2	0	1	17	4.3	0	1	0
3	4.7	0	0	1	18	5.1	0	1	0
4	2.5	0	0	1	19	244.8	2	1	0
5	2.7	2	1	1	20	2.4	0	1	0
6	2.8	0	0	1	21	4.0	0	1	0
7	6.1	0	0	1	22	1.7	0	1	0
8	21.4	2	1	1	23	5.1	0	1	0
9	5.8	0	1	1	24	1.1	0	1	0
10	6.6	0	0	1	25	32.0	0	1	0
11	30.6	2	0	1	26	12.8	0	1	0
12	40.0	2	0	1	27	1.4	0	1	0
13	0.9	0	1	1	28	3.5	0	1	1
14	2.0	2	0	1	29	35.0	0	0	1
15	28.4	2	0	1	30	2.2	0	0	0

代码如下：

以数据框形式输入数据

```
> x1<-c(2.5,1.2,4.7,2.5,2.7,2.8,6.1,21.4,5.8,6.6,30.6,40.0,
        0.9,2.0,28.4,3.4,4.3,5.1,244.8,2.4,4.0,1.7,5.1,1.1,
        32.0,12.8,1.4,3.5,35.0,2.2)
> x2<-c(0,2,0,0,2,0,0,2,0,0,2,2,0,2,2,2,0,0,2,0,0,0,0,0,0,
        0,0,0,0)
> x3<-c(0,0,0,0,1,0,1,1,1,0,0,0,1,0,0,1,1,1,1,0,1,1,1,1,1,1,
        1,1,0,0)
> y<-c(1,1,1,1,1,1,1,1,1,1,1,1,1,1,1,0,0,0,0,0,0,0,0,0,0,0,
        0,1,1,0)
> survival<-data.frame(x1,x2,x3,y)
```

进行参数估计与检验

```
> log.glm <- glm(y~x1+x2+x3,family = binomial, data=survival)
> summary(log.glm)
Call:
glm(formula =y~x1+x2+x3, family=binomial, data=survival)


Deviance Residuals:
    Min        1Q      Median        3Q         Max
 -1.7801    -0.8352    0.3014     0.6960      1.5749


Coefficients:
              Estimate    Std. Error    z value    Pr(>|z|)
(Intercept)    1.38883      0.81914        1.695      0.0900 .
x1            -0.01543      0.01688       -0.914      0.3607
x2             0.96215      0.61857        1.555      0.1198
x3            -2.19322      0.96557       -2.271      0.0231 *
---
Signif. codes:  0 '***' 0.001 '**' 0.01 '*' 0.05 '.' 0.1 ' ' 1


(Dispersion parameter for binomial family taken to be 1)

    Null deviance: 41.054 on 29 degrees of freedom
Residual deviance: 29.906 on 26 degrees of freedom
AIC: 37.906


Number of Fisher Scoring iterations: 5
```

从偏回归系数的 P 值可得，$X1$ 和 $X2$ 对方程的贡献不显著（$P>0.05$）。因此须进行自变量筛选。

模型诊断与自变量筛选
采用 "step()" 函数进行变量筛选

```
> log.step <- step(log.glm)
Start:   AIC=37.91
y ~ x1 + x2 + x3
         Df   Deviance    AIC
- x1      1    31.538     37.538
<none>         29.906     37.906
- x2      1    32.838     38.838
- x3      1    36.050     42.050

Step:   AIC=37.54
y ~ x2 + x3
         Df   Deviance    AIC
- x2      1    33.237     37.237
<none>         31.538     37.538
- x3      1    38.599     42.599

Step:   AIC=37.24
y ~ x3
         Df   Deviance    AIC
<none>         33.237     37.237
- x3      1    41.054     43.054
```

采用 "summary ()" 函数进行结果查看

```
> summary(log.step)
Call:
glm(formula = y ~ x3, family = binomial, data = survival)

Deviance Residuals:
   Min        1Q       Median      3Q       Max
-1.9348    -0.9331    0.5780    0.5780    1.4432

Coefficients:
              Estimate   Std. Error   z value    Pr(>|z|)
(Intercept)    1.7047      0.7687       2.218      0.0266 *
x3            -2.3109      0.9211      -2.509      0.0121 *
---
Signif. codes:  0 '***' 0.001 '**' 0.01 '*' 0.05 '.' 0.1 ' ' 1

(Dispersion parameter for binomial family taken to be 1)

    Null deviance: 41.054 on 29 degrees of freedom
Residual deviance: 33.237 on 28 degrees of freedom
```

AIC: 37.237

Number of Fisher Scoring iterations: 4

可见，删除 $X1$ 和 $X2$ 两个自变量后，AIC 取值由 37.91 减小至 37.24，然后再删除变量将增加 AIC，因此终止选择过程。得到回归模型为：

$$\ln(P/(1-P))=1.705-2.311X3$$

在进行或完成回归分析后，进行多个步骤的检查是确保分析结果可靠和有效的重要环节，包括过度离势检验、解释模型参数以及评价自变量对结果概率的影响。这些步骤旨在确保回归分析结果的可靠性和有效性，以便得到准确的结论并做出适当的决策。

过度离势检验：抽样于二项分布的数据，当观测到的自变量的方差大于期望的二项分布的方差时，称为过度离势。过度离势会造成异常的标准误检验和不精确的显著性检验，使得 P 值等失效，失去回归的可信度，因此要对回归进行过度离势检验。

当出现过度离势时，仍可用"glm()"函数拟合 Logistic 回归，但此时需要将二项分布改为类二项分布（quasibinomial distribution）。对过度离势进行检验需要拟合模型两次，第一次选择 family="binomial"，第二次选择 family="quasibinomial"。然后运行"pchisq()"函数，得到 P 值，对"H_0: $\Phi=1$"与"H_1: $\Phi\neq1$"进行检验。若 $P<0.05$，则拒绝 H_0，认为存在过度离势。以本题为例，代码如下：

```
> log.step <- glm(y~x3,family = binomial,data=survival)
> log.od <- glm(y~x3,family = quasibinomial(),data=survival)
> pchisq(summary(log.od)$dispersion*log.step$df.residual,
        log.step$df.residual,lower=F)
[1] 0.3632177
```

$P=0.363\,217\,7$，大于 0.05，不拒绝 H_0，认为不存在过度离势。

解释模型参数：在 Logistic 回归中，因变量通常是 $Y=1$ 的对数优势比。回归系数的含义是，在其他预测变量不变的情况下，一个单位自变量的变化会导致因变量对数优势比的变化。由于对数优势比的解释相对困难，通常可以通过指数化结果来进行解释。代码如下：

```
## 查看回归系数
> coef (log.step)
   (Intercept)          x3
     1.704748       -2.310884
## 结果指数化
> exp(coef(log.step))
   (Intercept)          x3
    5.50000000      0.09917355
```

可以看到 $X3$（出院后巩固治疗情况）由"0（无巩固治疗）"变为"1（有巩固治疗）"，1 年内死亡的优势比将乘以 0.099，因此，急性淋巴细胞白血病患者出院后坚持巩固治疗，1 年内死亡的风险将降低。截距表示，当 $X3=0$（即出院后无巩固治疗）时，急性淋巴细胞白血病患者 1 年内死亡的优势比为 5.500。

评价自变量对结果概率的影响：使用"predict()"函数可观察某个自变量在各个水平对结果概率的影响。以本题为例，代码如下：

```
## 创建一个包含感兴趣预测变量的虚拟数据集
> testdata <- data.frame(x3=c(0,1))
## 查看数据集
> testdata
           x3
    1       0
    2       1
## 使用数据集预测相应的概率
> testdata$prob <- predict(log.step,newdata =testdata, type="response")
> testdata
           x3      prob
    1       0       0.8461538
    2       1       0.3529412
```

结果显示,出院后无巩固治疗的急性淋巴细胞白血病患者出院后 1 年内死亡的概率
(84.62%)是有巩固治疗者(35.29%)的 2 倍多。

以上我们探讨了用 R 软件进行非条件 Logistic 回归分析的主要流程,除此以外,R 软件
还提供了用于稳健 Logistic 回归的"glmRob()"函数、多项分布回归的"mlogit()"函数和序数
Logistic 回归的"lrm()"函数等多种函数,具体请查看相关资料,本书不作赘述。

五、泊松回归

当通过一系列连续型或类别型自变量来预测罕见计数型结果变量时,可以使用泊松回
归。泊松回归模型假设 Y 服从泊松分布,可表示成以下形式:

$$\ln(\lambda) = \beta_0 + \beta_1 X_1 + \beta_2 X_2 + \beta_3 X_3 + \cdots \beta_m X_m$$

其中 λ 是 Y 的均值(也等于方差)。

泊松回归模型是一种基于泊松分布族的广义线性模型,在 R 软件中,泊松回归分析也
是通过调用广义线性回归模型函数"glm()"实现。其调用格式为:

```
log<- glm(formula, family = poisson(link = "log"), data = data.frame)
```

【例 3-19】 R 软件内置数据集"warpbreaks"描述了羊毛类型(A 或 B)和张力(低,中
或高)对每个织机的翘曲数的影响。将"breaks"视为因变量,表示休息次数的计数,羊毛
"type"和"tension"作为自变量,进行泊松回归。

代码如下:
```
## 查看数据集
> head(warpbreaks)
      breaks    wool     tension
1     26        A        L
2     30        A        L
3     54        A        L
4     25        A        L
5     70        A        L
6     52        A        L
```

```
## 进行参数估计与检验
> myfit <- glm(breaks~wool+tension,family=poisson(link="log"),
               data= warpbreaks)
> summary(myfit)

Call:
glm(formula=breaks ~wool +tension, family=poisson(link="log"),
    data = warpbreaks)

Deviance Residuals:
    Min      1Q     Median      3Q       Max
  -3.6871  -1.6503  -0.4269    1.1902    4.2616

Coefficients:
              Estimate    Std. Error    z value    Pr(>|z|)
(Intercept)    3.69196     0.04541        81.302   < 2e-16  ***
woolB         -0.20599     0.05157        -3.994   6.49e-05 ***
tensionM      -0.32132     0.06027        -5.332   9.73e-08 ***
tensionH      -0.51849     0.06396        -8.107   5.21e-16 ***
---
Signif. codes:  0 '***' 0.001 '**' 0.01 '*' 0.05 '.' 0.1 ' ' 1

(Dispersion parameter for poisson family taken to be 1)

    Null deviance: 297.37 on 53 degrees of freedom
Residual deviance: 210.39 on 50 degrees of freedom
AIC: 493.06

Number of Fisher Scoring iterations: 4
```

结果显示,自变量在 $\alpha=0.05$ 的检验水准下都十分显著,即羊毛类型改变和张力变化对织机的翘曲数有影响。

在泊松分布中,因变量以条件均值的对数形式 $\ln(\lambda)$ 来建模,为了方便解释回归系数,我们在此指数化系数数得:

```
> coef(myfit)
    (Intercept)        woolB        tensionM        tensionH
      3.6919631    -0.2059884     -0.3213204     -0.5184885
> exp(coef(myfit))
    (Intercept)        woolB        tensionM        tensionH
     40.1235380     0.8138425      0.7251908       0.5954198
```

结果显示,保持张力不变,羊毛类型由 A 换成 B 时,期望的织机的翘曲数将乘以

0.813 842 5，这意味着使用 B 种羊毛与较少的织机的翘曲数有关。保持羊毛类型不变，相对于低张力，中等张力时织机的翘曲数将乘以 0.725 190 8，高等张力时织机的翘曲数将乘以 0.595 419 8，提示较高的张力与较少的织机翘曲数有关。

六、小结

　　回归分析是一个交互性很强的方法，包括模型拟合、检验统计假设、模型诊断和优化等过程。在医学研究中，回归分析应用广泛，常用来筛选危险因素、控制混杂因素、分析交互作用、预测与控制等。

扫描二维码
获取本章案
例数据

总结

　　本章主要讲述统计学中常用的 t 检验、方差分析、χ^2 检验、秩和检验、相关分析，以及回归分析等基本统计分析方法的 R 语言实现基础。这些在后面的章节还会有进一步的体现。

（田飞　李欢　向浩　刘昆）

第四章
横断面研究

横断面研究（cross-sectional study）是通过对特定时点和特定范围内人群的疾病或健康状况和有关因素的分布状况的资料收集、描述，为进一步研究提供病因线索，是描述流行病学中应用最为广泛的研究方法。由于这种研究所得到的频率指标一般为特定时间内调查群体的患病频率，故又称之为患病率研究（prevalence study）。横断面研究可以用来了解疾病或健康状况的三间分布情况，即疾病或健康状况在地区、时间和人群中的分布；可以描述某些因素与疾病或健康状况的潜在关联，提出初步的病因假设，从而为疾病的防治提供依据。因此，横断面研究是探索疾病病因过程中不可或缺的基础工作之一。

横断面调查资料的整理分析是横断面研究资料收集完成后需要开展的工作。在横断面研究资料的分析过程中，应先仔细检查原始资料的完整性和准确性，按照需要对原始资料进行整理，计算患病率、阳性率以及检出率等，描述疾病或健康状况的分布情况，分析疾病和健康状况的规律性。在分析时可以根据研究资料的类型：连续型因变量、二分类因变量和多分类因变量，选择不同的分析方法，如线性回归、二分类 Logistic 回归以及多分类 Logistic 回归（有序和无序）等。此外，横断面调查同时收集了与疾病和健康状况相关的各种因素，这些因素之间可能存在协同或拮抗的作用，这种作用的探索还需要用到交互作用分析。

本章节将通过"大气污染与糖尿病患病关联研究"的案例系统地介绍横断面研究资料的描述和分析方法以及相应的 R 语言操作，主要内容包括研究资料的描述、连续型因变量的线性回归、二分类 Logistic 回归、无序多分类 Logistic 回归、有序多分类 Logistic 回归以及交互作用分析等。

第一节　横断面研究资料的描述

横断面研究所获得的资料是在某一特定时间点收集的类似事件的一个横断面资料，可以按照不同地区、不同时间以及不同人群特征进行分组，描述疾病或健康状态和暴露因素的分布情况。研究开始时一般不设立分组，在资料处理和分析阶段，根据暴露的状态或者是否患病再进行分组，比较不同分组之间研究因素的差异。

完成横断面研究资料收集后，首要任务是对数据进行整理。整理工作通常包括以下步骤：①核对原始资料的准确性和完整性，填补缺失、删除重复、纠正错误等；②按照事先明确定义的标准，对疾病或健康状态对调查对象进行分组和分类；③对原始资料进行分组比较，以了解疾病或健康状态在不同地区、时间和人群中的分布情况。在进行数据分析之前，需要明确选择分析指标。一般而言，对于计量资料，可以用均值、中位数、方差等进行描述；

对于计数资料，可以用比例和率进行描述。确定统计指标后，可以使用统计表或图表对横断面资料的分布进行详细描述。

本节将利用统计表对横断面研究资料进行描述。

一、案例分析

（一）数据结构

首先，将获得的数据集导入 R 软件。R 软件支持很多格式数据的导入，本案例中导入的是"csv"格式的数据文件，可以使用"read.csv()"函数，也可使用"read.table()"函数；如果想要导入"xlsx"文件，可以调用"library(openxlsx)"包，使用"read.xlsx()"函数；如果想要导入"RData"格式文件，可以使用"load()"函数。在开展数据分析之前，我们需要做好数据的清洗工作，检查数据集中的缺失值或者异常值，进行转换或填补后再进行数据的整理和分析工作。

该数据集包括参与者的空腹血糖水平（OGTT）、年龄 [age（0 表示 <20 岁、1 表示 20～35 岁、2 表示 >35）]、体重指数（bmi1）、职业 [occup（no 表示无职业，yes 表示有职业）]、教育水平（edu）、婚姻状态（marital）、血糖检测前 $PM_{2.5}$ 暴露水平（PM2.5）、血糖检测前温度（TEM）、血糖检测前湿度（RHU）、糖耐量减低情况（G1）、进行血糖检测的医院（GT_place）以及糖尿病患病情况（G2）等（表 4-1）。

表 4-1 案例数据的主要结构

ID	occup	edu	marital	bmi1	age	OGTT	G1	G2	PM2.5	TEM	RHU
1	yes	1Low	2yes	1	0	4.87	F	0	3.298 633	22.652 2	82.099 45
2	yes	1Low	2yes	0	1	4.25	F	0	3.315 985	23.564 84	81.005 49
3	yes	1Low	2yes	0	1	5.06	F	0	3.138 285	23.362 09	82.430 22
4	no	1Low	2yes	0	1	4.69	F	0	3.138 285	23.362 09	82.430 22
5	no	2Midium	2yes	1	1	4.43	F	0	2.825 688	26.783 85	82.247 25
6	no	2Midium	2yes	0	1	4.38	F	0	3.019 946	25.267 91	82.328 02
⋮	⋮	⋮	⋮	⋮	⋮	⋮	⋮	⋮	⋮	⋮	⋮

查看数据的基本结构：

```
## 导入数据，文件存放在••/AG2.csv 路径下
> AG2 <- read.csv("…/AG2.csv", header=TRUE)
## 查看数据的基本结构
> AG2
```

（二）计算糖尿病患病和分布情况

```
## 计算糖尿病患病频数
> table (AG2$G2)
## 输出结果
   0    1
9787 3055
## 在考虑教育因素的情况下计算糖尿病患病频数
> xtabs(~AG2$edu+AG2$G2)
```

输出结果

```
                    AG2$G2
AG2$edu          0           1
  1Low          4119        1212
  2Midium       2768        845
  3High         2900        998
```

结合 "prop.table()" 函数，在考虑教育因素的情况下计算糖尿病患病频率

```
> prop.table(xtabs(~AG2$edu+AG2$G2,data=AG2))
```

输出结果

```
                    AG2$G2
AG2$edu          0           1
  1Low       0.32074443 0.09437782
  2Midium    0.21554275 0.06579972
  3High      0.22582152 0.07771375
```

还可以使用 gmodels 包中的 "CrossTable()" 函数来计算交叉表的频数和百分比，并进行 χ^2 检验，指定 chisq=TRUE

```
> library(gmodels)
> CrossTable(AG2$edu,AG2$G2,
            digits=4,prop.chisq=F,
            prop.r=F,prop.t=F,chisq=T)
```

输出结果

```
Total Observations in Table:  12842
                          AG2$G2
      AG2$edu        0           1        Row Total
       1Low         4119        1212         5331
                    0.4209      0.3967
       2Midium      2768        845          3613
                    0.2828      0.2766
       3High        2900        998          3898
                    0.2963      0.3267
Column Total        9787        3055         12842
                    0.7621      0.2379
```

```
Statistics for All Table Factors
Pearson's Chi-squared test
Chi^2 =  10.66167    d.f. =  2     p =  0.004840038
```

以计算两组人群空腹血糖水平（OGTT）为例，展示连续型变量平均值和标准差的计算过程
选取 AG2 中的两列

```
> AG3=subset(AG2,select=c(G2,OGTT))
> ddply(AG3,.(G2),colwise(mean,na.rm=T))
```

结果输出

```
  G2      OGTT
```

```
1    0    4.475807
2    1    5.072897
> ddply(AG3,.(G2), colwise(sd,na.rm=T))
## 结果输出
G2       OGTT
1    0    0.3303694
2    1    0.6468805
## 两组结果比较
> t.test(OGTT~G2, var.equal=T,AG3)
## 结果输出
Two Sample t-test
data:  OGTT by G2
t = -67.401, df = 12840, p-value < 2.2e-16
alternative hypothesis: true difference in means between group 0 and group 1
is not equal to 0
95 percent confidence interval: -0.6144546   -0.5797258
sample estimates:
mean in group 0    mean in group 1
     4.475807          5.072897
```

数据集中其他变量的描述和分析方法同上。

（三）描述结果

经过分析，横断面研究资料中研究对象的基本特征见表4-2。结果显示，84.7%的研究对象年龄在20岁到34岁之间，糖尿病患者的年龄大于非糖尿病人群；糖尿病患者肥胖和超重的比例高于非糖尿病人群；糖尿病人群受教育的程度高于非糖尿病人群；糖尿病人群中有工作的比例高于非糖尿病人群；糖尿病人群所处环境中大气$PM_{2.5}$的暴露水平高于非糖尿病人群的暴露水平。

表4-2　研究对象的基本特征

特征	总样本（n=12 842）	非糖尿病（n=9 787）	糖尿病（n=3 055）	P
年龄 n（%）				<0.001
<20岁	526（4.1）	468（4.8）	58（1.9）	
20～35岁	10 884（84.7）	8 472（86.6）	2 412（79.0）	
>35岁	1 432（11.2）	847（8.7）	585（19.1）	
体重指数/（kg·m^{-2}）				<0.001
低体重	2 845（22.1）	2 385（24.4）	460（15.1）	
正常体重	8 634（67.2）	6 599（67.4）	2 035（66.6）	
超重	1 214（9.5）	744（7.6）	470（15.4）	
肥胖	149（1.2）	59（0.6）	90（2.9）	
教育水平，n（%）				0.005
高	3 898（30.4）	2 900（29.6）	998（32.7）	
中	3 613（28.1）	2 768（28.3）	845（27.6）	
低	5 331（41.5）	4 119（42.1）	1 212（39.7）	

特征	总样本（n=12 842）	非糖尿病（n=9 787）	糖尿病（n=3 055）	P
婚姻状态 n（%）				<0.001
已婚	12 347（96.1）	9 373（95.8）	2 974（97.3）	
未婚	495（3.9）	414（4.2）	81（2.7）	
职业 n（%）				<0.001
工作	8 027（62.5）	5 987（61.2）	2 040（66.8）	
无业	4 815（37.5）	3 800（38.8）	1 015（33.2）	
进行血糖监测的医院 n（%）				0.006
医院 1	4 359（33.9）	3 331（34.0）	1 028（33.7）	
医院 2	4 508（35.1）	3 493（35.7）	1 015（33.2）	
医院 3	3 975（31.0）	2 963（30.3）	1 012（33.1）	
OGTT（$\bar{x} \pm s$）/mmol/L				
OGTT 0h	4.6 ± 0.5	4.5 ± 0.3	5.1 ± 0.6	<0.001
OGTT 1h	7.8 ± 1.8	7.3 ± 1.3	9.6 ± 1.8	<0.001
OGTT 2h	6.8 ± 1.5	6.4 ± 1.0	8.3 ± 1.7	<0.001
PM$_{2.5}$暴露水平/（$\mu g \cdot m^{-3}$）	36.8 ± 10.8	36.7 ± 10.7	37.5 ± 11.3	<0.001
温度/℃	23.6 ± 5.0	23.7 ± 5.0	23.5 ± 5.0	0.05
湿度/%	75.1 ± 4.1	75.1± 4.0	74.9 ± 4.2	0.02

二、小结

在本节的案例描述中，根据结局事件（糖尿病）的发生与否将研究对象分为两组，开展了两组人群基本特征的描述和比较，利用 R 软件，根据变量的不同类型（连续型变量和分类变量）选用不同的描述指标（频数和频率或均值和标准差等）进行描述，此外结合 gmodels 包中的"CrossTable()"函数和"t.test()"函数对分布进行差异分析。研究者也可根据自己的研究目的将研究对象进行分组、描述和分析。

第二节　多重线性回归

在横断面研究资料中，如果因变量是连续型且对应多个自变量，可选用多重线性回归（multiple linear regression）分析暴露与效应之间的统计关联。多重线性回归是简单线性回归的推广，用来描述一个因变量与多个自变量的依存关系，简称多重回归。

多重线性回归的数学模型：

$$Y = \beta_0 + \beta_1 X_1 + \cdots + \beta_p Xp + \delta$$

公式中：因变量 Y 可以近似地表示为自变量 $X_1, \cdots, X_p$ 的线性函数；β_0 为常数项，又称截距，$\beta_1, \cdots, \beta_p$ 为偏回归系数或简称回归系数，表示在其他自变量固定不变的情况下，该自变量每改变一个单位，其单独引起因变量 Y 的平均改变量；δ 是指去除 p 个自变量对 Y 影响后的随机误差，也称残差，是 Y 的变化中不能用自变量解释的部分，服从 $N(\mu, \sigma^2)$ 分布。

多重线性回归的应用需满足如下条件：① Y 与自变量 $X_1, \cdots, X_p$ 之间具有线性关系；②各个观测值 $Y_i (i=1, 2, \cdots, n)$ 相互独立；③残差 δ 服从均数为 0，方差为 σ^2 的正态分布（标准化残差服从均数为 0，方差为 1 的正态分布），即对任一组自变量 $X_1, \cdots, X_p$ 的值，因变量 Y 具有相同方差。当观测值之间不满足独立性的原则时，也可以选择线性混合效应模型（linear mixed-effects models，LMM）。该模型主要适用于内部存在层次结构或聚集的数据，主要分为两种：①重复测量数据，比如研究两种药物对疾病的影响，在每个患者服用药物前以及服药后多个时间点检测疗效，由于同一个患者的每次检测结果之间存在明显的相关性，不能应用传统的分析方法；②内部聚集数据，例如在大气污染暴露对糖尿病影响的研究中，糖尿病人群来自三家不同级别的医院，由于医院的差异，来自其中一家医院的糖尿病患者多于另一家医院，也就是糖尿病患者在医院这个维度上存在聚集的现象。上述两种情况就需要用到线性混合效应模型。

一、多重线性回归分析

R 语言中的"lm()"和"lmer()"函数用于分析连续型因变量与多个自变量之间的关联。

（一）数据结构

实验目的为预测空气污染暴露对血糖水平的影响，研究中因变量空腹血糖水平（OGTT）为连续型变量，自变量为血糖检测前 $PM_{2.5}$ 暴露水平（PM2.5）、年龄（age）、职业（occup）、体重指数（bmi1）、教育水平（edu）、婚姻状态（marital）、血糖检测前温度（TEM）和湿度（RHU）。采用多重线性回归模型进行自变量与血糖水平的回归分析。先将数据导入 R 软件中，方法同第一节。

（二）多重线性回归模型

多重线性回归的适用条件：独立性、线性（自变量与因变量之间为线性关系）、正态（对于固定的自变量值，因变量呈正态分布）和方差齐性（因变量的方差不随自变量的水平不同而变化）。在分析中，"cor()"函数可用于计算两变量之间的相关系数，用于排除变量之间的共线性。

多重线性回归分析的部分方程式和结果如下：

```
## 加载包
## library(splineDesign)
## 多重线性回归模型
> mlg1<- lm(OGTT ~ PM2.5+age+occup+bmi1+edu
                  +marital+ns(TEM,df=6)+ns(RHU,df=3),
                  data=AG2)
> summary(mlg1)

Call:
lm(formula = OGTT ~ PM2.5 + age + occup + bmi1 + edu + marital
    + ns(TEM, df = 6) + ns(RHU, df = 3), data = AG2)

Residuals:
    Min      1Q   Median      3Q     Max
-1.6399 -0.2930  -0.0389  0.2425  7.2221
```

```
Coefficients:
                        Estimate   Std. Error t value Pr(>|t|)
(Intercept)            4.0211433  0.0849842   47.316  < 2e-16 ***
PM2.5                  0.1226821  0.0099805   12.292  < 2e-16 ***
age1                   0.0453379  0.0222252    2.040  0.041377 *
age2                   0.1673730  0.0253753    6.596  4.39e-11 ***
...                    ...        ...          ...     ...      ...
marital2yes            0.0765774  0.0228073    3.358  0.000789 ***
ns(TEM, df = 6)1       0.1367318  0.0348957    3.918  8.96e-05 ***
ns(TEM, df = 6)2       0.1449657  0.0467516    3.101  0.001934 **
ns(TEM, df = 6)3       0.0936755  0.0412189    2.273  0.023065 *
ns(TEM, df = 6)4       0.2757855  0.0407770    6.763  1.41e-11 ***
ns(TEM, df = 6)5       0.1211974  0.0723292    1.676  0.093834 .
ns(TEM, df = 6)6       0.0623227  0.0524674    1.188  0.234920
ns(RHU, df = 3)1      -0.1726948  0.0433941   -3.980  6.94e-05 ***
ns(RHU, df = 3)2      -0.3654078  0.1581629   -2.310  0.020886 *
ns(RHU, df = 3)3      -0.0435164  0.1044701   -0.417  0.677019
---
Signif. codes: 0 '***' 0.001 '**' 0.01 '*' 0.05 '.' 0.1 ' ' 1

Residual standard error: 0.4791 on 12822 degrees of freedom
Multiple R-squared: 0.07343,    Adjusted R-squared: 0.07205
F-statistic: 53.48 on 19 and 12822 DF, p-value: < 2.2e-16
```

（三）线性混合效应模型

针对来自不同医院的研究对象可能出现聚集现象的情况，我们需要用到线性混合效应模型。

```
## 线性混合效应模型的部分方程式和结果如下:
> mlg2<- lmer(OGTT ~ PM2.5+age+occup+bmi1+edu+
              +marital+ns(TEM,df=6)+ns(RHU,df=3)+(1|GT_place),
              data=AG2)
> summary(mlg2)
Linear mixed model fit by REML. t-tests use Satterthwaite's method ['lmerModLmerTest']
Formula: OGTT ~ PM2.5 + age + occup + bmi1 + edu + +marital + ns(TEM, df = 6)
    + ns(RHU, df = 3) + (1 | GT_place)
   Data: AG2

REML criterion at convergence: 17638.4

Scaled residuals:
    Min      1Q   Median      3Q     Max
-3.4108  -0.6133  -0.0829  0.5069  15.0522
```

```
Random effects:
 Groups    Name         Variance   Std.Dev.
 GT_place (Intercept) 0.0001646 0.01283
 Residual             0.2294128 0.47897
Number of obs: 12842, groups:  GT_place, 3

Fixed effects:
                    Estimate  Std. Error       df t value
(Intercept)        4.165e+00  8.325e-02  7.386e+03  50.032
PM2.5              1.232e-01  9.999e-03  1.271e+04  12.318
ageold             1.214e-01  1.364e-02  1.282e+04   8.902
ageYoung          -4.532e-02  2.222e-02  1.282e+04  -2.039
...                      ...        ...        ...     ...
marital2yes        7.603e-02  2.280e-02  1.282e+04   3.334
ns(TEM, df = 6)1   1.364e-01  3.489e-02  1.282e+04   3.910
ns(TEM, df = 6)2   1.448e-01  4.674e-02  1.282e+04   3.098
ns(TEM, df = 6)3   9.417e-02  4.122e-02  1.282e+04   2.285
ns(TEM, df = 6)4   2.741e-01  4.079e-02  1.282e+04   6.720
ns(TEM, df = 6)5   1.229e-01  7.233e-02  1.282e+04   1.699
ns(TEM, df = 6)6   6.478e-02  5.251e-02  1.280e+04   1.234
ns(RHU, df = 3)1  -1.713e-01  4.341e-02  1.282e+04  -3.945
ns(RHU, df = 3)2  -3.649e-01  1.581e-01  1.282e+04  -2.308
ns(RHU, df = 3)3  -4.262e-02  1.045e-01  1.282e+04  -0.408

                    Pr(>|t|)
(Intercept)       < 2e-16 ***
PM2.5             < 2e-16 ***
ageold            < 2e-16 ***
ageYoung          0.041428 *
...                    ...   ...
marital2yes       0.000858 ***
ns(TEM, df = 6)1 9.27e-05 ***
ns(TEM, df = 6)2 0.001950 **
ns(TEM, df = 6)3 0.022337 *
ns(TEM, df = 6)4 1.89e-11 ***
ns(TEM, df = 6)5 0.089368 .
ns(TEM, df = 6)6 0.217311
ns(RHU, df = 3)1 8.01e-05 ***
ns(RHU, df = 3)2 0.021032 *
ns(RHU, df = 3)3 0.683223
Signif. codes:  0 '***' 0.001 '**' 0.01 '*' 0.05 '.' 0.1 ' ' 1
```

（四）解释模型参数

线性混合效应模型：

$$Y = X\beta + Z\Gamma + \varepsilon$$

其中 Y 为因变量，X 为固定效应自变量，β 为固定效应系数，Z 为随机效应预测变量，Γ 表示随机效应系数，ε 表示随机误差。多重线性回归模型与线性混合效应模型参数的解释相似，回归系数的含义为一个自变量增加一个单位，其他自变量保持不变时，因变量将要增加的数量。例如本案例中，$PM_{2.5}$ 的回归系数为 0.12，表示控制年龄、职业、体重指数、教育水平、婚姻状态、温度和湿度，$PM_{2.5}$ 浓度每升高 $10\mu g/m^3$，空腹血糖水平升高 0.12mmol/L，其回归系数有统计学意义（$P<0.001$）。相反，教育水平的回归系数无统计学意义，表明当控制其他变量不变时，血糖水平与教育水平无线性相关关系。

二、小结

在 R 语言中，使用"lm()"和"lmer()"函数进行多重线性回归。多重线性回归不仅适用于连续型因变量的横断面资料，在其他类型的研究中也有着广泛的应用。在实际应用过程中一定要注意模型是否合适，自变量之间是否存在多重共线性以及交互作用等问题，使用"cor()"函数计算两变量之间的相关系数，排除变量之间的共线性。此外，如果因变量之间存在聚集的情况，应当考虑混合线性回归模型。

第三节　二分类变量的 Logistic 回归

在横断面研究资料中，如果因变量为二分类变量，通常选用 Logistic 回归分析暴露与效应之间的关联。Logistic 回归是一种广义的线性回归分析模型，用于研究二分类因变量或多分类因变量 Y 与一组自变量 $X(X_1, X_2, \cdots, X_p)$ 的关系。

因变量为普通二分类的 Logistic 回归模型为：

$$\ln(Odds_0) = \beta_0 + \beta_1 X_1 + \cdots + \beta_j X_j + \cdots + \beta_p X_p$$

$$\ln(Odds_1) = \beta_0 + \beta_1 X_1 + \cdots + \beta_j(X_j + 1) + \cdots + \beta_p X_p$$

$$\ln(Odds_1) - \ln(Odds_0) = \beta_j(X_j + 1) - \beta_j X_j$$

$$\ln\left(\frac{Odds_1}{Odds_0}\right) = \beta_j$$

$$OR = \frac{Odds_1}{Odds_0} = e^{\beta_j}$$

公式中：β_0 表示模型中自变量均为 0 时 $\ln(Odds)$ 的值；回归系数 β_j 表示在控制其他变量时，自变量 X_j 增加一个单位所引起 $\ln(Odds)$ 的改变。得到自变量 X_j 增加一个单位后与增加前优势比（Odds ratio, OR）的对数等于 β_j，或者自变量 X_j 增加一个单位后与增加前优势比就等于 e^{β_j}。

该模型的适用条件：①因变量为二分类变量，自变量可以是连续变量也可以是分类变量；②各观测值之间相互独立；③自变量与因变量 logit（P）之间存在线性关系；④自变量间不存在多重共线性；⑤尽量避免异常值；⑥足够的样本量，通常样本量是协变量个数的 10～15 倍。

广义线性模型（generalized linear model，GLM）是常见的经典线性模型的直接推广，使得经典线性模型中因变量的正态分布条件扩展到了指数分布，并且以"连接函数"将模型的随机部分与系统部分相联接，从而极大地拓展了其应用范围。当因变量 Y 服从二项分布时，若选用 logit 连接函数，此时建立的模型即为二分类 Logistic 回归模型。广义线性混合模型（generalized linear mixed model）同时包含固定效应和随机效应，可以看作是广义线性模型的扩展形式，本质是多水平模型。该模型于 20 世纪 90 年代被提出，适用于因变量不满足正态分布的情况，可以处理重复测量资料，也可以用于任何层次结构的数据。

在 R 语言中可通过"glm( )"函数拟合广义线性模型，用"glmmPQL ()"函数拟合广义线性混合效应模型，他们的形式与"lm()"类似，只是多了一些参数。

一、二分类 Logistic 回归分析

（一）数据结构

在第一节的案例分析中，根据糖尿病的诊断标准，研究对象被分为血糖正常人群和糖尿病人群（糖尿病患病设置为 1，未患糖尿病设置为 0）。因变量糖尿病患病与否（G2）为二分类变量。因此回归模型选择的是二分类 Logistic 回归。类似地，先将数据导入 R 软件中，方法同前。

（二）广义线性回归模型

实验目的为预测空气污染暴露对糖尿病患病的影响，采用广义线性回归模型进行 $PM_{2.5}$ 暴露与糖尿病患病的回归分析。

广义线性回归模型的部分方程式和结果如下：

```
## 建立 GLM 回归模型
> mlg2<- glm (G2 ~ PM2.5+age+occup+bmi1+edu
                +marital+ns(TEM,df=6)+ns(RHU,df=3),
                family=binomial,
                data=AG2)
> summary(mlg2)
Call:
glm(formula = G2 ~ PM2.5 + age + occup + bmi + edu
    + marital + ns(TEM, df = 6) + ns(RHU, df = 3), family = binomial,
    data = AG2)

Deviance Residuals:
   Min       1Q    Median       3Q      Max
-1.7375  -0.7276   -0.6528   -0.4430   2.3159

Coefficients:
                Estimate Std. Error z value Pr(>|z|)
```

```
(Intercept)         -3.65575    0.42269   -8.649   <2e-16  ***
PM2.5                0.24039    0.04890    4.916 8.82e-07  ***
age1                 0.61137    0.14511    4.213 2.52e-05  ***
age2                 1.39372    0.15382    9.061   <2e-16  ***
...                    ...        ...       ...      ...    ...
marital2yes          0.24717    0.12964    1.906 0.056586  .
ns(TEM, df = 6)1     0.26501    0.17253    1.536 0.124518
ns(TEM, df = 6)2     0.63301    0.23136    2.736 0.006218  **
ns(TEM, df = 6)3     0.36701    0.20467    1.793 0.072942
ns(TEM, df = 6)4     0.87689    0.20321    4.315 1.59e-05  ***
ns(TEM, df = 6)5     0.52042    0.35891    1.450 0.147061
ns(TEM, df = 6)6     0.06385    0.27223    0.235 0.814575
ns(RHU, df = 3)1    -0.29125    0.20926   -1.392 0.163990
ns(RHU, df = 3)2    -0.39236    0.73794   -0.532 0.594934
ns(RHU, df = 3)3     0.11550    0.50426    0.229 0.818837
---
Signif. codes:  0 '***' 0.001 '**' 0.01 '*' 0.05 '.' 0.1 ' ' 1


(Dispersion parameter for binomial family taken to be 1)


    Null deviance: 14091  on 12841   degrees of freedom
Residual deviance: 13497  on 12822   degrees of freedom
AIC: 13537


Number of Fisher Scoring iterations: 4
```

计算 OR 值
```
> or1 <- as.data.frame(t(exp(coef(mlg2))))
```
计算置信区间
```
> orci1 <- as.data.frame(exp(confint(mlg2)))
```

OR 值和置信区间输出结果见表 4-3。

表 4-3　糖尿病的 OR 值与置信区间

因素	糖尿病		
	OR	2.5%	97.5%
PM2.5	1.271 7	1.155 2	1.399 3
age1	1.842 9	1.398 4	2.472 4
age2	4.029 8	3.003 1	5.493 6
⋮	⋮	⋮	⋮
marital2yes	1.280 3	0.998 4	1.660 6

（三）广义线性混合效应模型

当遇到观测值之间可能存在聚集的情况时，可以利用广义线性混合效应模型评估自变量与糖尿病患病之间的关联。因变量糖尿病患病与否（患病为 1，未患为 0）为二分类变量，固定效应为研究对象，随机效应为不同的医院。

广义线性混合效应模型的部分方程式和结果如下：

```
## 建立 GLM 回归模型
> dprsAdj1<-glmmPQL(G2 ~ PM2.5+age+occup+bmi1+edu+
                    +marital+ns(TEM,df=6)+ns(RHU,df=3),
                    ~1|GT_place,
                    family=binomial,
                    data=AG2)
> summary(dprsAdj1)


Random effects:
 Formula: ~1 | GT_place
        (Intercept)  Residual
StdDev:  0.05587313 0.9990846


Variance function:
 Structure: fixed weights
 Formula: ~invwt
Fixed effects:  G2 ~ PM2.5 + age + occup + bmi1 + edu + +marital + ns(TEM,
df = 6) +    ns(RHU, df = 3)
                    Value   Std.Error    DF   t-value  p-value
(Intercept)    -2.6734360  0.4023874  12820 -6.643936   0.0000
PM2.5           0.2460968  0.0490024  12820  5.022138   0.0000
ageold          0.7793976  0.0601739  12820 12.952416   0.0000
ageYoung       -0.6118040  0.1450705  12820 -4.217286   0.0000
...                  ...         ...    ...       ...      ...
marital2yes     0.2451482  0.1296283  12820  1.891163   0.0586
ns(TEM, df= 6)1 0.2614080  0.1725110  12820  1.515312   0.1297
ns(TEM, df= 6)2 0.6318458  0.2313549  12820  2.731067   0.0063
ns(TEM, df= 6)3 0.3722032  0.2046694  12820  1.818558   0.0690
ns(TEM, df= 6)4 0.8623301  0.2033629  12820  4.240350   0.0000
ns(TEM, df= 6)5 0.5340785  0.3589713  12820  1.487803   0.1368
ns(TEM, df= 6)6 0.0870779  0.2723717  12820  0.319702   0.7492
ns(RHU, df= 3)1 -0.2762339 0.2093369  12820 -1.319566   0.1870
ns(RHU, df= 3)2 -0.3911966 0.7381340  12820 -0.529980   0.5961
ns(RHU, df= 3)3 0.1260303  0.5044094  12820  0.249857   0.8027
```

（四）模型参数解释

广义线性混合效应模型参数的解释与广义线性回归模型的解释相似，回归系数含义是当其他自变量不变时，一单位自变量的变化引起的因变量对数优势比的变化。由于对数优势比解释性差,可对结果进行指数化。在本案例中可以看到在模型中变量 PM2.5 的系数为 0.24,因此 PM$_{2.5}$ 浓度每升高 10μg/m^3,糖尿病的优势比为 exp(0.24)=1.27(保持年龄、职业、体重指数、教育水平、婚姻状态、温度和湿度不变);年龄和体重指数的增加均会增加糖尿病的患病风险。使用"confint()"函数可获取系数的置信区间,例如,exp(confint(mlg2))可在优势比尺度上得到系数 95% 的置信区间。

二、小结

广义线性回归模型适用于横断面研究资料中因变量为二分类变量的回归分析。该方法还适用于队列研究以及病例对照研究中相似因变量的回归分析。同时,R 语言还提供了多种展示结果的程序包,研究者可根据自己的需求进行选择并展示自己的结果。

第四节   无序多分类变量的 Logistic 回归

因变量为无序多分类资料,或者因变量虽为有序多分类但不满足比例优势假定,可采用无序多分类的 Logistic 回归进行分析。当结局变量无序,自变量只有一个且为分类变量时,可直接采用 χ^2 检验;当结局变量有序,自变量只有一个且为分类变量时,可以直接采用非参数检验。在无序多分类 Logistic 回归中,模型会自定义因变量的某一个水平为参照,然后拟合水平数 -1 个模型。无序多分类的 Logistic 回归采用广义 logit 模型,通过使用因变量各个水平(除参照水平外)与参照水平的比值的自然对数建立模型方程。当因变量水平数为 2 时,该模型等价于二分类 Logistic 回归,因此可以看作是二分类 Logistic 回归模型的扩展。

假定因变量 Y 为分类变量,类别为 3,各类之间无顺序之分,且假定 Y 的取值分别为 a、b、c,选 $Y=a$ 为 b 和 c 的共同参照组,则无序多分类变量的 Logistic 回归模型:

$$logitP_a = ln\left(\frac{P_a}{P_a}\right) = ln1 = 0$$

$$logitP_b = ln\left(\frac{P(Y=b)}{P(Y=a)}\right) = \alpha_b + \beta_{11}X_1 + \cdots + \beta_{1j}X_j + \cdots + \beta_{1p}X_p$$

$$logitP_c = ln\left(\frac{P(Y=c)}{P(Y=a)}\right) = \alpha_c + \beta_{21}X_1 + \cdots + \beta_{2j}X_j + \cdots + \beta_{2p}X_p$$

公式中:$P_a+P_b+P_c=1$,实质上通过两个二维逻辑回归方程就可以处理三分类情况。如果希望比较 b 和 c 两组,则直接将上述两方程相减即可得到相应函数。

建立无序多分类变量的 Logistic 回归,可以利用 nnet 包中的"multinom()"函数或者 mlogit 包中的"mlogit()"函数;本节主要介绍 nnet 包中的"multinom()"函数在无序多分类 Logistic 回归中的应用。

一、无序多分类 Logistic 回归分析

(一)数据结构

在第一节的案例分析中,根据血糖检测结果,研究对象被分为血糖正常、糖耐量减低和

糖尿病（糖尿病患病设置为 T，糖耐量减低设置为 H，未患病设置为 F）。响应变量为三个分类，如果不考虑血糖异常的程度，采用无序多分类变量的 Logistic 回归进行分析。类似地，先将数据导入 R 软件中，方法同前。

（二）无序多分类 Logistic 回归模型

实验目的为预测大气污染对糖耐量受损以及糖尿病的影响，响应变量为糖尿病患病以及糖耐量受损与否（糖尿病患病设置为 T，糖耐量受损设置为 H，未患病设置为 F）为三分类，采用无序多分类 Logistic 回归进行 $PM_{2.5}$ 暴露与糖耐量减低、糖尿病的回归分析。

无序多分类 Logistic 回归模型的部分方程式和结果如下：

```
## 无序多分类 Logistic 回归
> library(metafor); library(nnet)
> mlg3<- multinom(G1 ~ PM2.5+age+occup+BMI+edu
                    +marital+ns(TEM,df=6)+ns(RHU,df=3),
                    data=AG2)
> summary( mlg3)
## 计算 OR 值
> or1 <- as.data.frame(t(exp(coef(mlg3))))
> names(or1)[1:2]<-c("or1", "or2")
## 计算置信区间
> orci1 <- as.data.frame(exp(confint(mlg3)))
```

模型输出结果如表 4-4 所示。

表 4-4　糖耐量减低和糖尿病的 OR 值和置信区间

因素	糖耐量减低			糖尿病		
	OR	2.5%	97.5%	OR	2.5%	97.5%
PM2.5	1.321 6	1.180 4	1.479 6	1.200 6	1.039 4	1.386 7
age1	1.645 3	1.191 9	2.271 3	2.458 1	1.424 1	4.243 0
age2	2.965 0	2.099 2	4.187 9	6.931 0	3.961 6	12.126 3
⋮	⋮	⋮	⋮	⋮	⋮	⋮
marital2yes	1.212 2	0.903 3	1.626 8	1.431 8	0.936 5	2.189 2

（三）解释模型参数

无序多分类 Logistic 回归模型参数的解释与二分类 Logistic 回归类似。在本案例中，$PM_{2.5}$ 浓度每升高 $10\mu g/m^3$，糖尿病的患病风险会增加 20%（OR=1.200 6），糖耐量减低的发生风险会增加 32%（OR= 1.321 6，95%CI: 1.180 4～1.479 6）（保持年龄、职业、体重指数、教育水平、婚姻状态、温度和湿度不变）；年龄会增加糖耐量减低和糖尿病的发生风险。

二、小结

在 R 语言中其他包中的其他函数也可以实现无序多变量 Logistic 回归（例如 mlogit 包中的"mlogit()"函数），但 mlogit 需要将数据结构进行调整。读者可根据自己的需求进行选择。

第五节　有序多分类变量的 Logistic 回归

　　有序多分类资料指的是多分类结局变量之间存在等级和程度的差异。例如，疾病的预后可以分为治愈、好转、有效、无效和恶化，身体脂肪水平可以根据体重指数（BMI）分为正常、超重和肥胖。这些结果变量的测量尺度可以改变，但它们的相对顺序和等级不会改变。有序多分类资料的 Logistic 回归使用的是累积 logit 回归模型，该模型对因变量的有序取值水平进行累积概率的 logit 变换。实际上，这相当于将因变量的多个分类依次分割为多个二元 Logistic 回归。拆分后的多个二元 Logistic 回归具有相同的自变量系数，但常数项不同。因此，在有序多分类的 Logistic 回归模型中，必须进行平行线检验，以检验自变量系数是否相等；如果不满足平行线检验，则需要采用无序多分类 Logistic 回归。

　　例如，对一个四分类有序变量，即应当同时拟合以下三个模型：

$$logit_1 = \log\left(\frac{\pi_1}{1-\pi_1}\right) = \alpha_1 + \beta_1 X_1 + \beta_2 X_2 + \cdots + \beta_m X_m$$

$$logit_2 = \log\left(\frac{\pi_1+\pi_2}{1-\pi_1-\pi_2}\right) = \alpha_2 + \beta_1 X_1 + \beta_2 X_2 + \cdots + \beta_m X_m$$

$$logit_2 = \log\left(\frac{\pi_1+\pi_2+\pi_3}{1-\pi_1-\pi_2-\pi_3}\right) = \alpha_3 + \beta_1 X_1 + \beta_2 X_2 + \cdots + \beta_m X_m$$

　　公式中：π_1、π_2、π_3 分别为因变量取第一类、第二类、第三类时的概率，而第四类是用于对比的基础水平。

　　适用条件：①因变量为有序多分类变量，自变量可以是一个或多个，可以是定量或定性资料；②自变量之间不存在多重共线性，如存在则需移除部分共线的自变量；③满足比例优势假定。无论从因变量的哪个水平进行分割，自变量对 logit 模型的效应都是相同的，即重新拟合的多个二分类 Logistic 回归模型中各自变量的回归系数相等。是否满足比例优势假定需要进行平行性检验，通常使用似然比检验，要求 P 值大于 0.05。如满足条件，n 个等级的因变量可拟合 n-1 条空间中的平行直线，各自变量回归系数相同，不同的只是常数项 α。如果平行线假设不能满足，可尝试修改连接函数；若改用连接函数依旧不平行，可改用无序多分类变量的 Logistic 回归，并能接受因变量失去有序的属性。

　　R 语言中 MASS 包里的"polrb()"函数以及 rms 包中的"lrm()"函数均可对顺序变量进行 Logistic 回归，VGAM 包既能进行平行性检验，还能进行所有类型的 Logistic 回归模型的计算。

一、有序多分类变量的 Logistic 回归分析

（一）数据结构

　　在第一节的案例分析中，根据研究对象血糖检测结果，研究对象被分为血糖正常、糖耐量减低和糖尿病（糖尿病患病设置为 T，糖耐量减低设置为 H，未患病设置为 F）。因变量为三个分类，如果考虑血糖异常的程度，采用有序多分类变量的 Logistic 回归进行分析。

（二）有序多分类变量的 Logistic 回归模型

实验目的为预测大气 $PM_{2.5}$ 暴露对糖耐量减低以及糖尿病的影响。平行性检验以及有序多分类 Logistic 回归模型的部分方程式和结果如下：

平行性检验

```
> library(VGAM)
> model1<-vglm(G1~PM2.5+age+bmi1+occup+edu
              +marital+ns(TEM,df=6)+ns(RHU,df=3),data=AG2,
              family = cumulative(parallel = TRUE))
> model2<-vglm(G1~PM2.5+age+bmi1+occup+edu
              +marital+ns(TEM,df=6)+ns(RHU,df=3), data=AG2,
              family = cumulative(parallel = FALSE))
> lrtest(model2, model1)
```

平行性检验输出结果：

```
Likelihood ratio test
Model 1: G1 ~ PM2.5 + occup + edu + marital + ns (TEM, df = 6) + ns (RHU, df = 3)
Model 2: G1 ~ PM2.5 + occup + edu + marital + ns (TEM, df = 6) + ns (RHU, df = 3)
   #Df    LogLik    Df    Chisq     Pr(>Chisq)
1. 25654  -9022.8
2. 25668  -9031.4   14    17.117              0.25
```

有序多分类变量的 Logistic 回归

```
> library(MASS)
> mlg4<-polr(G1~PM2.5+occup +edu
              +marital+ns(TEM,df=6)+ns(RHU,df=3),
             data = AG2, method = "logistic")
> summary(mlg4)
```
计算 *OR* 值
```
> or1 <- as.data.frame(t(exp(coef(mlg4))))
```
计算置信区间
```
> orci1 <- as.data.frame(exp(confint(mlg4)))
```

模型输出结果：

```
Call:
polr(formula = G1 ~ PM2.5 + occup + edu + marital + ns(TEM, df = 6) + ns(RHU,
df = 3), data = AG2, method = "logistic")
```

Coefficients:

	Value	Std. Error	t value
PM2.5	0.19673	0.04730	4.1591
occupyes	0.21665	0.04554	4.7578

edu2Midium	-0.01172	0.05156	-0.2274
edu3High	0.07386	0.05148	1.4348
marital2yes	0.44274	0.12455	3.5546
ns(TEM, df = 6)1	0.19914	0.16642	1.1966
ns(TEM, df = 6)2	0.53974	0.22366	2.4132
ns(TEM, df = 6)3	0.30657	0.19787	1.5493
ns(TEM, df = 6)4	0.72410	0.19626	3.6895
ns(TEM, df = 6)5	0.34090	0.34590	0.9855
ns(TEM, df = 6)6	-0.04777	0.26252	-0.1819
ns(RHU, df = 3)1	-0.23393	0.20264	-1.1544
ns(RHU, df = 3)2	-0.28472	0.72043	-0.3952
ns(RHU, df = 3)3	0.09864	0.49693	0.1985

```
Intercepts:
      Value  Std. Error  t value
0|1  2.5789   0.3878     6.6495
1|2  3.7338   0.3888     9.6047


Residual Deviance: 18062.72
AIC: 18094.72
```

（三）模型参数解释

有序多分类变量的 Logistic 回归模型实际上是逐步将因变量划分为多个等级，无论因变量的分割点在模型中位于何处，模型中的各自变量系数 β 始终保持不变，改变的只是常数项 α。在这种情况下，求出的优势比（OR）表示自变量每改变一个单位时，因变量提升一个或更多等级的可能性。

在本案例中，似然比检验中平行模型 model1 的对数似然函数值 LL 为 −9 022.8，非平行模型 model2 的对数似然函数值为 −9 031.4，两个模型的对数似然函数差为 8.6，χ^2 值为 17.1（即两倍对数似然值的差），$P=0.25$ 结果满足平行性假设，可以进行有序多分类 Logistic 回归分析。有序多分类 Logistic 回归的结果解释为 $PM_{2.5}$ 浓度每升高 $10\mu g/m^3$，血糖升高一个以及一个以上等级的风险会增加 $\exp(0.196\,73)=1.22$ 倍。模型有 2 个常数项，0|1 表示血糖正常 /（糖耐量减低＋糖尿病）累积概率模型的截距，1|2 代表（表示血糖正常＋糖耐量减低）/糖尿病累积概率模型的截距，且第二个累积概率截距（3.733 8）大于第一个累积概率截距（2.578 9）。

二、小结

有序多分类变量的 Logistic 回归模型适用于样本量大，通过平行线检验的等级资料的回归分析。R 语言中 MASS 包里的 "polrb()" 函数以及 rms 包中的"lrm()"函数均可对顺序变量进行 Logistic 回归，VGAM 包既能进行平行性检验，还能进行所有类型的 Logistic 回归模型的计算。

第六节 交互作用分析

在统计分析中，如果某因素的作用随着其他因素水平的变化而变化，并且两因素的共同作用不等于两因素单独作用之和（相加交互作用）或之积（相乘交互作用），则提示可能存在交互作用。交互作用分为相加交互作用和相乘交互作用，这两种交互作用都具有统计学意义。在评价交互作用时，应明确是相加交互作用还是相乘交互作用，因为两者的结果可能不一致，通常建议同时报告两者的结果。然而，Rothman 等指出，相较于相乘交互作用，相加交互作用对生物学交互作用的评价更具指示意义。评估交互作用有助于识别对某干预措施受益最大的群体或亚组，确定最可能通过干预减少主要暴露因素效应的协变量，揭示暴露对疾病发生的影响机制，并提高对某暴露对结局影响总效应的理解。

在当前流行病学研究中，通常通过在方程中加入交互项来分析因素间的交互作用。普遍认为，线性回归模型中的交互项能够反映因素间是否存在相加交互作用；而 Logistic 回归或 Cox 回归模型中的交互项则用于揭示因素间是否存在相乘交互作用。在这些相乘模型中，通常通过计算相对超危险度比（relative excess risk due to interaction，RERI）、归因比（attributable proportion due to interaction，AP）和交互作用指数（synergy index，SI）等指标来评价相加交互作用。B 因素不变时，A 因素每增加一个单位引起发病的优势比为 OR_{10}，A 因素不变时 B 因素每增加一个单位引起发病的优势比为 OR_{01}，A 因素增加一个单位、B 因素也增加一个单位引起发病的优势比为 OR_{11}，其计算公式为：

$$RERI = OR_{11} - (OR_{10} + OR_{01}) + 1$$

$$AP = \frac{OR_{11} - (OR_{10} + OR_{01}) + 1}{OR_{11}} = \frac{RERI}{OR_{11}}$$

$$SI = \frac{OR_{11} - 1}{(OR_{10} - 1)(OR_{01} - 1)}$$

若两因素不存在相加交互作用，则 RERI 和 AP 的置信区间应包含 0，SI 的置信区间应该包含 1。若 RERI/AP>0 或 SI>1，则提示协同作用，若 RERI/AP<0 或 SI<1，则提示拮抗作用。

一、多重线性回归模型中的交互作用分析

（一）数据结构

在第二节中我们介绍了如何用多个自变量（x）建立用于预测连续型变量血糖水平（y）的多重线性回归模型。在这个案例中，根据 $PM_{2.5}$ 暴露、年龄、职业、体重指数、教育水平、婚姻状态、温度和湿度预测孕期血糖水平，建立多重线性回归模型，这个模型也称为加法模型，研究预测变量的主要影响因素。在此基础上，本节拟探究温度与 $PM_{2.5}$ 暴露对血糖水平的交互作用。类似地，先将数据导入 R 软件中，方法同前。

（二）多重线性回归模型

实验目的为探究温度与 $PM_{2.5}$ 暴露对糖尿病患病的交互作用，因变量孕期血糖水平为

连续型变量，采用多重线性回归模型进行分析。

多重线性回归模型的部分方程式和结果如下：

带有交互项的多重线性回归模型

```
> mlg2<- lm(OGTT ~ PM2.5+TEM+age+occup+bmi1+edu
            +marital+ns(RHU,df=3)+PM2.5:TEM,
            data=AG2)
> summary(mlg2)


## 也可以使用以下 R 代码，两者输出结果一样
> mlg2<- lm(OGTT ~ age+occup+bmi1+edu
            +marital+ns(RHU,df=3)+PM2.5*TEM,
            data=AG2)
> summary(mlg2)
## 输出结果
Call:
lm(formula = OGTT ~ PM2.5 + TEM + age + occup + bmi1 + edu + PM2.5:TEM +
    marital + ns(RHU, df = 3), data = AG3)


Residuals:
    Min      1Q   Median      3Q     Max
-1.5961  -0.2901  -0.0374  0.2459  7.2368


Coefficients:
                 Estimate Std. Error t value Pr(>|t|)
(Intercept)      3.7548147  0.1580535  23.757  < 2e-16 ***
PM2.5            0.1682657  0.0277952   6.054 1.45e-09 ***
TEM              0.0214628  0.0049122   4.369 1.26e-05 ***
ageold           0.1216024  0.0136440   8.913  < 2e-16 ***
ageYoung        -0.0432972  0.0222422  -1.947 0.051602 .
...                  ...        ...      ...      ...    ...
marital2yes      0.0784539  0.0227882   3.443 0.000578 ***
ns(RHU, df = 3)1 -0.1482536  0.0411271  -3.605 0.000314 ***
ns(RHU, df = 3)2 -0.3007409  0.1557364  -1.931 0.053494 .
ns(RHU, df = 3)3 -0.0392686  0.1035416  -0.379 0.704505
PM2.5:TEM       -0.0022721  0.0011479  -1.979 0.047795 *
---
Signif. codes:  0 '***' 0.001 '**' 0.01 '*' 0.05 '.' 0.1 ' ' 1


Residual standard error: 0.4795 on 12826 degrees of freedom
Multiple R-squared:  0.07169,   Adjusted R-squared:  0.0706
F-statistic: 66.03 on 15 and 12826 DF,  p-value: < 2.2e-16
```

（三）解释模型参数

带有交互项的多重线性回归模型结果显示"PM2.5:TEM"项的 P 值为 0.047 795，可以看出，当我们考虑 $PM_{2.5}$ 和温度的交互作用时，该交互作用 P 值小于 0.05，即温度与 $PM_{2.5}$ 对血糖的影响可能存在交互作用。

我们可以进一步利用"anova()"函数，对两个预测模型进行对比。

```
## 函数和结果输出
> anova(mlg1, mlg2)


Analysis of Variance Table
Model 1: OGTT ~ PM2.5 + TEM + age + occup + bmi1 + edu + marital + ns(RHU, df = 3)
Model 2: OGTT ~ PM2.5 + TEM + age + occup + bmi1 + edu + marital + ns(RHU, df = 3)
+ PM2.5:TEM
    Res.Df      RSS     Df    Sum of Sq       F      Pr(>F)
1   12827    2949.3
2   12826    2948.4    1     0.90065      3.9179    0.04779 *


Signif. codes:  0 '***' 0.001 '**' 0.01 '*' 0.05 '.' 0.1 ' ' 1
```

从输出结果可以看出，残差平方和（residual sum of squares，RSS）在 mlg1 中为 2 949.3，在 mlg2 中为 2 948.4。两者进行 χ^2 检验，P=0.047 79，说明两者残差平方和有统计学差异，说明模型 mlg2 可能比 mlg1 更合适一些。

二、广义线性回归模型中的交互作用分析

（一）数据结构

在第二节的案例分析中，根据糖尿病的诊断标准，研究对象被分为血糖正常人群和糖尿病人群（糖尿病患病设置为 1，未患糖尿病设置为 0）。因变量糖尿病患病与否（G2）为二分类变量。通过二分类 Logistic 回归探究了 $PM_{2.5}$ 暴露与糖尿病患病的关联。在此基础上，本节拟探究温度与 $PM_{2.5}$ 暴露对糖尿病患病的交互作用。类似地，先将数据导入 R 软件中，方法同前。

（二）广义线性回归模型

实验目的为探究温度与 $PM_{2.5}$ 暴露对糖尿病患病的交互作用，采用广义线性回归模型进行分析。

广义线性回归模型的部分方程式和结果如下：

```
## 将 PM2.5 浓度和温度变量以中位数为截点转换成二分类变量
> AG2$PM2.5.2 <- ifelse(AG2$PM2.5 >=median(AG2$PM2.5,rm=T),1,0)
> AG2$TEM.2 <- ifelse(AG2$TEM >= median(AG2$TEM,rm=T),1,0)
## 新建一个分类变量
## A0B0 表示 A=0 且 B=0，分析时作为参照组
> AG2$strata[AG2$PM2.5.2=="0" & AG2$TEM.2=="0"] <- "00"
## A1B0 表示 A=1 且 B=0
```

```
> AG2$strata[AG2$PM2.5.2=="0" & AG2$TEM.2=="1"] <- "01"
## A0B1 表示 A=0 且 B=1
> AG2$strata[AG2$PM2.5.2=="1" & AG2$TEM.2=="0"] <- "10"
## A1B1 表示 A=1 且 B=1
> AG2$strata[AG2$PM2.5.2=="1" & AG2$TEM.2=="1"] <- "11"
> AG2$strata <- as.factor(AG2$strata)
> summary(AG2$strata)
00      01      10      11
667     5752    5732    691
## 建立 GLM 回归模型
> mlg5<- glm (G2 ~ strata+age+occup+bmi1+edu
                +marital+ ns(RHU,df=3),
                family=binomial,
                data=AG2)
> summary(mlg5)

Call:
glm(formula = G2 ~ strata + age + occup + bmi1 + edu + marital + (RHU, df = 3),
family = binomial, data = AG2)

Deviance Residuals:
    Min      1Q   Median       3Q      Max
-1.4836  -0.7473  -0.6725  -0.4008   2.4500

Coefficients:
               Estimate Std. Error    z value    Pr(>|z|)     (Intercept)
-2.663080     0.345067    -7.718    1.19e-14 ***
strata01      -0.078324    0.101064    -0.775    0.43834
strata10      -0.043164    0.104358    -0.414    0.67916
strata11      -0.204630    0.132246    -1.547    0.12178
age            0.743073    0.054677    13.590    < 2e-16 ***
...            ...         ...          ...        ...        ...
marital2yes    0.279201    0.127750     2.186    0.02885 *
ns(RHU,df=3)1 -0.242484    0.174902    -1.386    0.16562
ns(RHU,df=3)2 -0.180474    0.740533    -0.244    0.80746
ns(RHU,df=3)3  0.059712    0.507556     0.118    0.90635
---
Signif. codes:  0 '***' 0.001 '**' 0.01 '*' 0.05 '.' 0.1 ' ' 1

(Dispersion parameter for binomial family taken to be 1)
```

```
    Null deviance: 14091 on 12841 degrees of freedom
Residual deviance: 13542 on 12829 degrees of freedom
AIC: 13568

Number of Fisher Scoring iterations: 4
```

计算加法交互相关指标
```
> install.packages("epiR")
> library(epiR)
## RERI
> epi.interaction(model = mlg5, param = "dummy", coef = c(2,3,4), type = "RERI",
conf.level = 0.95)

        est         lower        upper
   1 -0.06747049   -0.3345048    0.1995638
```

计算 AP、S 指标
```
> epi.interaction(model = mlg5, param = "dummy", coef = c(2,3,4), type = "APAB",
conf.level = 0.95)

        est         lower        upper
    1 -0.08279108     -0.4090986     0.2435164
> epi.interaction(model = mlg5, param = "dummy", coef = c(2,3,4), type = "S",
conf.level = 0.95)

        est         lower        upper
   1 1.573823    0.1394755         17.7588
```

（三）解释模型参数

在本案例中可以看到，RERI 为 −0.07（95%CI：−0.33～0.20），无统计学意义，提示温度与 $PM_{2.5}$ 暴露对糖尿病患病的交互作用无统计学意义。是否存在生物学交互作用还需要进一步研究。

三、小结

统计学交互作用和生物学交互作用在病因学研究中有一定区别，具体应用时需注意。根据因变量类型，在 R 语言中"lm()"或"glm()"函数中添加交互作用项分析交互作用，利用"anova()"函数，对模型进行评估。使用 epiR 包进行相加交互作用分析。此外，本方法仅适用于两因素二分类的相加交互作用评价，在变量设置时，一般将风险的一类设为 1。当分析因素为连续型变量或多分类变量时，可使用 Bootstrap 法，具体可参照相关文献。

扫描二维码
获取本章案
例数据

总结

　　横断面研究是探索疾病病因过程中不可或缺的基础工作之一，本章主要讲述横断面研究中基本资料描述、线性回归、二分类 Logistic 回归、多分类 Logistic 回归（有序和无序）以及交互作用等统计分析方法在 R 语言中的实现过程。

（杨音　张子龙　李秀君）

第五章
病例对照研究

病例对照研究是一种由果及因的分析性研究方法，主要用于病因探索和初步验证病因假设，在实际工作中应用较为广泛。本章将介绍病例对照研究的基本内容，并用 R 软件进行实例分析。

一、基本概念

病例对照研究是一种观察性研究方法，将确诊的特定疾病患者作为病例组，并选取未患该病但具有可比性的一组个体作为对照组。研究通过询问、实验室检查或病史复查，收集研究对象既往各种可能危险因素的暴露史，进行测量并采用统计学方法比较病例组和对照组中各因素暴露比例的差异，以判断其是否具有统计学意义。如果病例组的暴露比例高于对照组，则表明该暴露可能增加疾病发生的风险；反之，则可能降低风险。最后，评估研究中的偏倚，通过病因推断来探索并检验病因假设。

二、基本特点

病例对照研究的基本特点可概括如下。

1. 观察性研究　因为研究对象的暴露情况是自然存在而非人为控制的，不存在干预措施，所以病例对照研究属于观察性研究。

2. 研究对象分为病例组和对照组　研究对象按照最终结局是否发生分成病例组和对照组。

3. 由"果"溯"因"　病例对照研究是在结局（疾病或事件）发生之后追溯可能原因的方法。

4. 因果联系的论证强度相对较弱　病例对照研究不能观察由因到果的发展过程，故因果联系的论证强度较弱。

三、研究类型

病例对照研究可分为非匹配病例对照研究和匹配病例对照研究两种基本类型。

（一）非匹配病例对照研究

非匹配病例对照研究即在设计所规定的病例和对照人群中，分别抽取一定数量的研究对象进行组间比较,对照的选择没有任何限制与规定,一般对照组人数应等于或多于病例组人数。

(二)匹配病例对照研究

匹配病例对照研究要求选择的对照在某些因素或特征上与病例保持一致。这些因素或特征被称为匹配因素,例如年龄、性别、居住地等。匹配的目的是去除这些因素或特征对研究结果的干扰,从而更准确地说明所研究因素与疾病的关系。匹配因素应根据所研究的疾病而定,并不是越多越好。匹配的特征必须是已知的混杂因素,否则不应匹配。如果将不起混杂作用的因素作为匹配变量进行匹配,不仅会增加选择对照的难度和工作量,而且可能将与结局事件有关的因素匹配掉而丢失某些重要信息,这种情况被称为匹配过头。

匹配根据方式不同,又可分为频数匹配和个体匹配。

1. 频数匹配　即病例组和对照组以组为单位,在某些因素或特征各层上的比例一致或相近。

2. 个体匹配　是以对照与病例个体为单位进行匹配,1 个病例可匹配 1 个或多个对照。如果对照易得而病例罕见,可以 1 个病例匹配多个对照,如 1:2,1:3,…,1:R。由 Pitman 效率递增公式 2R/(R+1)可知,随着 R 值的增加效率也在增加,但增加的幅度越来越小。由于超过 1:4 匹配时,研究效率增加缓慢且工作量增加较多,故不建议采用超过 1:4 的匹配。

四、病例对照研究的衍生设计

随着流行病学研究的发展,还产生了如巢式病例对照研究、病例队列研究、病例 - 病例研究、病例交叉研究等多种病例对照研究衍生类型。

(一)巢式病例对照研究

巢式病例对照研究(nested case-control study,NCCS)是将队列研究与病例对照研究相结合的一种研究设计。基本设计方法是在队列研究的基础上,在一定观察期内,当所研究疾病的新发病例累积到一定数量时,将全部病例集中组成"病例组"。在每个病例发病时,从同一队列的未发病者中按照一定匹配条件选择对照,集中组成"对照组",进行统计分析。以下情况适用NCCS:

(1)前瞻性队列研究的随访开始后又出现了一种新的病因假设,而这种因素未被测量或者不方便测量。

(2)研究某些生物标志物与某些疾病的联系。

(二)病例队列研究

病例队列研究(case-cohort study)也是将队列设计和病例对照研究设计相结合的一种设计方法,设计原理为在某队列中选出一个有代表性的样本作为"对照组"。观察结束时,将队列中出现的所研究疾病的全部病例作为"病例组",进行统计分析。病例队列研究与巢式病例对照研究的不同之处在于:①前者的对照是从基线纳入的全部队列成员中随机选取,而后者的对照是与病例按个体匹配的;②前者的对照组可作为多种结局的共用的对照组,而在后者不同结局的研究对照组不同;③前者对照在疾病结局发生前便已选定,而后者对照在结局发生后选取。

(三)病例 - 病例研究

病例 - 病例研究(case-case study)又名单纯病例研究或病例系列研究。在病例对照研究中，有时选择合适的对照颇为不易，特别是在分子流行病学研究中，从无疾病的对照中去获取某种生物标本也受到医学伦理方面的制约。如果对一种疾病的两个亚型进行对比研究，或探讨具有某方面标志的病例与危险因素之间的关系和相互作用，可以不另设对照组，采取两个亚组的直接比较，例如 *p53* 突变阳性基因型的食管癌与 *p53* 突变阴性基因型的食管癌进行比较。由于比较的两组均为病例，故称为病例 - 病例研究。这种设计适用于研究两组病因的差异部分，而其相同或近似的危险因素则将被掩盖或低估。病例 - 病例研究方法也可用于基因与环境交互作用的研究。

（四）病例交叉研究

病例交叉研究（case crossover study）适用于突发事件的诱发因素研究，如脑出血、心肌梗死等。即以病例发病之前的一个或多个时间段作为"对照"时间段，疾病发生时的暴露情况和同一个个体"对照"时间段的暴露情况进行比较。病例交叉研究适用于研究暴露的瞬时效应，以自身为对照，不同时间点上的可比性较好。适用条件为：研究期间个体的暴露是变化的；暴露的诱导期和效应期短暂，否则最近疾病发作可能是由遥远的过去的暴露产生的影响。

五、用途

1. 探究疾病病因或危险因素　病例对照研究常用于探究病因及危险因素，也可在描述性研究初步形成病因假说的基础上检验病因假说，适用于潜伏期长及罕见的疾病。

2. 探索健康相关事件影响因素　对与健康相关的医学事件或公共卫生问题的影响因素进行研究，为制定相应卫生决策提供依据。

3. 用于临床疗效影响因素的研究　将产生和未产生某种临床疗效者分别作为病例组和对照组进行病例对照研究，可以分析不同疗效的影响因素。

第二节　资料分析方法与案例分析

一、资料分析方法

（一）非匹配设计的病例对照研究

1. 四格表资料　若病例组和对照组的暴露史只有暴露和无暴露两个水平，可将资料整理成四格表的形式；可通过病例组与对照组暴露水平的比较，分析暴露因素与疾病的关系，计算优势比，并进行假设检验。

2. 分层四格表　当资料按照混杂因素分层时，在分层中比较病例组与对照组暴露因素的分布，分别计算各层的优势比（*OR*），并进行齐性检验。如果齐性检验结果显示各层的 *OR* 值的差异有统计学意义，提示各层资料不属于同质资料，不宜再计算合并 *OR* 值，而应进一步分析分层因素与暴露因素之间的交互作用。

3. 多个暴露水平的剂量 - 反应关系　当暴露因素有 *K* 个水平时，可以按照四格表的方法估计每个剂量水平的暴露与参照组（零剂量水平组）的优势比，并进行假设检验；如果优势比可能随剂量水平升高而增加或减少，可以进一步检验是否存在剂量 - 反应关系，即检验优势比与剂量水平是否呈线性相关。

（二）匹配设计的病例对照研究

1. 1∶1 配对设计资料   在暴露因素为二分类时，成对的病例和对照的暴露状况可以整理成配对四格表的形式，在此条件下计算 *OR* 并作统计学检验。

2. 1∶m 匹配设计资料   可以将每个匹配组看作一个层，应用分层分析的思想来分析1∶m 匹配设计资料。

（三）其他匹配设计的病例对照研究

1. 倾向性评分匹配   病例对照研究虽然较容易实现，但由非因果时序及非随机分组等导致所收集资料的混杂变量较多，所得结果常常为有偏估计。在病例对照研究中，除了我们所关心的研究因素以外，还有其他混杂因素在两组间存在区别，当混杂因素只为一个因素时，我们可以根据这个混杂因素进行匹配（即传统的匹配的病例对照研究），然而当混杂因素是一组变量时，匹配的条件变高，可达到匹配条件的对象变得很少，这不仅使样本量过少达不到统计效力，而且会损失过多的原始信息，导致匹配得到的样本代表性较差。因此，为了减少病例对照研究中病例组和对照组由混杂变量带来的偏移，1983 年 Paul Rosenbaum 和 Donald Rubin 提出了倾向性评分匹配（propensity score matching，PSM）的方法，此方法可以减少组别间的干扰因素，使得病例组和对照组的混杂变量分布较为均衡，从而使两组可比。

倾向性评分是根据病例组和对照组观察对象的基本特征估计观察对象进入两个组别的概率（倾向性），若两组观察对象具有相同或相近的倾向性，那么该组观察对象病例组和对照组的混杂变量的分布就近似随机，从而减少了混杂因素的影响，更有可能做出因果的无偏估计。倾向性评分的函数表达式为：

$$P(X) = P(T = 1|X)$$

其中 T 代表组别，X 为包含一组混杂因素的向量，$P(X)$ 为倾向性评分的理论值，当病例组和对照组的 $P(X)$ 相同或在一定误差范围内时，就可认为两组研究对象的混杂因素分布基本一致，两组对象的非处理因素基本一致。研究过程中，应将倾向性评分相近的对象纳入研究，排除倾向性评分不合格的研究对象。

倾向性评分匹配的步骤主要包括计算倾向性评分、匹配、评价匹配效果、估计处理效应以及敏感性分析。目前常用的计算倾向性评分的方法有 Logistic 回归、Probit 回归、机器学习等，常用匹配方法包括最邻近匹配、卡钳匹配、半径匹配等。

2. 逆概率加权   上述倾向性评分匹配的方法在一定程度上可减少混杂因素的影响，但美中不足的是，倾向性评分匹配往往会导致样本总量减少，且某些重要样本可能因为找不到配对而被排除。逆概率加权（inverse probability weighting，IPW）则是一种可以在不减少样本量的前提下，实现降低混杂因素影响的匹配方法。逆概率加权将评分的倒数作为权重，在原本样本的基础上建立一个组间更加平衡的"伪人群"，在这个"伪人群"的不同组间进一步探究暴露因素 X 和因变量 Y 的关联，从而有效地避免混杂。

逆概率加权的步骤主要包括倾向性评分的计算和权重值的计算。下面我们将以暴露 X 为二分类的情况简单介绍该方法的基本步骤。

假设存在一个观察性研究，想探究其中是否吸烟 X 对肺癌 Y 是否存在影响。将人群分为不吸烟（X_0）和吸烟（X_1）两个组进行为期多年的观察，将年龄、性别、家庭收入等基本人口学特征作为协变量纳入研究。研究发现，人们往往在进入社会工作后才开始养成吸烟的习惯,导致两组人群的年龄存在很大差距。但是以往的研究已经提示,年龄对肺癌(Y)存在很大的影响。为了在不减少样本量的情况下,平衡各组之间年龄这一混杂因素,首先通过多元 Logistic 回归探究吸烟(X)和年龄(Z)之间的关联:

$$LogitP\,(吸烟\,|\,年龄) = \beta_0 + \beta_1 性别 + \beta_2 家庭收入 + \cdots + \beta_k Z_k$$

通过以上思路,可以基于每个个体的协变量来计算暴露于 X 的概率,即个体的倾向性评分(propensity score, PS)值。在 PS 的基础上,进一步计算每个个体的逆概率加权值,即当吸烟组的某个个体年龄小时权重将较大,当不吸烟组的某个个体年龄大时权重将较大。

吸烟组(X_0)权重:W=1/PS

不吸烟组(X_1)权重:W=1/(1−PS)

计算出每个个体的逆概率加权值后,基于这个权重便生成了一个"伪人群",我们可以在这个"伪人群"中进一步进行分析。

(四)Logistic 回归模型在病例对照研究中的应用

生物医学研究领域中多因素间相互作用的现象非常普遍,例如肺癌的发生不仅与吸烟有关,还与家族史、年龄、性别等因素有关,因此单因素的分析方法存在一定局限性;此外,作为一种回顾性的研究方法,病例对照研究在一开始就按照健康结局将研究对象分为病例组和对照组,即需要分析的因变量就是分类的依据,这种情况下普通线性回归方法将不再适用,可以使用 Logistic 回归。需要根据研究设计和因变量的类型来选取对应的 Logistic 回归模型:对于非匹配设计资料,如果因变量为二分类,则采用二元 Logistic 回归,如果因变量为多分类,则采用多元有序或者无序的 Logistic 回归;对于匹配设计资料,采用条件 Logistic 回归。

二、案例分析

(一)非匹配设计资料的分析

下面以 R 软件中 Epi 程序包内置的"lep"数据集为例进行非匹配设计资料数据分析。"lep"数据集是一项麻风病发病率的非匹配病例对照研究,该数据集总共包含 7 个变量,表 5-1 展示了案例分析会用到的 5 个变量。

表 5-1 "lep"数据集的变量赋值表

序号	变量名	解释	分组
1	id	案例编码	
2	d	分组情况	0= 对照组,1=病例组
3	age	年龄	5～9, 10～14, 15～19, 20～24, 25～29, 30～44, ≥45
4	sex	性别	男性,女性
5	bcg	卡介苗接种史	是,否

```
## 首先将该数据导入 R 软件中,在第一次使用前请先加载该程序包
> library(Epi)
## 导入数据集
> data(lep)
## 查看帮助信息
```

```
> help(lep)
## 查看数据的基本结构（表 5-2）
> lep
```

表 5-2 "lep"数据集的基本结构

	id	d	age	sex	bcg
1	1000379	0	30~44	female	no
2	1000420	0	15~19	female	yes
3	1000569	0	45+	female	no
4	1002310	0	20~24	female	yes
5	1003726	1	30~44	female	no
...	...	...	...	...	...

导入数据后，可以先将其原始数据集整理为四格表的形式。

```
## 更改列名
> names(lep)[2] <- "Disease"
> names(lep)[5] <- "BCG"
## 生成四格表
> mytable <- xtabs(~ Disease + BCG, data=lep)
## Disease (1=病例组，0=对照组）
> mytable
        BCG
Disease  no   yes
      0  596  500
      1  227   47
```

为了使统计分析更加便捷，R 软件推出了 epiDisplay 程序包，通过函数"cc()"，我们能在原始数据集上直接进行数据分析，例如：计算两组暴露率有无统计学差异，用函数"chisq.test()"进行 χ^2 检验，计算暴露与疾病之间关联的优势比等。操作步骤如下：

```
## 加载该程序包
> library(epiDisplay)
> with(lep,cc(Disease,BCG,design="case-control",ylab = "Odds of outcome",main =
"The odds of exposure between cases and controls"))
          BCG
Disease  no  yes  Total
   0    596  500  1096
   1    227   47   274
  Total 823  547  1370
OR = 0.25
95% CI = 0.18, 0.35
Chi-squared = 74.06, 1 d.f., P value = 0
Fisher's exact test (2-sided) P value = 0
## 图形结果如图 5-1
```

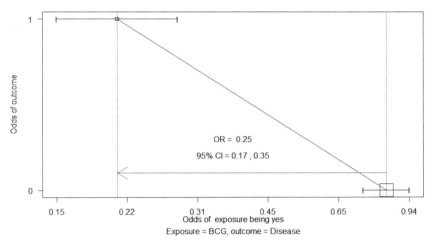

图 5-1　病例组和对照组的暴露优势比

结果显示，*OR*=0.25（95%*CI*: 0.17～0.35），χ^2 值为 74.06，*P* < 0.01，表明该地区的麻风病病例组与对照组间存在的"是否接种卡介苗（BCG）"的差异具有统计学意义，并且注射卡介苗对麻风病的发生具有保护效应。

在非匹配病例对照研究设计中，如果因变量为二分类变量，通常也可选用 Logistic 回归分析暴露与效应之间的关联，此时还可以相应地调整其他协变量。Logistic 回归分析模型的原理及其在 R 软件中的运用可参考本书第四章第四节、第五节内容，此处仅利用上述关于麻风病发病率的非匹配病例对照研究资料进行对应分析。

采用广义线性回归模型进行卡介苗接种史与麻风病患病的回归分析，连接函数使用"binomial"即可实现 Logistic 回归分析，代码和结果如下：

```
## 建立 Logistic 回归模型
> fit <- glm(Disease ~ age + sex + BCG,family = "binomial",data = lep)
## 查看模型结果
> summary(fit)
Call:
glm(formula = Disease ~ age + sex + BCG, family = "binomial", data = lep)


Deviance Residuals:
   Min      1Q   Median       3Q      Max
-1.0567  -0.7292  -0.4414  -0.3489   2.3787
Coefficients:
            Estimate Std. Error z value Pr(>|z|)
(Intercept)  -1.6774     0.2103  -7.977 1.50e-15 ***
age10-14      0.2936     0.2625   1.119 0.263237
age15-19      0.1946     0.3027   0.643 0.520384
age20-24      0.4735     0.3221   1.470 0.141583
age25-29      1.1917     0.2961   4.025 5.70e-05 ***
age30-44      0.8677     0.2465   3.521 0.000431 ***
```

```
age45+           0.7336      0.2399    3.058 0.002231 **
sexfemale        0.1949      0.1431    1.362 0.173266
BCGyes          -1.0909      0.1930   -5.653 1.58e-08 ***
Signif. codes:
0 '***' 0.001 '**' 0.01 '*' 0.05 '.' 0.1 ' ' 1
(Dispersion parameter for binomial family taken to be 1)
    Null deviance: 1371.1  on 1369  degrees of freedom
Residual deviance: 1262.4  on 1361  degrees of freedom
AIC: 1280.4
Number of Fisher Scoring iterations: 5
## 计算 OR 值
> or <- as.data.frame(t(exp(coef(fit))))
## 计算置信区间
> orci <- as.data.frame(exp(confint(fit)))
```

OR 值和置信区间输出结果整理后见表 5-3。

表 5-3　麻风病的 OR 值与置信区间

分类	麻风病		
	OR	置信区间下限	置信区间上限
10~14 岁	1.34	0.80	2.25
15~19 岁	1.21	0.66	2.19
20~24 岁	1.61	0.84	2.99
25~29 岁	3.29	1.84	5.89
30~44 岁	2.38	1.48	3.89
45 岁及以上	2.08	1.31	3.36
男性	1.22	0.92	1.61
已接种卡介苗	0.34	0.23	0.49

结果显示，在调整了年龄和性别因素后，接种卡介苗的优势比为 0.34，95%CI：0.23~0.49，$P<0.01$，同样表明接种卡介苗能够减少麻风病的发生。

（二）非匹配分层资料的分析

分层分析是按照某种因素或特征把研究人群分为不同的层次，然后分别分析各层中暴露与疾病的关联。例如，在上面分析的基础上进一步探讨性别在麻风病发病与卡介苗接种之间是否存在混杂效应，则需要进行非匹配分层资料的分析。同样的我们可以将资料整理为如下的四格表形式（表 5-4）。

表 5-4　麻风病发病与卡介苗接种关联的病例对照研究资料

单位：人

卡介苗接种史	男性		女性	
	病例组	对照组	病例组	对照组
有	24	259	23	241
无	88	275	139	321

代码如下：

```
> mytable <- xtabs(~ Disease + BCG + sex, data=lep)
> mytable
, , sex = male
        BCG
Disease  no yes
     0  275 259
     1   88  24

, , sex = female
        BCG
Disease  no yes
     0  321 241
     1  139  23
```

相应的，epiDisplay 程序包也提供了函数"mhor()"，同样可以直接在原始数据集上进行数据分析。

在第一次使用前请先加载该程序包

```
> library(epiDisplay)
```

M-H 检验，检验两分类变量在第三个变量（分层变量）的调整下是否仍然独立，进行连续性校正，并生成 OR 图（图 5-2）

```
> with(lep, mhor(Disease,BCG,sex,design="case-control"))
Stratified analysis by sex
                OR    lower lim.    upper lim.    P value
sex male      0.290    0.171        0.477         1.07e-07
sex female    0.221    0.131        0.358         3.01e-12
M-H combined  0.250    0.179        0.351         2.29e-17
M-H Chi2(1) = 71.88, P value = 0
Homogeneity test, chi-squared 1 d.f. = 0.63, P value = 0.427
```

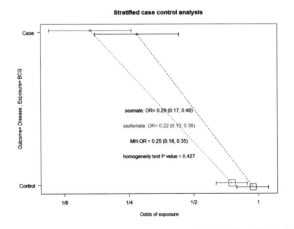

图 5-2　按性别分层的麻风病发病与卡介苗接种的关联

分层分析可用于识别和消除混杂作用；在控制了分层因素（本例为性别）的影响后，MH χ^2 值可用于推断疾病和暴露因素之间的关联是否有统计学差异。上一结果中，我们对全样本的 *OR* 值的估计约为 0.25；在本例中，分层分析的结果显示：男性组 *OR* 值为 0.290，女性组 *OR* 值为 0.221，使用 Mantel-Haenszel 法估计的合并 *OR* 值为 0.250；同质性检验 $P > 0.05$（$P = 0.427$），表明分层后各效应的值具有同质性；再结合 MH χ^2 值为 71.88，$P < 0.05$，提示在消除了性别因素的影响后，卡介苗接种与麻风病发生风险的降低有关。

在此需特别说明的是，只有层间 *OR* 值具有同质性时才可报告最后合并的 *OR* 值，当层间 *OR* 值存在一定的异质性时不宜合并 *OR* 值，需要分层报告。非匹配分层资料也可以先将数据集按照分层变量拆分成几个亚数据集，然后再采用普通 Logistic 回归来进行分析，此处不再赘述。

（三）1∶1 配对资料的分析

下面以 R 软件中 epiDisplay 包中自带的"VC1to1"数据集为例，通过该数据来展示病例对照 1∶1 配对资料的分析过程。

1. 数据集来源   数据来自泰国南部的一项病例对照研究，该研究假设饮酒、吸烟、橡胶加工和营养缺乏是食管癌的危险因素。

2. 数据结构   该数据集总共包含 5 个变量，其结构见表 5-5。

表 5-5   "VC1to1"数据集的变量赋值表

序号	变量名	解释	分组
1	matset	配对编码	
2	case	分组情况	0= 对照组，1= 病例组
3	smoking	吸烟情况	0= 不吸烟，1= 吸烟
4	rubber	是否从事橡胶加工	0= 否，1= 是
5	alcohol	饮酒情况	0= 不饮酒，1= 饮酒

3. 原始数据表

加载 epiDisplay 程序包并读取数据集 "VC1to1"

```
> library(epiDisplay)
> data("VC1to1")
```

查看样例数据的基本情况

```
> ?VC1to1
```

查看数据的基本结构，见表 5-6

```
> VC1to1
```

表 5-6   案例数据"VC1to1"的主要结构

ID	matset	case	smoking	rubber	alcohol
1	1	1	1	0	0
2	1	0	1	0	0
3	2	1	1	0	1
4	2	0	1	1	0
...	...	...	...	...	...

4. 数据分析　如"matset"变量所示，本数据集共有 26 个匹配对子。现在，我们对数据进行重塑以方便进行进一步数据分析。

reshape() 主要用于数据框长格式和宽格式之间的转换

```
> data <- reshape(VC1to1, timevar="case", v.names=c("smoking","rubber",
"alcohol"), idvar="matset", direction="wide")
## 查看数据的基本结构，见表 5-7
> data
```

表 5-7　案例数据 data 的主要结构

ID	matset	smoking.1	rubber.1	alcohol.1	smoking.0	rubber.0	alcohol.0
1	1	1	0	0	1	0	0
3	2	1	0	1	1	1	0
5	3	1	1	0	1	1	0
7	4	1	0	0	1	1	1
9	5	0	0	1	1	0	0
11	6	1	0	1	0	0	0
...	...	...	...	...	...	...	...

"VC1to1"数据集为长数据，长数据的特征是"ID 列（多列或单列）＋ 变量名"，每一行只能确定一个变量的值。重塑后产生的新数据集 data 则为宽数据，每条记录代表一对匹配对子。现在就可以轻松地将每对配对的病例和对照的危险因素进行交叉制表，以饮酒习惯对食管癌发病的影响为例（表 5-8），R 语言编码如下：

```
> attach(data)
> table(alcohol.1, alcohol.0,
dnn=c("alcohol in case", " alcohol in control")) ## 参数 dnn 用来为表格命名
> detach(data)
```

表 5-8　饮酒对食管癌发病影响的病例对照研究

alcohol in case	alcohol in control	
	0	1
0	7	2
1	9	8

根据该配对四格表可以计算，*OR*=9/2=4.5，说明饮酒的人发生食管癌的风险是不饮酒的人的 4.5 倍。此外，还可以运用 epiDisplay 包中的"matchTab()"函数来计算 *OR* 值及其95% 置信区间，具体操作如下：

```
> attach(VC1to1)
> matchTab(case, alcohol, strata=matset)
> detach(VC1to1)
## 以下为运行结果
Exposure status: alcohol = 1
Total number of match sets in the tabulation = 26
```

```
Number of controls = 1
                    No. of controls exposed
No. of cases exposed        0    1
                    0       7    2
                    1       9    8
Odds ratio by Mantel-Haenszel method = 4.5
Odds ratio by maximum likelihood estimate (MLE) method = 4.5
95%CI= 0.972, 20.827
```

得出结果为 $OR = 4.5$, 95% CI: $0.97 \sim 20.83$。这与上述配对四格表的计算结果相同。

（四）1∶m 匹配资料的分析

以 R 软件 epiDisplay 包中自带的"VC1to6"数据集为例来进行 1∶m 匹配资料的分析，该数据集的对子数量从 1 到 6 不等，其余与上述"VC1to1"数据集一样，在此不再赘述。在 R 软件中的具体操作如下：

```
## 查看数据集构成
> data(VC1to6)
## 查看数据的基本结构（表 5-9）
> VC1to6
```

表 5-9　案例数据 VC1to6 的主要结构

ID	matset	case	smoking	rubber	alcohol
1	1	1	1	0	0
2	1	0	1	0	0
3	2	1	1	0	1
4	2	0	1	1	0
5	3	1	1	1	0
6	3	0	1	1	0
⋮	⋮	⋮	⋮	⋮	⋮

将 1∶m 数据整理成宽数据格式将十分麻烦，所以这里直接运用"matchTab()"函数来进行分析。

```
> attach(VC1to6)
> matchTab(case, alcohol, strata=matset)
## 以下为运行结果
Exposure status: alcohol = 1
Total number of match sets in the tabulation = 26
Number of controls = 1
                    No. of controls exposed
No. of cases exposed        0    1
                    0       2    0
                    1       1    0
Number of controls = 2
                    No. of controls exposed
```

```
No. of cases exposed      0  1  2
                      0      0  0  1
                      1      2  0  0
Number of controls = 3
                  No. of controls exposed
No. of cases exposed      0  1  2  3
                      0      2  2  0  0
                      1      1  1  1  0

Number of controls = 4
                  No. of controls exposed
No. of cases exposed      0  1  2  3  4
                      0      0  0  1  0  0
                      1      0  2  2  1  0

Number of controls = 5
                   No. of controls exposed
No. of cases exposed      0  1  2  3  4  5
                      0      1  0  0  0  0  0
                      1      1  0  1  0  0  0

Number of controls = 6
                   No. of controls exposed
No. of cases exposed   0  1  2  3  4  5  6
                      0   0  0  0  0  0  0  0
                      1   0  0  2  1  0  0  1


Odds ratio by Mantel-Haenszel method = 5.386
Odds ratio by maximum likelihood estimate (MLE) method = 5.655
95% CI= 1.811, 17.659
```

结果根据不同的对子数展示为 6 个四格表，得出结果为 $OR = 5.7$，95% CI: $1.81 \sim 17.66$。表明饮酒是患食管癌的危险因素，且有统计学意义。

针对上述的 1∶m 匹配的病例对照研究设计，我们还常常使用条件 Logistic 回归进行分析。区别于普通的二元 Logistic 回归，条件 Logistic 回归可以同时考虑配对信息，并将其纳入模型中进行调整。

下面利用"VC1to6"测试数据集进行 1∶m 匹配资料的条件 Logistic 回归，代码和结果如下：

```
## 加载程序包
> library(survival)
## 建立条件 Logistic 回归模型, 其中 strata(matset) 代表配对信息
> cmod <- clogit(case~smoking+rubber+alcohol+strata(matset), data = VC1to6)
```

```
> summary(cmod)
Call:
coxph(formula = Surv(rep(1, 119L), case) ~ smoking + rubber +
    alcohol + strata(matset), data = VC1to6, method = "exact")


  n= 119, number of events= 26

            coef    exp(coef)   se(coef)    z        Pr(>|z|)
smoking     0.4398   1.5523     0.6462      0.681    0.49616
rubber     -0.4572   0.6331     0.6474     -0.706    0.48002
alcohol     1.6668   5.2951     0.5952      2.800    0.00511 **
---
Signif. codes:
0 '***' 0.001 '**' 0.01 '*' 0.05 '.' 0.1 ' ' 1

            exp(coef)   exp(-coef)   lower .95   upper .95
smoking     1.5523      0.6442       0.4375      5.508
rubber      0.6331      1.5797       0.1780      2.251
alcohol     5.2951      0.1889       1.6490      17.003


Concordance= 0.688  (se = 0.065 )
Likelihood ratio test= 12  on 3 df,   p=0.007
Wald test              = 9.18  on 3 df,   p=0.03
Score (logrank) test = 11.24  on 3 df,   p=0.01
```

结果同样表明饮酒是患食管癌的危险因素，$OR = 5.30$，$95\% \; CI：1.65 \sim 17.00$，且有统计学意义。

（五）倾向性评分匹配

本段基于上文提到的"lep"数据集（详见表 5-1），对倾向性评分匹配在病例对照研究中的应用及 R 语言代码进行介绍。

```
## 加载包并导入数据集
> library(MatchIt)
> library(Epi)
> data(lep)
## 查看协变量在病例组和对照组中的分布,并作差异性检验（表5-10）
> lep <- na.omit(lep)
> library(tableone)
> myVars <- c("age", "sex",  "school", "house")
> catVars <- c("age", "sex",  "school", "house")
> tab1 = CreateTableOne(vars = myVars, data = lep,  factorVars = catVars)
> tab11 <- print(tab1, showAllLevels = T)
```

```
> tab2 = CreateTableOne(vars = myVars, strata = "d" ,
                data = lep, factorVars = catVars)
> tab22 <- print(tab2, showAllLevels = T)
```

表 5-10　协变量在病例组和对照组中的分布及差异性检验

变量	分组	总体人群 n=1 186	对照组 n=956	病例组 n=230	P 值
age（%）	5～9	269（22.7）	237（24.8）	32（13.9）	<0.001
	10～14	214（18.0）	184（19.2）	30（13.0）	
	15～19	167（14.1）	148（15.5）	19（8.3）	
	20～24	93（7.8）	79（8.3）	14（6.1）	
	25～29	78（6.6）	50（5.2）	28（12.2）	
	30～44	163（13.7）	114（11.9）	49（21.3）	
	45～	202（17.0）	144（15.1）	58（25.2）	
sex（%）	male	560（47.2）	470（49.2）	90（39.1）	0.008
	female	626（52.8）	486（50.8）	140（60.9）	
school（%）	none	270（22.8）	189（19.8）	81（35.2）	<0.001
	1～5yrs	560（47.2）	446（46.7）	114（49.6）	
	6～8yrs	325（27.4）	291（30.4）	34（14.8）	
	sec/tert	31（2.6）	30（3.1）	1（0.4）	
house（%）	brick	229（19.3）	199（20.8）	30（13.0）	0.025
	sunbrick	268（22.6）	220（23.0）	48（20.9）	
	wattle	657（55.4）	512（53.6）	145（63.0）	
	temp	32（2.7）	25（2.6）	7（3.0）	

由表 5-10 可知，混杂变量在病例组和对照组间分布不均衡（P 值均小于 0.05）。病例组和对照组进行倾向性评分匹配，对每个观测来说，其进入病例组的概率为 Π，构建 Logistic 回归方程，即为 $\log\dfrac{\Pi}{1-\Pi}=\alpha+\beta x$，那么每个观测的倾向性评分就为 $\Pi(X)=\dfrac{e^{X\beta}}{1+e^{X\beta}}$，匹配时，一般卡钳值设置为 0.01～0.2，这里我们将卡钳值设置为 0.1，进行 1：1 匹配。代码如下：

```
## 设置随机数种子,确保每次重新匹配的结果一致
> set.seed(42)
## 进行 1：1 匹配
> m.out <- matchit(data = lep, formula = d ~ age + sex + school + house, method =
"nearest", distance = "logit", replace = FALSE, caliper = 0.1, ratio=1)
## 查看匹配信息,结果显示一共匹配了 225 对
> summary(m.out)
Sample Sizes:
          Control Treated
All         956     230
Matched     225     225
Unmatched   731       5
```

```
Discarded        0       0
```
查看匹配前后的倾向性评分分布（图5-3），匹配后倾向性评分分布比匹配前较为平衡
```
> plot(m.out, type = "hist", interactive = F)
```

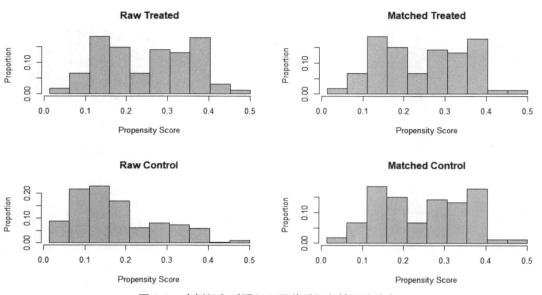

图5-3 病例组和对照组匹配前后倾向性评分分布

导出数据集，匹配后混杂变量在两组变量中的分布的差异无统计学意义（表5-11）
```
> matchdata1=match.data(m.out)
> myVars <- c("age", "sex",  "school", "house")
> catVars <- c("age", "sex",  "school", "house")
> tab1 = CreateTableOne(vars = myVars, data = matchdata1, factorVars = catVars)
> tab11 <- print(tab1, showAllLevels = T)
> tab2 = CreateTableOne(vars = myVars, strata = "d" ,
                        data = matchdata1, factorVars = catVars)
> tab22 <- print(tab2, showAllLevels = T)
```

表5-11 两组匹配后描述性统计

变量	分组	总体人群 n=1 186	对照组 n=956	病例组 n=230	P值
age（%）	5～9	67（14.9）	35（15.6）	32（14.2）	0.990
	10～14	61（13.6）	31（13.8）	30（13.3）	
	15～19	35（7.8）	16（7.1）	19（8.4）	
	20～24	26（5.8）	12（5.3）	14（6.2）	
	25～29	45（10.0）	21（9.3）	24（10.7）	
	30～44	99（22.0）	51（22.7）	48（21.3）	
	45～	117（26.0）	59（26.2）	58（25.8）	
sex（%）	male	177（39.3）	90（40.0）	87（38.7）	0.847
	female	273（60.7）	135（60.0）	138（61.3）	

续表

变量	分组	总体人群 n=1 186	对照组 n=956	病例组 n=230	P 值
school（%）	none	160（35.6）	83（36.9）	77（34.2）	0.943
	1～5yrs	220（48.9）	107（47.6）	113（50.2）	
	6～8yrs	68（15.1）	34（15.1）	34（15.1）	
	sec/tert	2（0.4）	1（0.4）	1（0.4）	
house（%）	brick	57（12.7）	27（12.0）	30（13.3）	0.980
	sunbrick	91（20.2）	46（20.4）	45（20.0）	
	wattle	288（64.0）	145（64.4）	143（63.6）	
	temp	14（3.1）	7（3.1）	7（3.1）	

使用匹配后的样本估计病例组和对照组接种疫苗的差异，结果显示病例组和对照组卡介苗接种史的差异有统计学意义，OR=0.445，95% CI：0.283～0.691，P <0.001。

```
## 制作四格表
> mytable <- table(matchdata1$d,matchdata1$bcg)
## 计算理论频数
> chisq.test(mytable)$expected
## χ² 检验
> chisq.test(mytable)
## 显示结果
    Pearson's Chi-squared test with Yates' continuity correction
    data:  mytable
    X-squared = 12.246, df = 1, p-value = 0.0004663
## 计算 OR 值
> log.glm=glm(d~bcg,data = matchdata1,family = binomial)
> summary(log.glm)
> AL <- exp(coef(log.glm))
> AL1 <- exp(confint(log.glm))
> AL
   (Intercept)      bcgyes
    1.2156863   0.4455645
> AL1
               2.5 %     97.5 %
   (Intercept) 0.9820927 1.5070830
   bcgyes        0.2836918 0.6914592
```

（六）逆概率加权

在流行病学研究中，队列中的暴露 X 往往是连续性变量或多分类变量，以下分析将基于"lep"数据集，以平衡不同性别组中各种协变量的差异，并以进一步探究不同组之间"是否生病"（d）和"是否接种过卡介苗"（bcg）的关联为例子，来讲述如何用 R 语言实现逆概率加权（IPW）计算、加权后的描述性分析以及加权后模型的建立。

```
## 加载包并导入数据集
> library(Epi)
> library(data.table)
> library(survey)
> library(ipw)
> library(magritt)
> library(dplyr)
> library(tidyverse)
> library(tableone)
> data(lep)
## 清洗数据
> lep <- lep %>% .[complete.cases(.),] ## 删除 lep 数据集所有缺失值
> lep$d <- factor(lep$d) ## 转换为因子变量
> lep$sex <- ifelse(lep$sex=="male",1,0) # 将男性赋值为 1，女性赋值为 0
## 清洗后的数据格式
> head(lep)
        id d   age sex bcg school    house
1 1000379 0 30-44   0  no   none    brick
2 1000420 0 15-19   0 yes 6-8yrs    brick
4 1002310 0 20-24   0 yes 6-8yrs   wattle
5 1003726 1 30-44   0  no 1-5yrs   wattle
6 1006378 0 20-24   0 yes 6-8yrs   wattle
7 1006908 0 15-19   1 yes 6-8yrs sunbrick
```

查看进行加权前不同组之间各变量的差异，代码和结果如下：

```
> vars <- c("d", "age", "bcg", "school", "house")
> factorvars <- c("d", "age", "bcg", "school", "house")
> tableone_groups <- CreateTableOne(vars = vars,strata="sex",data = lep,
factorVars= factorvars)
> tableone_groups
```

```
              Stratified by sex
                0            1         p      test
  n             626          560
  d = 1 (%)     140 (22.4)   90 (16.1)   0.008
  age (%)                               0.002
    5-9         126 (20.1)  143 (25.5)
    10-14       104 (16.6)  110 (19.6)
    15-19        91 (14.5)   76 (13.6)
    20-24        43 ( 6.9)   50 ( 8.9)
    25-29        52 ( 8.3)   26 ( 4.6)
    30-44       104 (16.6)   59 (10.5)
    45+         106 (16.9)   96 (17.1)
  bcg = yes (%) 229 (36.6)  253 (45.2)   0.003
```

school (%)			<0.001	
none	198 (31.6)	72 (12.9)		
1-5yrs	292 (46.6)	268 (47.9)		
6-8yrs	125 (20.0)	200 (35.7)		
sec/tert	11 (1.8)	20 (3.6)		
house (%)			0.927	
brick	117 (18.7)	112 (20.0)		
sunbrick	140 (22.4)	128 (22.9)		
wattle	352 (56.2)	305 (54.5)		
temp	17 (2.7)	15 (2.7)		

加载IPW包，以分组变量作为exposure计算IPW

```
> library(ipw)
> w1 <- ipwpoint (exposure = sex, family = "binomial", link = "logit",numerator
= ~ 1, denominator = ~ age  + house + school, data = lep)
> lep$w1 <- w1$ipw.weights
```

在使用"ipwpoint()"函数计算IPW时，根据需要放入分组的变量对函数中的"family"参数进行设置，具体如下：三分组时，对应的"family"是"multinomial"，二分组对应的"family"是"binomial"，连续数据对应的"family"是"gaussian"。此外，需要注意的是，在函数中"numerator"参数是指权重的分子，如果填入1，属于不稳定权重。

由于是不稳定权重，计算出一列IPW（列w1）后，可以将这列IPW中大于99%的部分和低于1%的部分调整为等于99%或1%的部分。具体操作如下：

调整IPW

```
> qtup = quantile(lep$w1,1-0.01)
> qtlo = quantile(lep$w1,0.01)
```

右尾

```
> lep$w1[lep$w1>qtup] = qtup
```

左尾

```
> lep$w1[lep$w1<qtlo] = qtlo
> head(lep)
```

##结果如下：

```
        id d   age  sex bcg school   house        w1
  1 1000379 0 30-44  0   no   none   brick    0.6405398
  2 1000420 0 15-19  0   yes  6-8yrs  brick    1.0992506
  4 1002310 0 20-24  0   yes  6-8yrs  wattle   1.5408329
  5 1003726 1 30-44  0   no   1-5yrs  wattle   0.8598813
  6 1006378 0 20-24  0   yes  6-8yrs  wattle   1.5408329
  7 1006908 0 15-19  1   yes  6-8yrs  sunbrick 0.8483211
```

做图（图5-4）

```
> graphics.off()
> ipwplot(weights = w1$ipw.weights, logscale = FALSE,
          main = "Stabilized weights", xlim = c(0, 8))
```

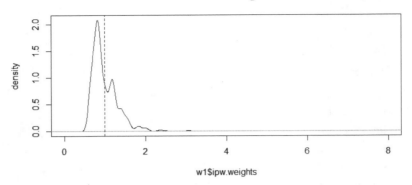

图 5-4　逆概率加权的权重分布图

　　计算出 IPW 列后，需要检查生成的"伪人群"是否做到了平衡年龄这一混杂因素，可以通过结合 survey 包和 tableone 包进行计算，其中"svyCreateTableOne"函数中的"var"是指需要纳入的因素，"factorvar"是指非连续性的因素。代码如下：

```
## 加权后描述性分析
> library(survey)
> bcSvy1<- svydesign(ids = ~ id, strata = ~ sex, weights = ~ w1, nest = TRUE,
data = lep)
> vars <- c("d", "age", "bcg", "school", "house")
> factorvars <- c("d", "age", "bcg", "school", "house")
> Svytab1<- svyCreateTableOne(vars = vars,
                              strata = "sex", data =bcSvy1,
                              factorVars = factorvars)
> Svytab1
## 运行结果
```

```
             Stratified by sex
                  0             1             p        test
n                630.0         546.9
d = 1 (%)        126.5 (20.1)  97.5 (17.8)   0.349
age (%)                                      0.989
  5-9            149.1 (23.7)  131.4 (24.0)
  10-14          118.6 (18.8)  106.2 (19.4)
  15-19           88.5 (14.1)   77.6 (14.2)
  20-24           48.0 ( 7.6)   42.9 ( 7.8)
  25-29           40.3 ( 6.4)   30.9 ( 5.6)
  30-44           80.5 (12.8)   62.1 (11.4)
  45+            105.0 (16.7)   95.9 (17.5)
bcg = yes (%)    249.7 (39.6)  243.6 (44.5)  0.103
school (%)                                   0.893
  none           141.3 (22.4)  111.8 (20.4)
  1-5yrs         296.6 (47.1)  265.7 (48.6)
```

```
    6-8yrs     174.9 (27.8)   154.4 (28.2)
   sec/tert     17.3 ( 2.8)    15.0 ( 2.7)
 house (%)                                    0.998
     brick     122.1 (19.4)   104.9 (19.2)
  sunbrick     140.4 (22.3)   124.6 (22.8)
    wattle     351.2 (55.7)   303.1 (55.4)
      temp      16.4 ( 2.6)    14.3 ( 2.6)
```

根据计算出的描述性分析结果 Svytab1 做表格，代码如下：

```
> table1_groups <- print(x = Svytab1,
  contDigits = 2, # 连续变量保留 1 位小数
                  # nonnormal = nonnormalvars,
                  # exact = exactvars,
  showAllLevels = FALSE,
  noSpaces = TRUE,
  printToggle = FALSE)
```

其中 x= 为指定的绘制的表格，catDigits、contDigits、pDigits 三个参数分别设置分类变量、连续变量和 P 值保留小数位数，nonnormal 代表指定非正态连续变量，exact 代表指定需要 Fisher 确切法统计的变量，showAllLevels 为 TRUE 显示所有分类变量水平的频数和百分比，showAllLevels 为 FALSE 则仅显示较高级别的频数和百分比，noSpaces 为 TRUE 代表删除用于对齐的空格，printToggle 为 TURE 代表展示输出结果 Svytab1，printToggle 为 FALSE 代表不输出结果。

进一步建立模型，只需在参数 weight 中填入计算出的 IPW 列（w1）即可，代码如下：

```
> model<- glm(d ~ + bcg + age + school + house, family = binomial, weight=w1,
        data=lep)
```

（七）剂量 - 反应关系的分析

因果关系的评定标准之一就是剂量 - 反应关系，如果高剂量的暴露与较高的发病风险水平呈线性相关，那么该暴露因素可能是其中病因。epiDisplay 程序包提供了一个名为"Outbreak"的数据集，记录了 1990 年在泰国全国残疾人运动日活动期间暴发的急性胃肠疾病的数据。现以该数据集为例，试分析活动期间食物中毒的人数与其中一种食物（奶油松饼）之间是否存在剂量 - 反应关系。

该数据集总共包含 13 个变量，其结构见表 5-12。

表 5-12 "Outbreak"数据集的变量赋值表

序号	变量名	因素	分组
1	id	案例编码	数值型变量
2	sex	性别	0= 女性，1= 男性
3	age	年龄	数值型变量
4	exptime	暴露时间	日期变量
5	beefcurry	是否进食牛肉咖喱	0= 否，1= 是
6	saltegg	是否进食咸蛋	0= 否，1= 是

续表

序号	变量名	因素	分组
7	eclair	进食奶油松饼的块数	数值型变量
8	water	是否喝水	0=否,1=是
9	onset	发病时间	日期变量
10	nausea	是否出现恶心症状	0=否,1=是
11	vomiting	是否出现呕吐症状	0=否,1=是
12	abdpain	是否出现腹痛症状	0=否,1=是
13	diarrhea	是否出现腹泻症状	0=否,1=是

代码如下:

```
## 加载数据包并打开数据集
> library(epiDisplay)
> data(Outbreak)
## 查看样例数据前 10 行信息
> help(Outbreak)
```

研究人员一致认为,病例应被定义为至少具有以下四种症状之一的人:恶心、呕吐、腹痛或腹泻。

```
## 查看样例数据各变量具体情况
> ?Outbreak
## 定义病例
> Outbreak$case <- ifelse ((Outbreak$nausea==1)|(Outbreak$vomiting==1)|
(Outbreak$abdpain==1)|(Outbreak$diarrhea==1), 1, 0)
## 转换为分类变量
> Outbreak$case <- as.factor(Outbreak$case)
```

另外,该数据集存在数量不等的缺失值,可以通过下面的代码进行处理:

```
## 年龄 =99 代表缺失值
> Outbreak$age[Outbreak$age == 99] <- NA
## 进食奶油松饼:80 代表吃了但是记不清楚吃了多少,90 代表缺失数据
> Outbreak$eclair[Outbreak$eclair >= 80] <- NA
## 将进食奶油松饼划分为不同剂量组
> Outbreak$eclairgr <- cut(Outbreak$eclair, breaks = c(0, 0.4, 1, 2, 79),
include.lowest = TRUE, labels=c("0","1","2",">2"))
```

接下来,我们可以估计每个剂量水平的暴露与对照组(通常是零剂量或最小剂量组)的优势比。如果优势比可能随剂量水平升高而增加(或减少),可以进一步检验是否存在剂量 - 反应关系。同样的,通过函数"cc()"可以完成上述数据分析步骤。代码如下:

```
> with(Outbreak, cc(case, eclairgr, design="case-control"))
## 运行结果
                            eclairgr
case            0        1        2        >2
```

0	279	54	203	38
1	15	51	243	89
Odds ratio	1	17.38	22.18	42.87
lower 95% CI		8.88	12.69	22.04
upper 95% CI		35.84	41.5	88.56

Chi-squared = 237.121,3 d.f., P value = 0,Fisher's exact test (2-sided) P value = 0

从结果可发现，*OR* 值随着剂量水平升高而增大；χ^2 检验显示 $P < 0.05$，提示随着运动员进食奶油松饼块数的增加，其出现食物中毒症状的危险性也随之升高。

总结

病例对照研究方法具有省时、省力等优点，应用范围广。然而，病例对照研究也存在因果联系的论证强度相对较弱、容易产生偏倚等局限性。因此，病例对照研究在设计实施、资料分析等环节都须尽可能完善。本章通过展示病例对照研究方法在 R 软件中的实现步骤，希望能为病例对照研究的实际运用和资料分析提供相关参考。

需要注意的是，本章中所讲解的程序包及函数，与运用 Logistic 回归模型来分析多个健康结局相关危险因素在病例组和对照组间分布差异的方法不同，后者属于概率型非线性回归，常用于研究一个二分类或多分类观察结果与多个影响因素之间的关系，具体实现请参考本书相关章节。

（王肖杰　李国星　黄婧　张兵）

第六章
病例交叉设计

第一节 概 述

病例交叉设计是在病例对照研究基础上衍生出的一种研究方法（图 6-1）。病例交叉设计改进了传统流行病学研究中存在的一些缺陷，丰富和发展了病例对照研究的方法和内涵。本章通过环境流行病学数据介绍病例交叉设计在 R 语言中的应用。

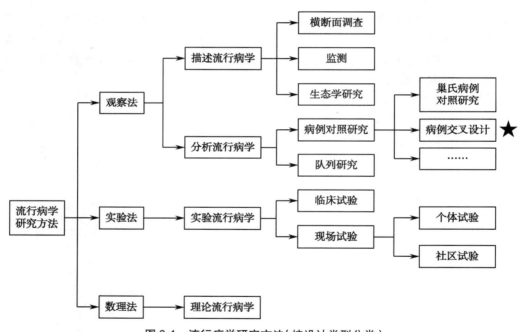

图 6-1　流行病学研究方法（按设计类型分类）

1991 年，美国学者 Maclure 首次提出了一种观点：对于某些急性事件，如果在暴露于某些危险因素后事件会迅速发生，那么在事件发生前较短时间内的危险因素暴露剂量和 / 或暴露频率将显著高于事件发生前较长时间内的暴露剂量和 / 或暴露频率，这就是病例交叉设计的基本原理（图 6-2）。由于病例交叉设计中的研究对象所包含的病例和对照两部分信息均来自同一个体，因此该设计可视为自身匹配的配对设计。这种方法不仅避免了对照选择引起的偏倚，还减少了各病例之间一些不可控因素（如年龄、智力、遗传等）导致的偏倚。

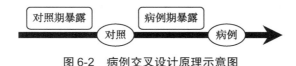

图 6-2　病例交叉设计原理示意图

　　近年来,病例交叉设计越来越多地被应用于药物流行病学、传染病、环境流行病学等领域的研究,尤其广泛地应用在各类急性疾病的研究中。环境流行病学中,病例交叉设计通常用于研究空气污染或气象因素对各种不良健康事件风险的影响。值得注意的是,所研究的暴露因素(如本章中所研究的环境温度)以及需要控制的混杂因素都具有高度的季节性与长期趋势,病例交叉设计主要是通过病例期和对照期的自身匹配达到控制潜在的混杂因素的目的。因此,正确选择对照期对研究结果至关重要。

　　双向交叉分析选择观察期内病例期前、后的所有天数作为对照,以避免长期趋势所造成的偏倚(图 6-3A)。但由于对照期的时间跨度大,依赖时间的混杂还必须通过建模来控制,因此很难控制混杂因素。Navidi 提出采用双向法选择对照期,即在急性事件发生前和发生后选择对称的时间段作为对照期(图 6-3B)。然而,研究结果可能因对照期的选择不同而产生偏倚,这种因选择参考期所造成的偏倚被称为重叠偏倚。但是,由于对称性双向法对不可愈事件(如死亡)不适用,因此又有学者提出用单向法选择对照期,即只在病例期前的一段时间内选择对照期(图 6-3C),这是病例交叉设计的基础理论模型。然而,由于对称性双向法考虑了长期趋势,并且有研究表明用其分析急性事件(包括罕见事件 / 不可愈事件)所产生的偏倚会小于使用单向法选择对照期所产生的偏倚,故而对称性双向法被更为广泛地应用于环境流行病学的病例交叉设计研究中。

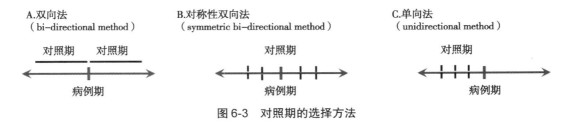

图 6-3　对照期的选择方法

第二节　时间分层病例交叉设计

　　为避免重叠偏倚,且控制长期趋势和季节性等时间因素,时间分层病例交叉设计在前期方法基础上做出了进一步突破,该研究的基本原理是:将研究期间内的时间划分为若干时间层,再在各个时间层内根据一定的规律选择相应的对照期。目前最普遍的划分方式是在同一时间层内使病例期和对照期处于同一年,同一个月,同一个星期几。本章主要介绍时间分层病例交叉设计的分析、R 语言编程及结果展示。

一、案例分析

(一)资料收集和整理

本章案例分析数据来自广东省某城市 2016—2017 年 4 家医院 5 种主要精神病的每日

门诊确诊数据,气象资料和污染资料均来自地方疾病预防控制中心监测站点,纳入的资料包括:①疾病数据,基础信息一般包括每日确诊数或者每日死亡数、发病或死亡发生日期;②人口学特征数据(年龄、性别等);③气象数据,包括环境温度、环境湿度和日照小时数等;④污染数据,包括细颗粒物(PM$_{2.5}$),二氧化氮(NO$_2$)和臭氧(O$_3$)等。检查核对数据的完整性和真实性,对于缺失值和极端值可采用多重填补、均数替代等方法填充替代,资料收集完成后将数据整合成时间序列资料并保存。

数据框架中,健康结局包括抑郁症(depression)、器质性精神障碍(organic mental)、焦虑(anxiety)、精神分裂症(schizophrenia)和情感性精神障碍(affective);空气污染数据包括细颗粒物(pm25)、臭氧(o3)、可吸入颗粒物(pm10)、二氧化硫(so2)、二氧化氮(no2)和一氧化碳(co);气象数据包括相对湿度(rhu)、环境温度(temp)和日照时间(ssd)(图6-4)。

date	Depressive.Disorders	Organic.Mental.Disorders	Anxiety	Schizophrenia	Affective.Disorders	pm25	o3	pm10	so2	no2	co	rhu	temp	ssd
2016-01-01	66	6	43	172	29	56.978355	73.39286	83.09091	10.281385	42.45887	1.0869005	69	18.2	7.2
2016-01-02	107	10	65	184	49	73.054167	50.05963	105.34728	12.629310	66.45833	1.2848571	86	18.7	1.1
2016-01-03	119	9	60	179	50	51.848980	34.20747	64.23000	7.587912	59.75102	1.1945061	94	18.9	0.0
2016-01-04	168	20	97	236	68	18.625000	37.76293	28.18274	6.995327	38.63830	0.9184083	89	20.7	0.2
2016-01-05	208	38	113	262	77	19.894309	35.18644	32.03982	6.310680	39.35772	0.8808902	92	20.4	0.6
2016-01-06	185	34	147	292	87	21.550607	52.30738	34.53982	6.726027	31.96761	0.9095992	79	20.6	8.5
2016-01-07	146	23	103	250	58	26.717131	68.24400	42.07917	6.370833	30.49801	1.0995139	70	18.1	3.3
2016-01-08	162	22	105	250	64	34.776000	65.37751	53.31513	7.196721	37.41200	1.0514080	68	17.9	7.5
2016-01-09	128	13	75	183	58	34.700000	64.65587	52.89796	7.283401	32.28000	1.0599680	73	17.2	5.6
2016-01-10	113	17	76	212	43	45.283333	69.96667	63.81435	8.175732	30.79583	1.0594875	80	17.8	0.0
2016-01-11	177	16	132	252	71	12.900000	51.59917	20.60622	6.543478	30.16803	0.9802583	85	17.5	2.0
2016-01-12	224	32	138	259	77	21.193133	35.12876	34.59412	6.539171	32.38197	1.1771588	72	15.7	0.0
2016-01-13	200	22	149	280	77	29.944915	55.41453	45.67273	6.682819	32.62712	1.1225451	68	15.2	7.7

图6-4   某市2016—2017年环境检测资料及精神病门诊发病部分数据

(二)描述性分析

首先要对连续型变量进行正态性检验,如果变量符合正态分布,则可用均数和标准差等进行描述;如果变量不符合正态分布,则用中位数和上下四分位数来描述。例如案例中所用到的变量平均温度、平均湿度、日照时数等均为连续型变量。分类变量用频数和构成比来描述,频数表达了变量水平,构成比描述了其在整体中的构成情况。各变量的缺失值和极端值使用多重填补方法填补。

某市2016—2017年每日环境监测数据及精神病发病数据的统计描述如表6-1所示,发病人数最多的精神系统疾病依次为:精神分裂症,抑郁症,焦虑,情感性精神障碍和器质性精神障碍。日平均气温最高为32.4℃,日照时数最高为12.2小时。

表6-1   某市2016—2017年每日环境监测数据及精神病发病数据的统计描述

变量	均数	最大值	最小值	标准差	四分位数间距
健康结局					
精神分裂症发病数/人	229	336	10	53.3	70.5
抑郁症发病数/人	181	268	1	44.2	58.0
器质性精神障碍发病数/人	23	45	0	8.5	11.0
焦虑发病数/人	129	207	1	36.3	42.5
情感性精神障碍发病数/人	72	122	0	18.2	23.0

续表

变量	均数	最大值	最小值	标准差	四分位数间距
气象数据					
日平均温度 /℃	23.43	32.40	3.50	12.5	9.0
日平均相对湿度 /%	78.05	100.00	28.00	5.5	15.0
日照时间 / 小时	5.03	12.20	0.00	3.9	7.7
空气污染					
细颗粒物（$PM_{2.5}$）/（$\mu g \cdot m^{-3}$）	27.41	81.37	6.55	14.2	19.3
臭氧（O_3）/（$\mu g \cdot m^{-3}$）	31.19	71.01	12.35	25.1	39.5
可吸入颗粒物（PM_{10}）/（$\mu g \cdot m^{-3}$）	27.41	81.37	6.55	21.0	27.3
二氧化硫（SO_2）/（$\mu g \cdot m^{-3}$）	8.16	18.56	4.47	2.0	2.4
二氧化氮（NO_2）/（$\mu g \cdot m^{-3}$）	31.19	71.01	12.35	10.4	13.4
一氧化碳（CO）/（$mg \cdot m^{-3}$）	0.78	1.37	0.46	0.2	0.2

（三）功能包加载

病例交叉设计类似于匹配的病例对照研究，通常使用条件 Logistic 回归或分层 Cox 比例风险模型估算优势比（odds ratio, *OR*）或风险比（hazard ratio, HR）来评估暴露因素的危害效应。通常在使用条件 Logistic 回归进行病例交叉分析时，常常要求研究结局不得过度离散，或高度自相关，因此有学者提出将条件 Logistic 模型和泊松（Poisson）模型结合，这样不仅可以不受原始资料分布的限制，研究结果也不产生扭曲，本节中的分析方法即采用条件 Logistic 泊松回归模型对数据进行分析。

读者可通过运行如下代码加载本节分析用到的包：

```
> library(chron);library(lubridate);library(reshape2)
> library(ggplot2);library(plyr);library(tsModel)
> library(dlnm);library(splines);library(zoo)
> library(mgcv);library(stringr)
> library(stringi)
```

（四）计算滞后效应

对于气象数据和空气污染数据，除了研究暴露当天的健康影响，还需要研究其滞后效应。滞后效应通常有两种：一种是计算单个滞后日的效应，例如滞后 3 天，通常表示为"lag3"，表示的是在暴露后第 3 天的效应；另一种是计算一段滞后期内暴露值的滑动平均效应，例如计算出滞后 0～3 天的平均效应，通常表示为"lag0-3"。本案例中对这两种滞后效应均进行研究分析。

考虑到温度对健康有滞后影响，因此本案例除了研究暴露当天的温度效应外，还估算了不同滞后期对健康效应的影响，包括单个滞后日效应：lag1、lag2 和 lag3，和滑动平均滞后效应：lag0-1、lag0-2 和 lag0-3。

```
## 导入数据
> data.2 <- read.csv("…/data.csv")
## 设置单个滞后日效应和滑动平均滞后效应
> data.3=data.2 %>%
  mutate(t=1:length(date),
         dow=wday(date),
         temp.1=Lag(temp,1),
         temp.2=Lag(temp,2),
         temp.3=Lag(temp,3),
         temp.01=runMean(temp,0:1),
         temp.02=runMean(temp,0:2),
         temp.03=runMean(temp,0:3))
```

（五）引入"funccmake.R()"宏函数，构建时间分层

该宏函数由伦敦卫生与热带医学院的 Ben Armstrong 教授提出，用于构建病例交叉设计中的时间分层。通过引入此函数，生成的新的数据包括 index、status、stratum、weights，以及相关的自变量和协变量。其中，index 表示"日"；status 中 0 表示对照期，1 表示病例期；stratum 表示时间层；weights 表示该日的发病 / 死亡数。每个时间层包含 1 个病例期，3～4个对照期，反映的是当年当月的所有相同星期几。代码如下：

```
## 生成年、月、日以及星期几变量
> data.4<-data.3 %>%
  mutate(year=as.factor(year(date)),
         month=as.factor(month(date)),
         dow=as.factor(wday(date)),
         day=as.factor(day(date)),
         stratum=as.factor(year:month:dow))
> dataexp=funccmake(data.4$stratum,data.4$Depression,
                    vars=cbind(temp=data.4$temp,
                               temp.1=data.4$temp.1,
                               temp.2=data.4$temp.2,
                               temp.3=data.4$temp.3,
                               temp.01=data.4$temp.01,
                               temp.02=data.4$temp.02,
                               temp.03=data.4$temp.03,
                               rhu=data.4$rhu,
                               pm25=data.4$pm25))
> dataexp <- dataexp[dataexp$weights>0,]
```

引入宏函数构建出的数据框包含时间分层变量（第 1～4 列）、协变量（第 5～7 列）以及自变量（第 8～9 列）。以第一个时间分层为例（stratum = 1），index 表示的 2016 年 1 月 1 日、8 日、15 日和 22 日均为星期五，status 表示以 1 日为病例期，8 日、15 日和 22 日为对照期，weights 表示病例期的发病数量（图 6-5）。同理可循，在第 8、15 和 22 个时间分层里（即

stratum=8，15 和 22），分别以 8 日、15 日和 22 日为病例期，其余为对照期。

index	status	stratum	weights	rh	ssd	pm25	lag	temperature
1	1	1	66	69	7.2	56.978355	lag.0	1.82
8	0	1	66	68	7.5	34.776000	lag.0	1.79
15	0	1	66	93	0.0	27.581749	lag.0	1.36
22	0	1	66	92	0.0	13.053030	lag.0	1.12
29	0	1	66	93	0.0	12.909091	lag.0	1.69
2	1	2	107	76	1.1	73.054167	lag.0	1.87
9	0	2	107	73	5.6	34.700000	lag.0	1.72
16	0	2	107	92	0.0	29.825758	lag.0	1.59
23	0	2	107	75	0.0	19.700855	lag.0	0.67
30	0	2	107	85	6.2	24.227273	lag.0	1.77
3	1	3	119	94	0.0	51.848980	lag.0	1.89
10	0	3	119	80	0.0	45.283333	lag.0	1.78
17	0	3	119	88	0.6	25.394636	lag.0	1.75
24	0	3	119	63	0.0	30.977273	lag.0	0.35
31	0	3	119	81	0.6	24.227273	lag.0	1.57

图 6-5　构建时间分层部分数据框

（六）构建模型

本案例中除了研究因素温度外，还纳入了其他可能对健康结局存在混杂效应的变量，包括日平均相对湿度、日照时间、细颗粒物（$PM_{2.5}$）和二氧化氮（NO_2）。构建模型需要用到"survival"程序包，应用到的函数为"coxph(Surv(timein, timeout, status) ~.)"。

根据以往的研究，考虑到 $PM_{2.5}$、日照时间和相对湿度都可能对精神病发病产生影响，因此在分析环境温度与精神病发病关系时，我们同样纳入了这些因素加以控制，自由度设置为 3，变量均以自然样条"ns()"拟合纳入模型，具体的模型如下所示：

```
> coxph(Surv(timein,timeout,status)~ns(temp.3,df=3)
+ns(pm25,df=3)+ ns(rh,df=3), weights=weights, data=dataexp)
```

（七）绘制时间序列图

代码如下：

```
> plot(ts(data$temp),xaxt = "n",ylab="",xlab="",yaxt = "n")
> axis(2,at=c(5,10,15,20,25,30))
> axis(1,at=c(0,152,366,517,730),lab=c("2016-01-01","2016-06-01","2017-01-01",
"2017-06-01","2017-12-31"))
> mtext("Temperature(℃)",line=3,side=2)
> plot(ma(data$Diseases,13),ylab="Daily Patients of Affective" ,xlab="",xaxt = "n")
> axis(1,at=c(0,152,366,517,730),lab=c("2016-01-01","2016-06-01","2017-01-01",
"2017-06-01","2017-12-31"))
```

温度与精神系统疾病的时间序列变化趋势为，温度在一年中的 6 至 9 月出现高峰，12 月至次年 2 月出现低谷，与此同时，5 类精神病的发病在低温时出现相对高峰期，其他时间段波动起伏无明显高峰（图 6-6）。

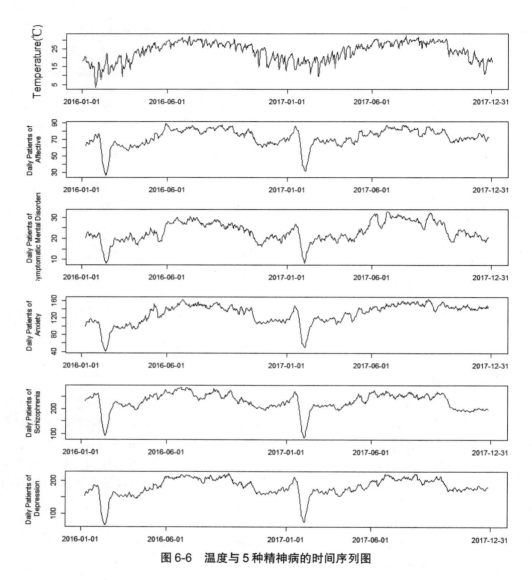

图 6-6　温度与 5 种精神病的时间序列图

（八）绘制剂量 - 反应曲线图

绘制剂量 - 反应曲线，如图 6-7 所示。代码如下：

```
>model03<-coxph(Surv(timein,timeout,status)~ns(temp.03,df=3)+ns(rhu,df=3),
weights=weights, data=dataexp)
> termplot(model03, term=1,rug = T,
            se=TRUE, col.term=1,
            col.se=1,
            xlab=expression("Temperature(℃)"),
        ylab=expression('LogRR'),mgp=c(2.5,1,0),main="Depression",cex.lab=1,
        cex.main=1,font.lab=4,font.axis=4,cex.axis=1)
```

本案例中，滞后第 3 天的温度效应与健康结局关系变化趋势如图 6-7 所示。在低温条件下温度越低，5 种精神疾病发病率越高，在 20℃时曲线趋势变化达到低谷，这表明在 20℃

时温度变化对精神疾病发病影响最小。其中,焦虑、器质性精神障碍、精神分裂症和情感性精神障碍在较高温度时发病率呈现上升趋势,这表明温度升高显著增加了这 4 类精神疾病的发病率。

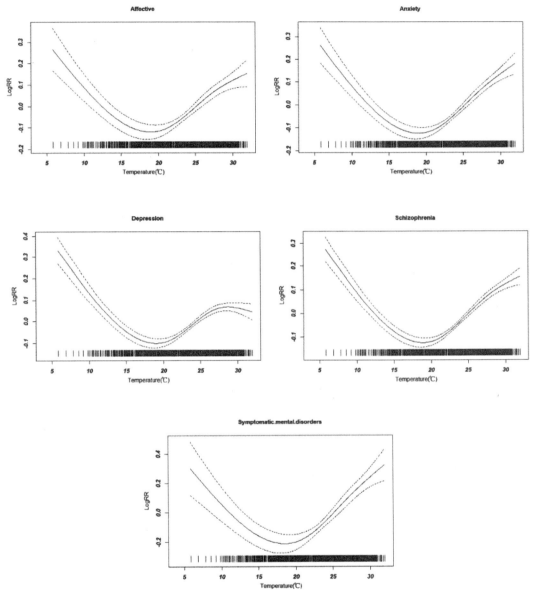

图 6-7 温度与 5 种精神病发病关系

二、小结

本节基于时间分层病例交叉设计探讨温度与精神疾病发病的关系,此分析方法很好地控制了重叠偏倚和长期趋势、季节性等时间因素。

第三节   时间分层病例交叉设计结合分布滞后非线性模型

分布滞后非线性模型（distributed lag nonlinear model，DLNM）可用于同时处理温度（或空气污染）对死亡率或发病率影响非线性且存在滞后效应的情况。将 DLNM 与病例交叉设计结合使用，可结合病例交叉设计自身对照的优点，同时对暴露因素进行非线性的滞后效应评估。需要注意的是，本节列举的病例交叉设计的分析方法与第一节的有所不同，是基于广义线性模型的 DLNM 的病例交叉设计分析方法。

一、案例分析

（一）资料收集和整理

此节用到的数据库与第一节相同，纳入的变量包括：①疾病数据，基础信息一般包括每日发病数或者每日死亡数、发病或死亡发生日期；②人口学特点（年龄、性别等）；③气象数据包括环境温度、环境湿度和日照时间等；④污染数据包括细颗粒物（$PM_{2.5}$）、二氧化氮（NO_2）和臭氧（O_3）等。检查核对数据的完整性和真实性，对于缺失值和极端值可采用多重填补、均数替代等方法填充替代，资料收集完成后将数据整合成时间序列资料并保存。此节用到的数据库与第一节相同，因此描述性分析在此节中不再赘述。

（二）模型构建

病例交叉设计结合 DLNM 的分析方法需要首先拟合时间分层变量，是在同一时间层内使病例期和对照期处于同一年、同一个月、同一个星期几。其次，需要对暴露因素进行交叉参数转换，构建模型。

R 语言代码如下：

```
## 载入本节用到的包
> packages=c('plyr','tidyr','ggplot2','tsModel',
    'chron','lubridate','reshape2','dplyr','gridExtra',
    'mgcv','stringr','epiDisplay','splines','plyr','zoo',
    'dlnm','stringi','survival')
> lapply(packages, library, character.only=T)
## 导入数据
> data <- read.csv("…\\data.csv")
> data$date <- as.Date(data$date)
> data$dow <- as.factor(lubridate::wday(data$date))
> data$time <- 1:length(data$date)
## 构建时间分层变量
## 创建 " 年 " 变量
> data$year<-as.numeric(format(data$date,"%Y"))
## 创建 " 月 " 变量
>data$month<-as.numeric(format(data$date,"%m"))
## 构建病例交叉分层
> data$strata<-data$year*100+data$month
```

构建暴露因素交叉参数,最大滞后设为 30 天,采用自然立方样条函数(natural spline),自由度均为 3;温度采用均匀结点分布,滞后采用 log 均分:

```
> varknots<-equalknots(data$temp,fun="ns",df=3)
> logknots<-logknots(10,fun="ns",df=3)
> temp.basis<-crossbasis(data$temp,
    lag=10,argvar=list(knots=varknots),
    arglag=list(knots=logknots))
## 基于广义线性函数构建模型
> model.1<-glm(Depression~temp.basis+as.factor(strata)
    +ns(no2,3)+ns(so2,3)+ns(o3,3)+ns(pm25,3)+ ns(rhu,df=3)+
    ns(time,6*2)+as.factor(dow)+ph, family=quasipoisson(),data= data)
> temp.pred.Depression<-crosspred(temp.basis,model.1,
    cumul=TRUE,cen=16,by=1,bylag=1)
```

计算最小效应值,将所有 *RR* 值转为矩阵并存在 min.effect 中,获得最小值所在的行和列,以最小效应的温度为参考值重新构建预测模型:

```
> min.effect<-as.matrix(temp.pred.Depression$allRRfit)
> which(a==min(min.effect),arr.ind=T)
> temp.pred.Depression<-crosspred(temp.basis,model.1,
    cumul=TRUE,cen=16,by=1,bylag=1)
```

(三)结果分析

绘制剂量 - 反应曲线(图 6-8),展示温度与发病风险的关联性,由图 6-8 可知,温度与发病风险呈现非线性关联,低温与高温环境均会增加精神疾病的发病风险。

R 语言代码如下:

```
> plot(temp.pred.Affective,"overall",font.lab=2,
    lty=1,lwd=3,mgp=c(1.8,1,0),ylim=c(0.5,6),col=rgb(0,90,171,255,maxColorValue=
    255),ci.arg=list(col=rgb(0,90,171,20,maxColorValue=255)),main="",
    xlab="Temperature (°C)", ylab=" Relative Risk ",bty="o")
```

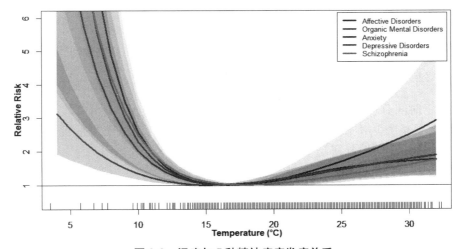

图 6-8　温度与 5 种精神疾病发病关系

以 3D 剂量 - 反应曲线（图 6-9）展示温度的滞后效应与抑郁发病风险的关联性，由图 6-9 可知，温度与抑郁发病风险呈现非线性关联，低温与高温环境均能增加抑郁的发病风险，并且随着滞后天数增加，发病风险在第 10 天达到最大的风险效应。

R 语言代码如下：

```
> plot(temp.pred.Depression,"3d",zlab="Relative Risk",r=90, d=0.3, font.lab=2,
    shade = NA,cex.lab=1.2,
    mai=c("Depressive Disorders"),
    col = "white", xlab="Temperature(°C)",
    expand=0.6,lwd=0.5)
```

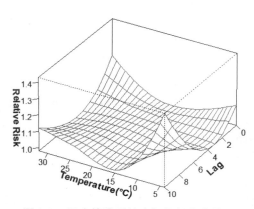

图 6-9　温度的滞后效应与抑郁发病关系

（四）计算 *OR* 值

```
## 计算在不同百分位数下的滞后总体效应
> quantile(data$temp,0.85,na.rm = T)
> quantile(data$temp,0.15,na.rm = T)
> cbind(temp.pred.Depression$allRRfit, temp.pred.Depression$allRRlow,
temp.pred.Depression$allRRhigh)["29",]
> cbind(temp.pred.Depression$allRRfit ,
temp.pred.Depression$allRRlow, temp.pred.Depression$allRRhigh)["17",]
```

二、小结

本节基于时间分层病例交叉设计结合分布滞后非线性模型探讨温度与精神疾病发病之间的关系，此分析方法不仅结合了病例交叉设计的优点，同时还可以对暴露因素进行滞后效应的分析，适用于急性暴露与结局呈现非线性的分析。

第四节　基于个体的时间分层病例交叉设计

前述的两种时间分层病例交叉设计研究方法是以城市水平的暴露测量数据反映个体的暴露。这种生态学研究以多个个体"集合"而成的群体（组）为观察和分析的单位，根据集合单位的分析结果作关于个体的推断所带来的生态学谬误是其最主要的缺点。随着卫星遥感技术、地基观测技术、大气再分析技术和模式模拟资料等大数据的产生和发展，近年来不断涌现出各种应用人工智能技术生成的高分辨率、高覆盖率、长时间尺度的环境监测数据。目前，被广泛应用在环境流行病学领域的环境数据有全球气候第五代大气再分析数据（ERA5）、中国高分辨率高质量近地表空气污染物（CHAP）数据集等。本节将基于个体居住地址，结合高分辨率的环境再生数据进行个体水平暴露评估，介绍基于个体的时间分层病例交叉设计在 R 语言中的实现。

一、案例分析

（一）资料收集和整理

基于个体的地址信息可通过以下代码实现个体地理编码，即将详细结构化的地址转换为经度和纬度。根据研究需要，地址信息可为长期居住地址、住院院区地址、工作场所所在地址等。以下展示的代码是根据百度地图进行坐标拾取的，其中，**YOUR API** 需要在百度地图开放平台中申请。

```
> url <- paste("http: //api.map.baidu.com/geocoding/v3/?address=广州市中山二路74号&city=广州市&output=json&ak=YOUR API Key&callback=showLocation",sep="")
> web <- read_html(url)
> xmldoc <- xmlRoot(xmlParse(web, encoding="UTF-8"))
> rootnode <- xmlRoot(xmldoc)
> res <- xmlValue(rootnode)
```

根据以上代码，可获得目标地址的经度为 113.295 3°，纬度为 23.132 8°。该坐标是根据百度地图投影（BD-09）获取的，为了与环境数据进行匹配，还须将坐标转化为与环境数据一致的投影（WGS-84）。所用代码如下：

```
> install.packages("geoChina")
> library(geoChina)
> bd2wgs(23.1328, 113.2953)
```

获取个体地址地理编码后，可进一步进行基于个体水平的精确暴露评估。目前网络上可获取的环境高精度数据格式主要有 nc 格式和 tiff 格式两种，为栅格数据的常见储存形式。栅格数据就是将空间分割成有规律的网格，每一个网格为一个单元，并在各单元上赋予相应的属性值来表示实体的一种数据形式。这里我们采用的方式是将这两种数据格式进行提取并转化为数据框，用于后续的暴露评估分析。将 nc 格式或 tiff 格式数据转化为数据框的 R 语言代码如下：

```
> library(ncdf4)
> library(raster)
> ncfile<-nc_open("./YOUR_DATA.nc")
## 获取 NC 数据中的变量名称
> names(ncfile$var)
> nc_raster = raster(ncfile, varname = 't2m')
> df_tgr = as.data.frame(nc_raster,xy = T)
> library(raster)
```

```
> ntl_nc = raster('.\\YOUR_DATA.tif') %>%
rasterToPoints()
```

（二）暴露评估及模型构建

在环境流行病学中，采用栅格数据进行基于个体水平的暴露评估常用到的方法有双线性插值和根据缓冲区计算均值等方法。其中，以双线性插值的应用最为广泛，该评估方法综合考虑了暴露评估位点与邻近四个栅格点的距离，以距离为权重进行暴露评估。其原理如下：假如想获取患者地址位点 $P=(x,y)$ 的值，而已知栅格数据中 $Q11=(x1,y1)$、$Q12=(x1,y2)$、$Q21=(x2,y1)$ 以及 $Q22=(x2,y2)$ 四个点的值（图 6-10），那么可以通过以下公式计算地址位点 P 的暴露浓度。

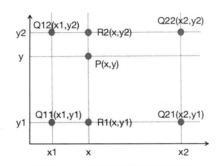

图 6-10　双线性插值原理展示

x 方向单线性插值：

$$f(R_1) = \frac{x_2-x}{x_2-x_1} f(Q_{11}) + \frac{x-x_1}{x_2-x_1} f(Q_{21})$$

$$f(R_2) = \frac{x_2-x}{x_2-x_1} f(Q_{12}) + \frac{x-x_1}{x_2-x_1} f(Q_{22})$$

y 方向单线性插值：

$$f(P) = \frac{y_2-y}{y_2-y_1} f(R_1) + \frac{y-y_1}{y_2-y_1} f(R_2)$$

在 R 软件中的操作，可根据以下代码实现：

```
## 创建 raster 数据集
> library(raster)
> set.seed(15)
> df <- data.frame( x = rep(0: 3,each=4),
                    y = rep(0: 3,time=4),
                    value = rnorm(16))
> r <- rasterFromXYZ(df[,c(1,2,3)])
> estimate <- cbind(1.25,1.25)
> result <- extract(r, estimate,
                    method="bilinear")
> result
```

（三）结果展示

本节基于个体暴露的时间分层病例交叉设计采用条件 Logistics 回归进行分析。其数据结构如图 6-11 所示，例如 ID=1 的患者，在 2016 年 1 月 18 日发病，为病例期（status=1），根据前述时间分层的原理，我们将同一年同一月同一星期几作为其对照期（status =0）。通过上一部分介绍的暴露评估方法，我们可以分别获取病例期和对照期的暴露数据，包括温度、湿度、空气污染等。

	index	status	stratum	weights	temp	temp.1	temp.2	temp.3	temp.01	temp.02	temp.03	rhu	pm25
1	1	1	1	66	18.2	NA	NA	NA	NA	NA	NA	69	56.978355
2	8	0	1	66	17.9	18.1	20.6	20.4	18.00	18.866667	19.250	68	34.776000
3	15	0	1	66	13.6	14.2	15.2	15.7	13.90	14.333333	14.675	93	27.581749
4	22	0	1	66	11.2	14.8	15.0	15.0	13.00	13.666667	14.000	92	13.053030
5	29	0	1	66	16.9	15.1	10.3	7.3	16.00	14.100000	12.400	93	12.909091
6	2	1	2	107	18.7	18.2	NA	NA	18.45	NA	NA	76	73.054167
7	9	0	2	107	17.2	17.9	18.1	20.6	17.55	17.733333	18.450	73	34.700000
8	16	0	2	107	15.9	13.6	14.2	15.2	14.75	14.566667	14.725	92	29.825758
9	23	0	2	107	6.7	11.2	14.8	15.0	8.95	10.900000	11.925	75	19.700855
10	30	0	2	107	17.7	16.9	15.1	10.3	17.30	16.566667	15.000	85	24.227273

图 6-11 时间分层数据框中的部分数据

```
> library(survival)
> fit <- clogit(status ~ temp + rhu + pm25 +
    strata(stratum), data = dataexp)
> summary(fit)
```

结果见表 6-2：

表 6-2 环境温度与精神疾病发病的关联性

疾病	OR（95% CI）
抑郁症	1.15（1.07, 1.35）
器质性精神障碍	1.42（1.13, 1.74）
焦虑	1.25（1.07, 1.39）
精神分裂症	1.13（1.05, 1.34）
情感性精神障碍	1.35（1.07, 1.49）

二、小结

本节基于个体暴露进行时间分层病例交叉设计，探讨温度与精神疾病发病之间的关系，此分析方法在传统生态学研究的基础上更加精确地评估了个体的暴露。在个体水平上进行关联推断，不仅结合了病例交叉设计的优点，同时相对于群体水平的暴露分析而言，该方法在很大程度上提高了效应推断的可靠性。目前该方法被广泛应用在环境流行病学领域的分析中。

扫描二维码
获取本章案
例数据

总结

　　病例交叉设计的优点在于：①以自身作为对照，避免了病例和对照之间的匹配困难度，提高了病例和对照组特征上的一致性；②作为病例对照研究的一种特殊衍生类型，病例交叉设计同样具有病例对照研究的优点，适用于发病数少的研究；③减少样本量，大大提高了研究效率。尽管病例交叉设计在传统意义上的病例对照研究基础上改进了许多缺陷，但还存在许多其他局限性，这些局限性也对研究结果产生一定的干扰。例如，如果病例交叉设计用于研究暴露率非常低（或非常高）的危险因素，可能导致研究结果不稳定或不可靠。另外，如果危险因素不是随时序变化的，即只有少数受试者在观察期间出现暴露和未暴露之间的切换，将导致病例期和对照期暴露评估缺少可比性，从而影响检验效应。同时，与泊松回归时间序列分析相比会降低检验效率。

　　本章阐述了病例交叉设计的原理和建模方法及其在 R 语言的应用。随着环境流行病学的发展，病例交叉设计会逐渐在该领域凸显出其独特的优势，成为现代流行病学方法学的重要部分。

（张仕玉　李欢　罗斌）

第七章
队 列 研 究

队列研究（cohort study），亦称作前瞻性研究（prospective study）、随访研究（follow-up study）和纵向研究（longitudinal study）等，是分析流行病学研究中常用的一种由因及果的观察性研究方法。它通过将人群按是否暴露于某因素及其暴露程度分为不同的亚组，追踪并分析各组结局发生情况的差异，从而判定该因素与结局有无关联及其关联大小。队列研究具有以下特点：①属于观察法；②设立对照；③由"因"及"果"；④能检验暴露与结局的因果关系。

根据研究对象进入队列及终止观察的时间不同，队列研究可分为前瞻性队列研究（prospective cohort study）、历史性队列研究（historical cohort study）和双向性队列研究（ambispective cohort study）三种。

队列研究的设计与实施主要包括以下几个方面：①确定研究的暴露和结局；②确定研究现场；③确定研究人群及样本量；④资料的收集和随访；⑤质量控制。

第一节　队列研究中的生存分析

在横断面研究和病例对照研究中，我们只考虑结局事件的发生与否，但在许多情况下我们还需考虑结局事件发生时间的长短，例如晚期肺癌患者的生存时间。在队列研究中，我们从某一个时间点纳入研究对象（如肺癌患者），然后对他们进行随访，直至观察到结局事件（如死亡）的出现。通过采用生存分析的方法，我们不仅可以分析随访对象结局事件出现与否，还可分析结局出现时间的长短。

一、基本概念

生存分析（survival analysis）是将结局事件的出现与否和出现结局所经历的时间结合起来分析的一种统计分析方法。

生存时间（survival time）的定义较为广泛，通常指从研究开始至结局事件发生期间的时间长度。其要素可包括：①观察起点；②结局事件；③时间长度。通常情况下，根据研究目的的不同，观察起点可以是发病时间、首次确诊时间、开始治疗时间等；结局事件则可以是痊愈、死亡、复发或疾病的发生等；时间长度代表从观察起点到结局事件发生之间所经过的时间，例如暴露于某种有害因素至疾病发生的时间、晚期癌症患者从确诊至死亡的时间、患者从开始治疗至痊愈的时间等。生存时间的度量单位可以是年、月、天、小时等。

完全数据（complete data）是指在队列研究的随访期间内，观察到某些研究对象出现了预期结局,即经历了从观察起点到出现结局事件的数据。

删失数据(censored data)是指在队列研究的随访期间内,由于某种原因未能观察到某些研究对象的预期结局事件,并不知道确切生存时间的数据。

生存时间通常不服从正态分布,而且临床研究中较难获得全部研究对象生存时间的完全数据。

二、生存数据案例

我们以 R 软件中"survival"包自带的 lung 测试数据集为例,对生存数据作简单介绍。该程序包主要集成了生存分析的核心程序,包括生存分析中对象的定义函数以及 Kaplan-Meier 曲线和 Aalen-Johansen 曲线、Cox 比例风险模型和参数加速失效时间(parametric accelerated failure time)模型等相关函数。

加载"survival"程序包后运行"?lung"可获取该数据集基本信息:

1. 数据集全称　NCCTG Lung Cancer Data。

2. 基本情况介绍　美国中、北部癌症治疗小组晚期肺癌患者的生存率。通过患者的活动表现评分评估其日常活动能力。

3. 变量赋值表　见表 7-1。

表 7-1　lung 测试数据集的变量赋值

序号	变量名	因素	单位或分组
1	inst	医院编码	
2	time	生存时间	从开始观察至观察结束所经历的天数
3	status	删失情况	1= 删失,2= 死亡
4	age	年龄	岁
5	sex	性别	1= 男性,2= 女性
6	ph.ecog	ECOG 评分	0= 好,5= 差
7	ph.karno	Karnofsky 医师评分	0= 差,100= 好
8	pat.karno	Karnofsky 患者自评分	0= 差,100= 好
9	meal.cal	膳食能量	J
10	wt.loss	过去 6 个月中的体重下降	kg

```
## 加载 survival 程序包
> library(survival)
## 查看样例数据的基本情况
> ?lung
## 查看样例数据前 6 行信息
> head(lung)
  inst time status age sex ph.ecog ph.karno pat.karno meal.cal wt.loss
     3  306      2  74   1       1       90       100     4918      NA
     3  455      2  68   1       0       90        90     5128      15
     3 1010      1  56   1       0       90        90       NA      15
```

三、使用 R 软件进行生存分析

R 软件中的许多程序包可用于进行生存分析，其中最常用的是"survival"，而"survminer"则可用于对分析结果进行可视化展示。

（一）Kaplan-Meier 分析

1. 数据准备　本部分以"survival"包自带的 lung 测试数据集作为样例数据进行展示分析。

2. 变量基本统计描述

\#\# 加载 survival 程序包

```
> library(survival)
```

\#\# 对样例数据进行基本统计描述

```
> summary(lung)
```

3. 采用 Kaplan-Meier 方法进行生存分析

（1）分析研究对象的总体生存概率

\#\# 构建生存分析模型

```
> m1<-survfit(Surv(time, status)~1, data=lung)
```

\#\# 结果整理成数据库格式，其中 time 代表生存时间，risk 代表风险人数，n.event 代表发病人数，n.censor 代表删失人数，surv 代表生存概率，upper 和 lower 代表生存概率 95% 置信区间的上界置和下界值

```
> table<-data.frame(time=m1$time, risk=m1$n.risk,
    event=m1$n.event, censor=m1$n.censor,
    surv=m1$surv, upper=m1$upper, lower=m1$lower)
> head(table)
```

	time	risk	event	censor	surv	upper	lower
1	5	228	1	0	0.995614	1	0.9870734
2	11	227	3	0	0.9824561	0.999646	0.9655619
3	12	224	1	0	0.9780702	0.9972662	0.9592437

（2）绘制全部纳入对象的生存曲线（Kaplan-Meier 曲线）：在上个步骤中生成的数据表包含了不同时间点的生存概率等信息，我们可以使用这些信息画图，也可以直接使用自带"plot()"函数生成生存曲线（图 7-1），代码如下：

```
> plot(m1, conf.int= T, xlab ="Time",ylab = "survival")
```

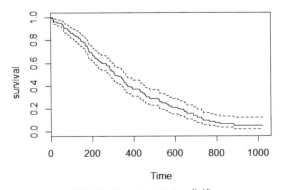

图 7-1　Kaplan-Meier 曲线

另外，"survminer"包也可用于生存曲线绘制（图 7-2），代码如下：

加载 survminer 程序包

```
> library(survminer)
```

绘制生存曲线，m1 表示生存分析模型，conf.int=T 代表显示置信区间，median.line= "hv" 表示显示中位生存时间

```
> ggsurvplot(m1, conf.int=T, surv.median.line = "hv")
```

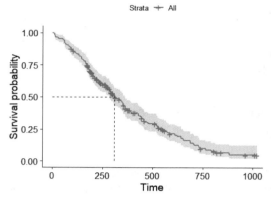

图 7-2   survminer 程序包生成的生存曲线

（3）分析不同组别研究对象的生存概率：可以按性别分组，采用 Kaplan-Meier 方法分别估计男性和女性的生存概率。

分析 sex 变量与生存时间的关系（单因素）

```
> m1<-survfit(Surv(time, status)~sex, data=lung)
> table<-data.frame(time=m1$time, risk=m1$n.risk,
                event=m1$n.event, censor=m1$n.censor,
                surv=m1$surv, upper=m1$upper,
                lower=m1$lower)
> head(table)
```

	time	risk	event	censor	surv	upper	lower
1	11	138	3	0	0.9782609	1	0.9542301
2	12	135	1	0	0.9710145	0.9994124	0.9434235
3	13	134	2	0	0.9565217	0.9911586	0.9230952

结果显示，相较于女性，男性在随访 11 天时有 3 人死亡，累积生存概率为 0.978，生存概率的 95% 置信区间为 0.954～1.000。

（4）使用"survminer"程序包按性别分组绘制生存曲线：同上，已生成的数据表包含了不同时间点的生存概率等信息，可以使用这些信息直接画图。"survminer"包还提供了一种更为方便的生存曲线绘制方法，绘制结果如图 7-3 所示。代码如下：

加载 survminer 程序包

```
> library(survminer)
> ggsurvplot(m1, pval=T, conf.int=T,
        surv.median.line = "hv",
        legend.labs=c('Male', 'Female'))
```

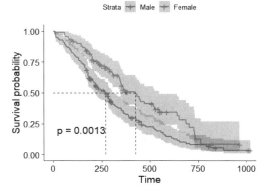

图 7-3　使用 survminer 程序包按性别分组绘制生存曲线

4. 不同生存曲线的比较　Log-rank 检验是比较两组或多组生存曲线差异的最常用方法，在以下例子中，我们通过"survival"包中的"survdiff()"函数对不同性别的生存曲线进行 Log-rank 检验。

```
## rho=0 表示采用对数秩（log-rank）或 Mantel-Haenszel 法进行检验
> survdiff(Surv(time, status)~sex, data=lung, rho=0)
Call:
 survdiff(formula = Surv(time, status) ~ sex, data = lung, rho = 0)

        N    Observed    Expected    (O-E)^2/E    (O-E)^2/V
sex=1   138  112         91.6        4.55         10.3
sex=2   90   53          73.4        5.68         10.3

 Chisq= 10.3  on 1 degrees of freedom, p= 0.001
```

结果显示 $P = 0.001 < 0.05$，可认为男性和女性生存率的差异具有统计学意义。

（二）Cox 比例风险回归模型

目前对生存资料的多因素分析最常采用的是 Cox 比例风险回归模型（Cox's proportional hazards regression model），简称 Cox 回归模型。Cox 回归模型可同时将结局事件和生存时间作为因变量，同时处理多个因素对生存时间的影响，并且不需要资料服从特定的分布类型，其公式如下：

$$h(t, X) = h_0(t) \times exp^{\beta_1 X_1 + \beta_2 X_2 + \cdots + \beta_p X_p}$$

对上式进行移项及 log 转换后，可得到：

$$\ln \frac{h(t, X)}{h_0(t)} = \beta_1 X_1 + \beta_2 X_2 + \cdots + \beta_p X_p$$

关于该公式的参考资料有很多，本书不作详细介绍，仅对风险比（hazard ratio, HR）的计算及其意义说明如下：

$$HR = \exp(\beta),$$

当 $HR = 1$ 时，代表研究因素对生存时间无影响；

当 $HR > 1$ 时，代表风险增加，研究因素使生存时间减少；

当 $HR < 1$ 时，代表风险降低，研究因素使生存时间增加。

我们可以通过 R 软件中的"survival"程序包实现 Cox 回归分析，其步骤如下：

1. 数据准备

加载 survival 程序包

```
> library(survival)
```

查看样例数据的基本情况

```
> ?lung
```

查看样例数据前五行信息

```
> head(lung)
```

对样例数据进行基本统计描述

```
> summary(lung)
```

2. Cox 回归分析

分析 age 变量与生存时间的关系（单因素）

```
> m1<-coxph(Surv(time, status)~age, data=lung)
```

查看模型结果

```
> summary(m1)
Call:
 coxph(formula = Surv(time, status) ~ age, data = lung)
 n= 228, number of events= 165


            coef      exp(coef)    se(coef)     z         Pr(>|z|)
age         0.01872   1.018897     0.009199     2.035     0.0419 *
 ---
 Signif. codes:  0 '***' 0.001 '**' 0.01 '*' 0.05 '.' 0.1 ' ' 1


            exp(coef)    exp(-coef)    lower .95    upper .95
     age    1.019        0.9815        1.001        1.037


 Concordance= 0.55  (se = 0.026 )
 Rsquare= 0.018   (max possible= 0.999 )
 Likelihood ratio test= 4.24  on 1 df,   p=0.04
 Wald test           = 4.14  on 1 df,   p=0.04
 Score (logrank) test = 4.15  on 1 df,   p=0.04
```

同时分析多个变量与生存时间的关系（多因素）

```
> m2<-coxph(Surv(time, status)~age+sex+wt.loss, data=lung)
```

查看模型结果

```
> summary(m2)
 Call:
 coxph(formula = Surv(time, status) ~ age + sex + wt.loss, data = lung)
 n= 214, number of events= 152
 (14 observations deleted due to missingness)
```

```
            coef        exp(coef)    se(coef)     z        Pr(>|z|)
age         0.0200882   1.0202913    0.0096644    2.079    0.0377 *
sex        -0.5210319   0.5939074    0.1743541   -2.988    0.0028 **
wt.loss     0.0007596   1.0007599    0.0061934    0.123    0.9024
-
--
 Signif. codes:  0 '***' 0.001 '**' 0.01 '*' 0.05 '.' 0.1 ' ' 1
            exp(coef)   exp(-coef)   lower .95    upper .95
age         1.0203      0.9801       1.0011       1.0398
sex         0.5939      1.6838       0.422        0.8359
wt.loss     1.0008      0.9992       0.9887       1.013


Concordance= 0.612 (se = 0.027 )
Rsquare= 0.066 (max possible= 0.998 )
 Likelihood ratio test= 14.67 on 3 df, p=0.002
 Wald test = 13.98 on 3 df, p=0.003
 Score (logrank) test = 14.24 on 3 df, p=0.003
```

3. 模型结果解释　查看模型参数：以模型 m2 的结果为例，可见 Likelihood ratio test、Wald test 和 logrank test 这三个模型参数的 P 值均小于 0.05，说明该模型统计学意义显著，具有较好代表性，模型参数中包括了能够显著影响生存时间的因素。

查看每个自变量的 P 值：以模型 m2 的结果为例，可见 age 和 sex 变量的 P 值小于 0.05，而 wt.loss 的 P 值大于 0.05，说明年龄和性别对生存时间的影响更加显著。

查看自变量的 coef 和 HR 等指标，以模型 m2 的结果为例：展示结果中的 coef 代表回归公式中的 β，即偏回归系数。age 变量的 coef>0，说明生存时间随患者年龄的增加而减少；sex 变量的 coef<0，因为该数据集男性对象 sex 变量编码为 1，女性对象 sex 变量编码为 2，此结果说明女性患者的生存时间较男性要长。展示结果中的 exp（coef）代表 HR。age 变量的 HR=1.020 3，说明患者年龄每增加 1 岁，其死亡风险增加 2.03%；sex 变量的 HR= 0.593 9，说明女性患者的死亡风险为男性患者的 59.39%，即女性患者的死亡风险相比男性患者下降了 40.61%。

此外，应用 R 软件"epiDisplay"程序包中的"cox.display ()"函数，可直接查看多因素模型中各变量的效应值，同时还可以展示模型中各变量在单因素分析的效应值，代码如下：

```
> library(epiDisplay)
> m2<-coxph(Surv(time, status)~age+sex+wt.loss, data=lung)
> cox.display(m2,crude = TRUE, crude.p.value=TRUE)


Cox's proportional hazard model on time ('time') to event ('status')
                     crude HR(95%CI)    crude P    adj. HR(95%CI)    P
                                        value                        (Wald's test)
age (cont. var.)     1.02 (1,1.04)      0.042      1.02 (1,1.04)     0.038
sex (cont. var.)     0.59 (0.42,0.82)   0.001      0.59 (0.42,0.84)  0.003
wt.loss (cont. var.) 1.0013             0.828      1.0008            0.902
                     (0.9895,1.0133)               (0.9887,1.013)
                     P(LR-test)
```

```
age (cont. var.)      0.035
sex (cont. var.)      0.002
wt.loss (cont. var.) 0.903
No. of observations =214
```

输出结果中的 crude HR 即为各变量进行单因素分析时的效应值,adj.HR 表示各变量在该多因素模型中的调整效应值

需要注意的是,在模型中直接放入连续型变量输出结果为该变量每增加一个单位的效应值,有时我们希望查看某连续型变量每增加 n 个单位的效应值,此时可利用"I()"转换符号在模型中对该变量进行处理。例如,如果我们想要得到年龄每增加 5 岁的效应值,可将模型中的 age 替换为 I(age/5),此时模型输出结果即为年龄每增加 5 岁的效应。

4. 模型诊断　Cox 回归需要满足比例风险假定(assumption of proportional hazard,简称 PH 假定)。当生存曲线不存在交叉时,说明该自变量满足 PH 假定,可直接应用 Cox 回归模型,反之则提示不适用 Cox 回归模型。

此外,我们还可以通过残差法对建立后的 Cox 回归模型进行诊断。以上述 m2 模型为例,具体检验方法如下:

(1)Schoenfeld 残差:适用于检验模型是否符合 PH 假定。可通过"survival"包中的"cox.zph()"函数进行假设检验,并通过"survminer"包中的"ggcoxzph()"函数进行图形诊断(图 7-4)。

```
> cox.zph(m2)
              rho        chisq        p
  age       -0.0483      0.5077      0.48
  sex        0.1265      2.5489      0.11
  wt.loss    0.0126      0.0144      0.90
  GLOBAL      NA         3.0051      0.39
> ggcoxzph(cox.zph(m2))
```

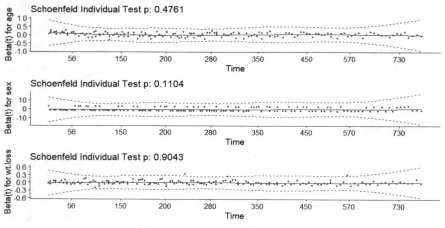

图 7-4　Schoenfeld 残差图示例

图 7-4 为各协变量随时间变化的 Schoenfeld 残差图。在模型符合 PH 假定的情况下,Schoenfeld 残差与时间相互独立,在图中的分布较为均匀;而在模型不符合 PH 假定的情况

下，Schoenfeld 残差与时间相关，从而可在图中表现出相关趋势。上图中各变量均未表现出明显的时间相关趋势，因此我们可以认为该 Cox 回归模型符合 PH 假定。

（2）Deviance 残差：适用于识别异常值。可通过"survmine"包中的"ggcoxdiagnostics()"函数进行图形诊断图 7-5 为 Deviance 残差示例，图 7-6 为异常值检测结果。

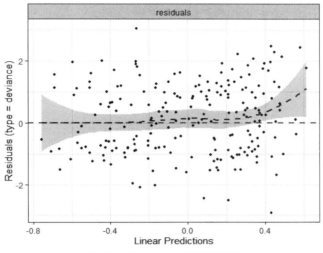

图 7-5　Deviance 残差图示例

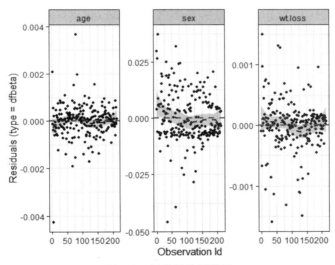

图 7-6　异常值检测结果

```
## Deviance 残差图
> ggcoxdiagnostics(m2, type = "deviance")
```

从图 7-5 可见 Deviance 残差的分布较为均匀，另外未发现明显单独影响的观察结果。

```
## 异常值检测
## type 可选项：martingale, deviance, score, schoenfeld, dfbeta, dfbetas,
scaledsch, partial)
> ggcoxdiagnostics(m2, type = "dfbeta")
```

（3）Martingale 残差：通过单连续协变量绘制 Martingale 残差图，可检验比例风险对数值与协变量之间的非线性关系。下面以 age 变量为例，通过"survminer"包中的"ggcoxfunctional()"函数进行图形诊断（图 7-7）。

```
> ggcoxfunctional(Surv(time, status) ~ age + log(age) + sqrt(age), data = lung)
```

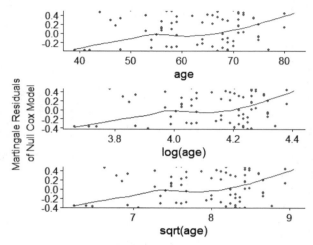

图 7-7　Martingale 残差图示例

图 7-7 中趋势线不是严格的截距为 0、斜率为 1 的直线，提示存在一定程度的非线性关系。

（三）绘制按性别分组的生存曲线

加载 survminer 程序包

```
> library(survminer)
```

构建模拟数据集

```
> cruve<-with(lung, data.frame(sex=c(1, 2), age=c(60, 60),
wt.loss=rep(mean(wt.loss, na.rm = TRUE), 2)))
```

查看模拟数据集

```
> cruve
```

	sex	age	wt.loss
1	1	60	9.831776
2	2	60	9.831776

进行预测分析

```
> fit<-survfit(m2, newdata = cruve)
```

绘制生存曲线（图 7-8）

```
>ggsurvplot(fit, data = lung, pval = "HR=0.59",
conf.int=T, surv.median.line = "hv",
legend.labs=c('Male', 'Female'))
```

（四）Cox 时变系数模型

Cox 时变系数模型（time-dependent Cox regression model），又称含时间依存协变量的 Cox 回归模型（Cox regression model with time-varying covariates），是一种非比例风险模型（non-proportional hazard model），即协变量对结局的影响可能随着时间的变化而变化。Cox

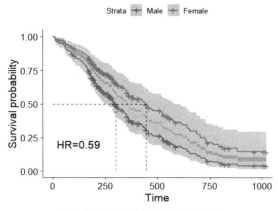

图 7-8　按性别分组的生存曲线

时变系数模型中不满足 PH 假定的协变量则被定义为时间依存协变量。当模型中时间依存协变量的取值不随时间的变化而变化，而其系数 β 随时间的变化而改变时，我们称之为外在时间依存协变量，其可表示如下：

$$h(X, t) = h(t)\, e^{\alpha X + \beta Xt}$$

同样地，我们可通过 R 软件中的"survival"程序包及 lung 数据集实现 Cox 时变系数模型分析，其具体步骤如下：

1. 数据准备

加载 survival 程序包

```
> library(survival)
```

查看案例数据的基本情况

```
> ?lung
```

查看案例数据前 6 行信息

```
> head(lung)
```

对样例数据进行基本统计描述

```
> summary(lung)
```

2. 检查 PH 假设

拟合一个正常的 cox 模型

```
> m1<- coxph(Surv(time, status) ~age+sex+ph.karno,data=lung)
```

使用 survival 包的 "cox.zph()" 函数检查以上模型的 PH 假设

```
> ph <- cox.zph(m1)
> ph
```

	chisq	df	p
age	0.478	1	0.4892
sex	3.085	1	0.079
ph.karno	8.017	1	0.0046
GLOBAL	10.359	3	0.0157

在上述运算结果中，可以看到 ph.karno 变量 P 值小于 0.05，说明其未满足 PH 假定；且全局显著性检验 P 值也小于 0.05，说明模型拟合度较差。

3. 绘制 ph.karno 变量的时间依存关系示意图

```
## 绘图
> plot(ph[3])
## 添加参考线（图7-9）
> abline(0, 0, col=1, lty=3)
> abline(h=m1$coef[2], col=3, lty=2)
> legend("bottomright", legend=c('零效应', "平均风险", "时间依存风险"),
  lty=c(3,2,1), col=c(1,3,1), cex=0.5)
```

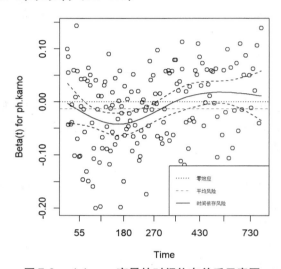

图 7-9　ph.karno 变量的时间依存关系示意图

在图 7-9 中，"零效应"参考线代表 ph.karno 无效的情况，即系数值为 0；"平均风险"参考线代表 ph.karno 的平均效应值；"时间依存风险"参考线及其 95% 置信区间代表 ph.karno 效应随时间变化而变化的情况。通过对曲线进行分析，可发现协变量效应会随时间推移而变强或变弱，大约在第 180 天和第 350 天两个时间点发生明显转折。因此，可考虑根据这两个时间点将研究时间分为三个区间，使得每个区间内部大致满足 PH 假定，可按时间区间分层并分别开展 Cox 回归分析。

4. 按时间区间分层的 Cox 回归分析

```
## 使用 survSplit 函数进行分段，并生成时间段类别变量 time.cat
> lung2<- survSplit(Surv(time, status) ~ .,
                    data= lung, cut=c(180,350),
                    episode= "time.cat", id="id")
```

在上述代码中生成的 lung2 数据集中，时间被分割成 (0, 180)、[180, 350) 和 [350, 455) 三个区间，分别对应 time.cat 变量的赋值1，2 和3。

```
## 使用分段后的数据集 lung2 进行模型拟合，建立 ph.karno 和 time.cat 交互分层
> m2<- coxph(Surv(tstart, time, status) ~
            age + sex + ph.karno:strata(time.cat),
            data=lung2)
```

```
## 查看模型拟合结果
> m2
Call:
coxph(formula = Surv(tstart, time, status) ~ age + sex +
ph.karno:strata(time.cat), data = lung2)
                           coef       exp(coef)   se(coef)    z        p
age                        0.01305    1.013136    0.009468    1.378    0.168106
sex                        -0.515518  0.597191    0.167623    -3.075   0.002102
ph.karno:strata(time.      -0.035011  0.965594    0.009625    -3.638   0.000275
cat)time.cat=1
ph.karno:strata(time.      -0.009985  0.990065    0.011054    -0.903   0.366364
cat)time.cat=2
ph.karno:strata(time.      0.003973   1.003981    0.009872    0.402    0.68734
.cat)time.cat=3

Likelihood ratio test=27.2  on 5 df, p=5.211e-05
n= 460, number of events= 164

##PH 假设评估
> cox.zph(m2)
                            chisq        df       p
age                         0.000321     1        0.99
sex                         2.531266     1        0.11
ph.karno:strata(time.cat)   4.840271     3        0.18
GLOBAL                      7.315512     5        0.20
```

上述结果显示，当 time.cat 在分层 1（0，180）时 ph.karno 的系数显著，*HR*=0.965 594。对 PH 假定进行评估时，ph.karno 变量和全局显著性检验 *P* 值均大于 0.05，说明可满足 PH 假定，且模型拟合度较好。

　　5. 计算时变效应系数　我们可以根据实际情况，应用"coxph()"函数中的 *tt* 参数指定对 ph.karno 变量进行具体时间转换，使转换后效应近似呈线性趋势，进而构建其时变效应系数计算公式。在本案例中，$tt=x \times \ln(t+30)$，其中 *x* 代表具有时变效应的协变量 ph.karno，*t* 代表分析时间 time。具体分析程序如下：

```
## 对 ph.karno 变量进行时间转换后的分析
> m3 <- coxph(Surv(time, status) ~ age + sex + ph.karno
          +tt(ph.karno), data=lung,
          tt = function(x, t, ...) x * log(t+30))
> m3
Call:
coxph(formula = Surv(time, status) ~ age + sex + ph.karno + tt(ph.karno),
    data = lung, tt = function(x, t, ...) x * log(t + 30))
                coef        exp(coef)   se(coef)    z           p
```

```
age            0.013081   1.013167   0.009455    1.384    0.16651
sex           -0.513845   0.598191   0.167644   -3.065    0.00218
ph.karno      -0.108525   0.897156   0.04176    -2.599    0.00935
tt(ph.karno)   0.016981   1.017126   0.007417    2.289    0.02205
Likelihood ratio test=24.09   on 4 df, p=7.665e-05
n= 227, number of events= 164
```

在上述分析结果中，ph.karno 和 tt(ph.karno)系数的统计学检验均显著，说明对 ph.karno 效应随时间变化而变化的研究假设成立，其时变效应可表示为：

$$\beta(t) = -0.108\,525 + 0.016\,981 \times \ln(t + 30)$$

6. 使用"timecox()"函数拟合同时包含时间固定和时变系数的 Cox 模型　同时包含时间固定和时变系数的 Cox 模型还可以通过 R 软件中"timereg"程序包中的"timecox()"函数进行拟合，代码如下：

```
## 加载 timereg 程序包及运行模型
> library(timereg)
> m4 <- timecox(Surv(time,status)~ age+sex+ph.karno ,
              data=lung, n.sim=1000, max.time = 600)
>summary(m4)


Multiplicative Hazard Model
Test for nonparametric terms
Test for non-significant effects
                   Supremum-test of significance    p-value H_0: B(t)=0
    (Intercept)    5.4                              0.000
    age            2.96                             0.045
    sex            4.46                             0.000
    ph.karno       4.77                             0.000


Test for time invariant effects
                   Kolmogorov-Smirnov test          p-value H_0:constant effect
    (Intercept)    734                              0.147
    age            5.7                              0.447
    sex            66.9                             0.769
    ph.karno       5.97                             0.024


                   Cramer von Mises test            p-value H_0:constant effect
    (Intercept)    85200000                         0.137
    age            4060                             0.416
    sex            489000                           0.760
    ph.karno       5640                             0.031


    Call:
```

```
timecox(formula = Surv(time, status) ~ age + sex + ph.karno,
    data = lung, max.time = 600, n.sim = 1000)
```

上述代码中，n.sim 代表重采样模拟次数，max.time 表示最大观察时间。第一部分"Test for non-significant effects"为非显著效应检验的运算结果，显示 sex 和 ph.karno 对结局存在显著效应。第二部分"Test for time invariant effects"为通过 Kolmogorov-Smirnov 检验和 Cramer von Mises 检验两种方式对时变系数进行检验的运算结果，均提示 age 和 sex 应为时间固定效应，而 ph.karno 效应可能随时间变化而变化。

绘图

```
> par(mfrow=c(2,2))
> plot(m4)
```

图 7-10 显示结果与时变系数检验运算结果较为一致，提示 ph.karno 效应随时间变化而变化的趋势较为明显。

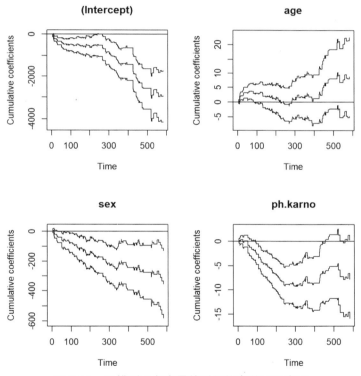

图 7-10 总模型及各变量的时间依存关系示意图

通过 "const()" 函数将 age 和 sex 设置为时间固定效应变量

```
> m5 <- timecox(Surv(time,status)~ const(age)+const(sex)+ph.karno,
                data=lung, n.sim=1000, max.time = 600)
> summary(m5)

Multiplicative Hazard Model
Test for nonparametric terms
```

```
Test for non-significant effects
                   Supremum-test of significance      p-value H_0: B(t)=0
    (Intercept)    6.63                                0.000
    ph.karno       4.11                                0.001
Test for time invariant effects
                   Kolmogorov-Smirnov test             p-value H_0:constant effect
    (Intercept)    514                                 0.023
    ph.karno       7.81                                0.016

                   Cramer von Mises test               p-value H_0:constant effect
    (Intercept)    43100000                            0.018
    ph.karno       11300                               0.009


Parametric terms :
              Coef.    SE       Robust SE    z       P-val     lower2.5%    upper97.5%
const(age)    0.012    0.00948  0.0111       1.08    0.279     -0.00658     0.0306
const(sex)    -0.626   0.181    0.197        -3.17   0.00152   -0.981       -0.271
  Call:
timecox(formula = Surv(time, status) ~ const(age) + const(sex) +
ph.karno, data = lung, max.time = 600, n.sim = 1000)
```

作图
```
> par(mfrow=c(1,2))
> plot(m5)
```

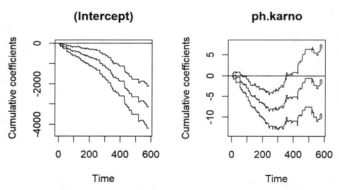

图 7-11　总模型及时间依存变量 ph.karno 的时间依存关系示意图

　　上述结果显示，age 和 sex 的系数分别为 0.012 和 −0.626。在对模型结果进行绘图展示时，可观察到 ph.karno 效应在刚开始时迅速下降，直至 240 天左右时趋向稳定，但 300 天后又逐渐上升。

（五）竞争风险模型

　　在一般的临床随访研究中，患者在随访结束时可能存在治愈、死亡和删失三种终点事件，其中治愈和死亡构成"竞争关系"，互为"竞争风险事件"。在传统 Cox 回归分析中，通常简单地将竞争风险事件当作删失处理，这样可能导致统计分析结果发生严重偏差，甚至产生错误结论。竞争风险模型（competing risk model）便是专门用于处理存在不同终点事件的一种分析方法。我们可通过 R 软件中的"cmprsk"程序包及网络数据集"bmtcrr"实现竞争风险模型分析，其具体步骤如下：

1. 数据准备

```
## 加载程序包
> library(cmprsk)
## 导入案例数据
> bmtcrr <-read.csv("…/bmtcrr.csv")
## 查看案例数据前 3 行信息
> head(bmtcrr)
    Sex   D       Phase      Age    Status    Source      ftime
1   M     ALL     Relapse    48     2         BM+PB       0.67
2   F     AML     CR2        23     1         BM+PB       9.5
3   M     ALL     CR3        7      0         BM+PB       131.77
```

可见该数据集共包含 177 个对象，7 个变量。其中 Sex 为性别（F= 女性，M= 男性）；D 变量为疾病（ALL= 急性淋巴细胞白血病，AML= 急性髓系白血病）；Phase 为疾病阶段，分为 CR1、CR2、CR3 和 Relapse 四个类别；Age 为年龄变量；Status 为结局变量（0= 删失，1= 复发，2= 竞争风险事件）；Source 为治疗措施，分 BM 和 PB 两种；ftime 为随访时间。

2. 单因素分析

存在竞争风险事件时，可通过使用"cuminc()"函数开展单因素 Gray 检验，探讨不同疾病累计发生率（CIF）的差异。

```
## 构建模型
> m1 <- cuminc(bmtcrr$ftime, bmtcrr$Status, bmtcrr$D)
> m1
## 绘制生存曲线
> plot(m1, xlab = 'Month', ylab = 'CIF', lwd=2, lty=1, cex=0.7,
      col = c('orange','purple','red','skyblue'))
Tests:
        stat         pv   df
1 2.8623325 0.09067592    1
2 0.4481279 0.50322531    1
Estimates and variances:
$est
               20          40          60          80         100         120
ALL 1  0.3713851   0.3875571   0.3875571   0.3875571   0.3875571   0.3875571
AML 1  0.2414530   0.2663827   0.2810390   0.2810390   0.2810390          NA
ALL 2  0.3698630   0.3860350   0.3860350   0.3860350   0.3860350   0.3860350
AML 2  0.4439103   0.4551473   0.4551473   0.4551473   0.4551473          NA

$var
                20           40           60           80          100          120
ALL 1  0.003307032  0.003405375  0.003405375  0.003405375  0.003405375  0.003405375
```

```
AML 1 0.001801156 0.001995487 0.002130835 0.002130835 0.002130835        NA
ALL 2 0.003268852 0.003373130 0.003373130 0.003373130 0.003373130 0.003373130
AML 2 0.002430406 0.002460425 0.002460425 0.002460425 0.002460425        NA
```

在以上结果中，Tests 部分每行首 1= 复发，2= 竞争风险事件，第一行 P 值 >0.05 说明在控制竞争风险事件后，ALL 和 AML 两种疾病的累积复发风险不存在统计学差异。$est 部分结果表示在不同时间点中 ALL 和 AML 两种疾病累计复发率和累计竞争风险事件发生率的估计值；$var 部分结果则表示在不同时间点中 ALL 和 AML 两种疾病累计复发率和累计竞争风险事件发生率的方差。

生存曲线（图 7-12）显示，ALL 患者的复发风险高于 AML 患者（P=0.090 675 92），且其竞争风险事件发生率低于 AML 患者（P=0.503 225 31），但统计学检验发现差异均不显著。

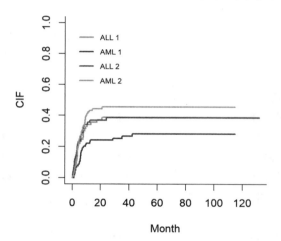

图 7-12　ALL 和 AML 累积复发风险和累计竞争风险事件发生率的生存曲线

3. 多因素分析　存在竞争风险事件时，可使用"crr()"函数进行 Fine-Gray 检验开展多因素分析。使用"crr()"函数前须先将计划纳入模型的协变量定义为一个数据框，其中需要将多分类变量设置为哑变量形式，在运行时必须定义时间和结局变量。

```
## 须先将计划纳入模型的协变量定义为统一数据框，将多分类变量设置为哑变量
> cov <- data.frame(Male = ifelse(bmtcrr$Sex=='M',1,0),
               AML = ifelse(bmtcrr$D=='AML',1,0),
               CR1 = ifelse(bmtcrr$Phase=='CR1',1,0),
               CR2 = ifelse(bmtcrr$Phase=='CR2',1,0),
               CR3 = ifelse(bmtcrr$Phase=='CR3',1,0),
               Age = bmtcrr$Age,
               PB = ifelse(bmtcrr$Source=='PB',1,0))
> head(cov)
## 构建多因素竞争风险模型
> m2 <- crr(bmtcrr$ftime, bmtcrr$Status, cov, failcode=1, cencode=0)
> summary(m2)
Competing Risks Regression
Call:
```

```
crr(ftime = bmtcrr$ftime, fstatus = bmtcrr$status, cov1 = cov,
    failcode = 1, cencode = o)


          coef   exp(coef)   se(coef)       z   p-value
Male    0.0352     1.036     0.2900    0.122    0.9000
AML    -0.4723     0.624     0.3054   -1.547    0.1200
CR1    -1.1018     0.332     0.3764   -2.927    0.0034
CR2    -1.0200     0.361     0.3558   -2.867    0.0041
CR3    -0.7314     0.481     0.5766   -1.268    0.2000
Age    -0.0185     0.982     0.0119   -1.554    0.1200
PB      0.9211     2.512     0.5530    1.666    0.0960


        exp(coef)   exp(-coef)    2.5%   97.5%
Male      1.036        0.965     0.587   1.829
AML       0.624        1.604     0.343   1.134
CR1       0.332        3.009     0.159   0.695
CR2       0.361        2.773     0.180   0.724
CR3       0.481        2.078     0.155   1.490
Age       0.982        1.019     0.959   1.005
PB        2.512        0.398     0.850   7.426


Num. cases = 177
Pseudo Log-likelihood = -267
Pseudo likelihood ratio test = 24.4 on 7 df,
```

在上述代码中，failcode=1 将终点事件"复发"赋值为"1"，cencode =0 将截尾事件赋值为"0"，则竞争性风险事件自动匹配为"2"。分析结果显示 CR1 和 CR2 变量 P 值 <0.05，说明在控制竞争风险事件后，仅 Phase（疾病阶段）变量是疾病复发的危险因素。与疾病阶段为"复发"状态的患者相比，处于 CR1 和 CR2 期患者疾病复发的风险显著下降，*RR* 分别为 0.332（95% *CI*：0.159～0.695）和 0.361（95% *CI*：0.180～0.724）。

第二节　中介效应分析

在评估各类暴露或者健康干预对结局的效应时，人们同时也非常关注这些暴露发挥作用的机制是什么。例如运动（X）能够促进健康（Y），但其对健康的效应往往不是直接的，而是通过控制体重、缓解心理压力，进而促进身心健康。中介分析可以定量地评估这些生物学或心理学机制在暴露和结局之间发挥的作用。中介分析的结果可以推进理论研究，为政策提供信息，优化干预措施，并促进政策和干预措施在临床和公共卫生实践中的实施。

一、中介效应分析的基本原理和步骤

中介效应分析主要包括两个步骤：步骤一，探究暴露（X）与中介因子（M）的关联以及暴露（X）、中介因子（M）和结局（Y）的关联；步骤二，基于步骤一获得的关联，计算间接效应、

直接效应以及中介效应的占比。

我们将以二分类暴露、连续型中介因子以及二分类结局为例,简单介绍中介效应计算的基本原理和方法。

首先建立多元线性模型来探究暴露(二分类变量)和中介因子(连续型变量)之间的联系:

$$M = \alpha + \alpha_1 T + \gamma_1 X_1 + \cdots + \gamma_k X_k$$

其中 X 代表暴露变量,M 代表中介因子,T 代表研究中关注的暴露,a 为截距,a_1 和 $\gamma_1 \sim \gamma_k$ 分别是所关注暴露以及其他协变量的回归系数。

同时也需要建立 Logistic 回归模型来拟合暴露、中介因子和结局变量之间的联系:

$$Y = \beta_0 + \beta_1 T + \beta_2 M + \theta_1 X_1 + \cdots + \theta_k X_k$$

其中 X 代表暴露变量,Y 为结局,T 代表研究中关注的暴露,$\beta_1 \sim \beta_k$ 和 $\theta_1 \sim \theta_k$ 分别是所关注暴露以及其他协变量的回归系数。

在建立模型将暴露、中介因子及结局的关联拟合后,需要基于以上建立的两个模型监测中介因子的效应。具体而言,暴露变化造成的总的效应 T 为:

$$T = Y[1, M(1)] - Y[0, M(0)]$$

总效应可以划分为平均直接效应(average direct effects,ADE)和平均间接效应(average causal mediation effects,ACME),其中平均直接效应 Direct(t) 通过下式计算:

$$\text{Direct}(t) = Y[1, M(t)] - Y[0, M(t)]$$

中介效应则通过下式计算:

$$\text{Mediation}(t) = Y[t, M(1)] - Y[t, M(0)]$$

由于本例中暴露为二分类变量,其中 t 取值为 1 或 0。

计算中介效应占比只需计算中介效应(ACME)在总效应中的占比,此处不做过多论述。

二、中介效应分析在 R 语言中的实现

上文在介绍基本原理时,我们将暴露设置为二分类变量,而在流行病学实践中,暴露往往是连续型变量或多分类变量,下面我们将运用英国生物库(UK Biobank)中的数据,探究血液 C 反应蛋白(C-reaction protein,CRP)含量是否在吸烟(等级变量,分为从不、偶尔、经常三个等级)导致心血管疾病发生中起到中介效应,以及 C 反应蛋白中介效应的占比。

```
## 加载 mediation 包
## library(mediation)
## 清洗后的数据格式
> head(data)
     eid      sex     Smoke    age    CRP    ethnicity    CVD    BMI
  1000015    Male       2      66     5.8      Other        0     25
  1000027    Female     1      57     4.3      White        1     29
  1000053    Male       3      56     6.8      White        2     27
  1000064    Female     2      66     7.9      White        3     1

## 建立模型拟合暴露和中介因子的关系
```

```
> fit.1<-lm(CRP ~ pm25 + sex + age + ethnicity + BMI, data=data)
summary(fit.1)
```
建立模型拟合中介因子、暴露和结局的关系
```
> fit.2<- glm (CVD  ~ CRP + sex + age + ethnicity + BMI + pm25, family =binomial,
data=data)
> summary(fit.2)
```
如果疾病是罕见疾病，family 使用 poisson，如果疾病是常见疾病，family 使用 binomial
计算平均间接效应、平均直接效应和总效应
```
> med.out<- mediate(fit.1, fit.2, treat = "smoke", mediator = 'CRP', boot= T,
robust=F,treat.value=3, control.value=1, sims = 1000)
> summary(med.out)
```

扫描二维码
获取本章案
例数据

其中 treat 中填入暴露的名称，mediator 填入中介因子的名称，boot 代表计算是否基于 bootstrap，sims 代表重复的次数。此处 treat.value 和 control.value 设定为 3 和 1，即代表相比于从不吸烟的人，经常吸烟的人其心血管疾病发病中 C 反应蛋白的中介效应。如果暴露 X 为连续型变量，在"mediation"包中则需要通过转换成分类变量进行分析。

总结

　　队列研究是通过对某时点纳入研究对象进行随访观察其结局事件发生情况的一种经典流行病学研究设计。在队列研究的数据分析中，除了要考虑结局事件的发生情况外，亦要考虑随访时间的长短。生存分析非常适合应用于此类同时包含结局事件发生情况与随访时长的数据分析，因此已被广泛应用至队列研究中。此外，R 软件中的"survival""survminer"等程序包的出现，为我们运用生存分析模型对队列数据进行统计分析及结果展示提供了简便易行的选择，大大降低了广大学者在实践研究中学习并掌握生存分析方法的难度。

（阮增良　罗林峰）

第八章
随机对照试验研究

为了和动物实验进行区分，在人群中开展的实验性研究常被称为试验。流行病学中的随机对照试验研究有时也被称为流行病学试验或干预试验。第一个利用随机化原则控制研究偏倚的临床试验是由英国学者 Austin B Hill 于 1948 年设计的链霉素治疗肺结核的研究。随机对照试验研究能够通过采取随机化分组、人为干预、前瞻性观察结局等方式最大程度地控制混杂因素，避免各种混杂偏倚，并提高统计检验效能，故常被作为验证因果关系的最终手段。本章主要介绍随机对照试验研究的试验设计、资料整理以及如何使用 R 软件进行实例分析等内容。

第一节 概　述

一、定义和基本原理

（一）定义

人群的随机对照试验研究是研究者根据目的，按照预先确定的研究方案将研究对象随机分配到试验组和对照组，然后施加或减少某种处理因素，追踪观察处理因素的效果，最后比较和分析两组人群的结局，以判断处理因素的效果。根据研究目的和研究对象的不同，通常将实验流行病学研究分为临床试验、现场试验和社区试验三类。

（二）基本原理

随机对照试验研究过程遵循随机化（randomization）、对照（control）和重复（replication）三大原则，通过明确的纳入、排除标准选择受试对象，并进行随机分组，使试验组和对照组基线情况均衡可比，再加上严格的试验控制，消除研究者和受试者对干预效果评价的主观影响，进而利用统计学知识对干预措施的有效性和安全性做出相对客观的评价。随机对照试验研究原理示意图见图 8-1。

二、试验设计关键点和常见设计方案

（一）试验设计关键点

1. 随机化分组和分组隐匿　随机化分组是随机对照试验研究最核心的特点。一般常见的随机化分组方式有简单随机、配对随机、区组随机、分层随机、整群随机以及动态随机等，各种方式可联合使用。为了防止负责入组的研究者和受试者提前知道随机分组方案对分组造成主观影响，试验中还常采用信封法或中心随机法对随机分组方案进行隐匿，简称

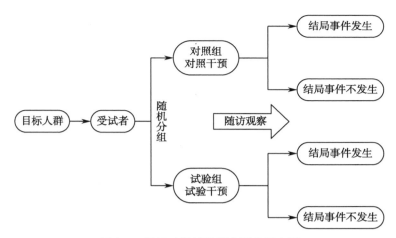

图 8-1　随机对照试验研究原理示意图

分组隐匿。随机化分组配合分组隐匿，才能达到试验中随机化分组的要求，如果不能严格随机分组，则属于类实验。

2．设置对照　设置对照是实验性研究中必须遵循的重要原则。根据受试者接受单一对照措施还是交替接受干预和对照措施，对照可分为平行对照、交叉对照；其他对照如历史对照、空白对照等非均衡对照，由于缺乏可比性，除特殊情况外，一般不宜采用。

3．盲法的应用　为避免试验的选择偏倚和信息偏倚，通常会针对受试者分组信息设盲。在临床试验设计中应明确说明针对哪个群体使用了盲法，具体的实施方法是什么，并说明对研究会有什么影响。对有客观观察指标或难以实施盲法的临床试验可以不采用盲法，称为开放性试验。

（二）常见设计方案

研究者需根据研究目的、处理因素的多少，再结合专业知识、物质支持等因素选择合适的设计方案。根据设计角度，随机对照试验研究一般可分为平行组设计和交叉设计。

1．平行组设计　平行组设计（parallel-group design）是随机对照试验中应用最广泛的设计类型，将符合入选要求的受试对象按照随机化方法分配到试验组和对照组，分别接受试验干预和对照干预，即受试者间的干预无交叉，通过比较不同组的结局说明干预效果。

2．交叉设计　交叉设计（cross-over design）是一种特殊的自身对照设计，它按事先设计好的试验顺序，在各个阶段对受试者先后实施不同的处理，以比较处理组间的差异。2×2交叉设计是最为简单的形式，示意图见图 8-2。同理，若要进行三种处理的比较，可采用三阶段交叉设计。需注意，受试者在接受下一阶段的处理时，不能有前一种处理方式的剩余效应（carry-over effects），即各种处理方式之间不能相互影响。因此，两次处理之间应有适当的时间间隔——清洗阶段（washout period）。如在评价药物效果的过程中，清洗阶段长短取决于药物在血清中的衰减程度，一般要求不短于 5 个半衰期。

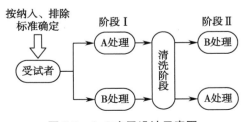

图 8-2　2×2 交叉设计示意图

此外，还有探讨各处理因素的主效应和交互作用的析因设计（factorial design），适合多因素多水平试验的正交设计（orthogonal design），在研究处理效应随时间变化规律中常见的重复测量设计（repeated measure design），针对随机分组单位是群体的整群随机设计（cluster-randomized design）等设计类型，在合适的情况下均可采用。

（三）随机对照试验研究的优势与局限性

1. 优势

（1）前瞻性：随机对照试验为前瞻性研究，研究中对受试者进行随访观察并记录其反应和结局，通过比较对照组和试验组的结局，最终能获得肯定性的结论。

（2）随机化：将受试者按照随机化的方法分为对照组与试验组，从而保证在试验开始时两组在各方面都具有相似特征，减少混杂偏倚，提高了可比性。

（3）事先计划：多数随机对照试验为验证性研究，研究者根据试验目的预先制定试验设计方案，能够对选择的受试者、干预因素和结果判断进行标准化。

2. 局限性

（1）研究难实现：随机对照试验研究的设计往往过于严格，实施过程成本巨大，随访时间长，对受试者依从性的要求高，这些因素都导致研究在实际操作中较难完美地实现。

（2）样本代表性较差：经过了严格的筛选后受试者代表性往往不够，会不同程度地影响试验结果外推到总体，即影响了结果的外部真实性。

第二节　资料整理与分析

一、资料的整理

资料的整理是进行分析的首要步骤，须依据研究目的和试验设计对资料的完整性、规范性和真实性进行核实，并进一步录入、归类，使之系统化、条理化，便于后续分析。随机对照试验研究整理资料时需要注意的是，要整理全部入组对象的资料，尤其是在随机分组后未完成的受试者的资料。

受试者在随机分组前或后离开试验所带来的影响是不同的。随机分组前，受试者因各种原因没有被纳入，称为排除（exclusions），排除对研究结果的内部真实性不会产生影响，但可能影响研究结果的外推（extrapolation），被排除的受试者愈多，结果推广面愈小。随机分组后，受试者从试验组或对照组退出（withdrawal），不仅会造成原定的样本量不足，使试验把握度降低，而且容易产生选择偏倚，影响试验结果。此外，还可能存在不依从（noncompliance）和失访（loss to follow-up）的受试者。对于不依从者，不能剔除，应采用意向治疗分析（ITT），即所有随机对照试验研究的受试者无论是否完成试验，或是否真正接受了该组治疗，都将保留在原组中，其目的在于控制选择偏倚，并使各组之间保持可比性，减少混杂偏倚。对于失访者，须对失访者的特征进行分析，可采用生存分析的方法，将其作为删失数据纳入，充分利用所得资料。

二、资料的分析

统计分析方法的选择取决于不同的试验设计、目的及结局指标。一般来说，符合正态分布的计量资料组间比较采用 t 检验或方差分析,计数资料组间比较采用 χ^2 检验。不符合正态分布的资料组间比较采用秩和检验等非参数方法。

而实际临床试验中,试验设计与临床资料往往比较复杂,理想化试验模型条件不能满足。因此,在资料分析中,若结局指标为连续型变量,可依据自变量的不同分别采用多元线性回归、协方差分析以及线性混合效应等模型,R 语言中可分别使用基础包中函数"lm()"和"anova()"以及"nlme"包中函数"lme()"拟合;若结局指标为二分类变量,可采用 Logistic 回归模型,R 语言中使用函数"glm()"拟合;若结局指标为有序或多分类变量,可采用对数线性模型以及多分类 Logistic 回归模型等,R 语言中使用"polr()"等函数拟合;若结局变量连续且伴有删失数据,如本章第三节中的案例,则采用 Cox 比例风险回归模型,R 语言中使用函数"coxph()"拟合。R 语言中的包种类繁多、功能复杂,多个包均可实现上述操作,读者可自行选择适当的包进行分析。

三、结果输出

使用"summary()"命令可展示拟合模型的各项详细结果;使用"exp(coef())"语句可对模型的回归系数进行指数化得到 *RR*、*OR* 或 *HR* 值,使用"exp(confint())"语句可获取模型估计值的 95% 置信区间。应用 R 语言中丰富的数值、字符与绘图函数,可以整理得到简明、直观的结果并加以展示。

第三节 案例分析

本节中的数据是基于洋地黄(DIG)试验开发的教学数据集。DIG 试验是一项随机、双盲、多中心试验,在美国和加拿大有 300 多个中心参加。该试验的目的是检查地高辛在治疗窦性心律充血性心力衰竭患者中的安全性和有效性。

DIG 试验数据集包含 DIG 试验的基线数据和结果数据。在主要试验中,将符合入选标准且射血分数为 45% 或以下的心力衰竭患者随机分为安慰剂组(对照组)或地高辛治疗组(试验组)。该试验评估的结果包括:心血管疾病死亡率,由心力衰竭恶化引起的死亡或住院,其他心血管原因引起的住院以及非心血管原因引起的住院。DIG 试验为典型的生存分析设计(time-to-event design),可采用 Cox 比例风险回归法分析结果。本节拟选取由心力衰竭恶化引起的死亡或住院为事件结局,展示分析过程。

一、数据描述与预处理

DIG 试验数据集中主要变量为:ID、SEX、TRTMT、AGE、RACE、EJF_PER、CHESTX(Chest X-Ray, CT-Ratio)、BMI、FUNCTCLS、DIGUSE、CHFETIOL、DWHF 和 DWHFDAYS。各变量的具体介绍见表 8-1。

表 8-1 DIG 试验数据集中的变量

序号	变量名称	实际含义
1	ID	患者编号
2	SEX	患者性别(1= 男性;2= 女性)

续表

序号	变量名称	实际含义
3	TRTMT	治疗情况（0= 安慰剂治疗；1=地高辛治疗）
4	AGE	患者年龄
5	RACE	患者种族（1= 白人；2= 非白人）
6	EJF_PER	左心室射血分数（单位：%）
7	CHESTX	心脏胸廓比例
8	BMI	体重指数
9	FUNCTCLS	当前 NYHA 心功能分级（Ⅰ、Ⅱ、Ⅲ、Ⅳ）
10	DIGUSE	地高辛使用史（0= 未曾使用；1= 使用过）
11	CHFETIOL	心力衰竭病因（1= 缺血性；2= 高血压性；3= 瓣膜性；4= 特发性；5= 酒精性；6= 其他）
12	DWHF	结局事件，由心力衰竭恶化引起的死亡或住院
13	DWHFDAYS	试验开始至出现结局事件的时间（单位：天）

注：协变量的选取保留皆与具体试验相关，本文仅以部分变量为例。

据以往文献及经验，须进行变量的预处理。下列代码将协变量 EJF_PER、FUNCTCLS、CHFETIOL、CHESTX、BMI 和 AGE 进行适当分组以便后续分析。

```
## 变量预处理，生成新变量以及重编码
> DIG<-within(DIG, {
            ejfr <- NA
            ejfr[EJF_PER >= 25] <- "0.25-0.45"
            ejfr[EJF_PER < 25] <- "<0.25"
            functr <- NA
            functr[FUNCTCLS %in% 1:2] <- "NYHA I,II"
            functr[FUNCTCLS %in% 3:4] <- "NYHA III,IV"
            causer <- NA
            causer[CHFETIOL == 1] <- "Ischemic"
            causer[CHFETIOL != 1] <- "NonIschemic"
            chestr <- NA
            chestr[CHESTX <= 0.55] <- "<=0.55"
            chestr[CHESTX > 0.55] <- ">0.55"
            BMIg <- NA
            BMIg[BMI < 18.5] <- "underweight"
            BMIg[BMI >= 25] <- "overweight"
            BMIg[BMI >= 18.5 & BMI < 25] <- "normal"
            AGEg <- NA
            AGEg[AGE <= 65] <- "<=65"
            AGEg[AGE > 65] <- ">65"})
```

下列代码将上述变量转换为因子，展示地高辛治疗组和安慰剂组的基本情况，并检验组间均衡性，汇总结果如表 8-2 所示。

```
## 将 RACE、SEX、DIGUSE 和 6 个新生成的协变量转化为因子
> DIG[,c(2,4,5,40,73:78)] <- lapply(DIG[,c(2,4,5,40,73:78)], as.factor)
## 分组并汇总结果
> DIGOXIN <- subset(DIG, TRTMT == "1")
> summary(DIGOXIN[, c(2,4,5,32,73:78)])
> PLACEBO <- subset(DIG, TRTMT == "0")
> summary(PLACEBO[, c(2,4,5,32,73:78)])
## 使用 χ² 检验组间均衡性
> chisq.test(DIGOXIN$RACE , PLACEBO$RACE)
```

表 8-2　地高辛治疗组与安慰剂组结果汇总

特征	地高辛治疗组（n=3 397）	安慰剂组（n=3 403）	P 值（χ^2 检验）
RACE			0.603
1 白人	2 910	2 899	
2 非白人	487	504	
SEX			0.846
1 男性	2 642	2 639	
2 女性	755	764	
DIGUSE			0.672
0 未曾使用	1 899	1 884	
1 有使用过	1 498	1 519	
AGEg			0.605
≤65	1 843	1 824	
>65	1 554	1 579	
BMIg			0.002
normal	1 227	1 096	
overweigh	2 107	2 227	
underweight	63	79	
NA	0	1	
chestr			0.857
≤0.55	2 220	2 232	
>0.55	1 176	1 170	
NA	1	1	
causer			0.784
Ischemic	2 405	2 398	
NonIschemic	983	996	
NA	9	9	

续表

特征	地高辛治疗组（n=3 397）	安慰剂组（n=3 403）	P值（χ^2检验）
functr			0.705
NYHA Ⅰ，Ⅱ	2 275	2 296	
NYHA Ⅲ，Ⅳ：	1 118	1 105	
NA	4	2	
ejfr			0.100
<0.25	1 127	1 130	
0.25～0.45	2 270	2 273	

根据上述结果可知，除 BMI 外，其余变量在地高辛治疗组与安慰剂组间均衡性良好（P>0.05）。一般来说，组间均衡性须在试验设计阶段就加以严格控制。

二、预分析与生存曲线

首先用 Kaplan-Meier 方法通过观察的生存时间估计生存概率，生成生存曲线。对于第 n 个时间点 t_n，生存概率可以计算为：$S_{t_n} = S_{t_{n-1}}(1 - d_n/r_n)$。其中，$S_{t_{n-1}}$ 指的是在 t_n−1 时间点的生存概率；d_n 指的是在时间点 t_n 所发生的事件数；r_n 指的是在快要到时间点 t_n 时，还存活的人。在 R 软件中使用包 "survival" 中函数 "survfit()" 来拟合生存曲线。

```
## 加载生存分析包 survival
> library(survival)
## 使用 survfit() 函数来建立生存对象
> fit <- survfit(Surv(DWHFDAYS, DWHF) ~ TRTMT, data = DIG)
> fit
   Call: survfit(formula = Surv(DWHFDAYS, DWHF) ~ TRTMT, data = DIG)

            n   events median 0.95LCL 0.95UCL
TRTMT=0  3403    1291     NA      NA      NA
TRTMT=1  3397    1041     NA      NA      NA
```

根据上述结果，DIG 数据集中安慰剂组 3 403 例，地高辛治疗组 3 397 例；安慰剂组与地高辛治疗组发生结局事件数分别为 1 291 例和 1 041 例。使用"summary()"函数输出更多详细信息。还可以使用包"survminer"绘制生存曲线和风险表，如图 8-3。

```
## 加载包 survminer
> library(survminer)
## 绘制生存曲线和风险表
> ggsurvplot(fit, size = 1,
             ylim=c(0.5,1.0),xlim=c(0,1700),
             xlab="Time(d)",
             conf.int = TRUE,
             pval = TRUE, pval.coord=c(250,0.6),
```

```
                    risk.table = TRUE,
                    risk.table.col = "strata",
                    ggtheme = theme_bw())
```

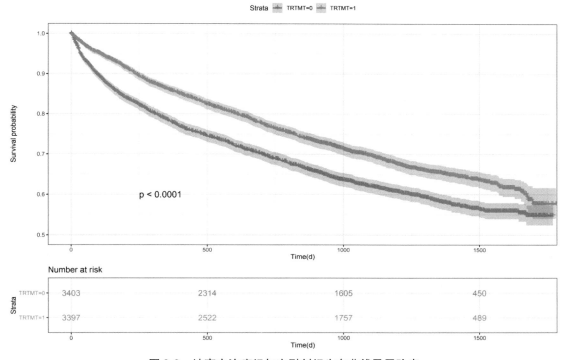

图 8-3　地高辛治疗组与安慰剂组生存曲线及风险表

　　如图 8-3 所示，地高辛治疗组和安慰剂组的生存曲线均随时间增长呈现出下降趋势，地高辛治疗组曲线整体位于上方，对应的纵坐标即生存率均高于安慰剂组曲线，表明其生存状况更优，且组间差异有统计学意义（$P<0.0001$），即地高辛治疗组受试者心力衰竭恶化导致死亡或住院的风险显著低于安慰剂组，提示地高辛对于心力衰竭恶化具有保护作用。风险表展示了各个时间节点仍处于风险之中的患者人数。

　　在进行生存分析时，可以根据已经得到的生存方程 $S(t)$，变换得到累积风险为：$H(t)=-\log[S(t)]$，再绘制累积风险曲线及风险表，如图 8-4。

　　## 绘制累积风险曲线及风险表

```
> ggsurvplot(fit, size = 1,
             xlim=c(0,1700),
             xlab="Time(d)",
             fun = "cumhaz", conf.int = TRUE,
             pval = TRUE, pval.coord=c(1500,0.2),
             risk.table = TRUE,
             risk.table.col = "strata",
             ggtheme = theme_bw())
```

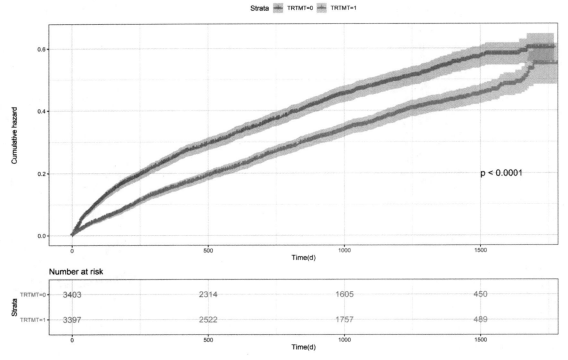

图 8-4　地高辛治疗组与安慰剂组累积风险曲线及风险表

同样，在累积风险曲线图中，地高辛治疗组曲线整体位于下方，对应的纵坐标即累积风险均低于安慰剂组曲线，且两组间差异具有统计学意义（$P<0.000\ 1$），与前文中生存曲线结果相一致。

三、Cox 比例风险回归

上述生存分析模型，即 Kaplan-Meier 生存估计是单变量分析（univariable analysis），只描述了该变量和生存之间的关系而忽略其他变量的影响。同时，Kaplan-Meier 方法只能针对分类变量（治疗 A vs. 治疗 B；男 vs. 女），不能分析连续变量对生存造成的影响。Cox 比例风险模型可很好地解决上述问题，其模型表达式如下：

$$h(t, X) = h_0(t)\exp(\beta_1 X_1 + \beta_2 X_2 + \cdots + \beta_\rho X_\rho)$$

其中 $h(t, X)$ 为 t 时刻协变量为 X 时的风险函数。$h_0(t)$ 为基线（baseline）风险函数，函数形式无限定。每个受试者的风险成比例。模型中有参数 β_i，但基线风险函数 $h_0(t)$ 的形式未做定义，故 Cox 比例风险模型也称为半参数模型。

R 软件中使用包"survival"中函数"coxph()"拟合 Cox 比例风险回归模型。本节中拟合了三个不同协变量的模型，分别为粗模型（未调整任何协变量）、年龄性别调整模型以及多变量调整模型。

（一）粗模型

本例做单因素 Cox 比例风险回归模型的代码及结果如下：

```
## 单因素回归
```

```
> model.uni <- coxph(Surv(DWHFDAYS,DWHF)) ~ TRTMT, data = DIG)
## 查看结果
> summary(model.uni)
   Call:
   coxph(formula = Surv(DWHFDAYS, DWHF) ~ TRTMT, data = DIG)
     n= 6800, number of events= 2332


           coef    exp(coef) se(coef)      z Pr(>|z|)
TRTMT1 -0.28340    0.75321    0.04166 -6.803 1.02e-11 ***
---
Signif. codes: 0 '***' 0.001 '**' 0.01 '*' 0.05 '.' 0.1 ' ' 1


       exp(coef) exp(-coef) lower .95 upper .95
TRTMT1    0.7532      1.328    0.6942    0.8173


Concordance= 0.544   (se = 0.005)
Likelihood ratio test= 46.6  on 1 df,    p=9e-12
Wald test              = 46.28  on 1 df,    p=1e-11
Score (logrank) test = 46.59  on 1 df,    p=9e-12
```

从上述结果可知，在粗模型中，地高辛治疗组较安慰剂组发生结局事件的 *HR*=0.753，95%*CI*：0.694～0.817，提示地高辛对于心力衰竭恶化有很好的保护作用。

（二）年龄性别调整模型

将年龄组 AGEg、性别 SEX 作为协变量纳入回归模型，进行多因素 Cox 回归，以达到控制年龄和性别混杂效应的目的。代码及结果如下：

```
## 加入年龄性别作为协变量进行调整
> modle.tri <- coxph(Surv(DWHFDAYS, DWHF) ~ TRTMT + SEX + AGEg, data = DIG)
## 查看结果
> summary(modle.tri)
   Call:
   coxph(formula = Surv(DWHFDAYS, DWHF) ~ TRTMT + SEX + AGEg, data = DIG)
     n= 6800, number of events= 2332


              coef  exp(coef) se(coef)      z Pr(>|z|)
TRTMT1  -0.282902   0.753594  0.041664 -6.790 1.12e-11 ***
SEX2     0.039895   1.040702  0.049133  0.812    0.417
AGEg>65  0.005664   1.005680  0.041528  0.136    0.892
---
Signif. codes: 0 '***' 0.001 '**' 0.01 '*' 0.05 '.' 0.1 ' ' 1


       exp(coef) exp(-coef) lower .95  upper .95
TRTMT1    0.7536     1.3270    0.6945     0.8177
```

```
SEX2          1.0407      0.9609      0.9452      1.1459
AGEg>65       1.0057      0.9944      0.9271      1.0910


Concordance= 0.546   (se = 0.006 )
Likelihood ratio test= 47.27  on 3 df,    p=3e-10
Wald test              = 46.96  on 3 df,    p=4e-10
Score (logrank) test = 47.27  on 3 df,    p=3e-10
```

从上述结果可知，在调整了年龄、性别之后，地高辛治疗组较安慰剂组发生结局事件的 *HR* 值及 95%*CI* 略有增大，*HR*=0.754，95%*CI*：0.695～0.818。

（三）多变量调整模型

将前文提到的协变量 SEX、RACE、ejfr、functr、DIGUSE、causer、BMIg、chestr、AGEg 全部纳入回归模型，进行多因素 Cox 回归，代码及结果如下：

```
## 进行多变量回归
> model.multi <- coxph(Surv(DWHFDAYS, DWHF) ~ TRTMT + SEX + RACE + ejfr +
functr + DIGUSE + causer + BMIg + chestr + AGEg, data = DIG)
> model.multi
    Call:
    coxph(formula = Surv(DWHFDAYS, DWHF) ~ TRTMT + SEX + RACE + ejfr + functr
    + DIGUSE + causer + BMIg + chestr + AGEg, data = DIG)


                       coef  exp(coef) se(coef)      z        p
TRTMT1             -0.31590   0.72913  0.04188  -7.544  4.57e-14
SEX2               -0.10327   0.90188  0.05075  -2.035    0.0419
RACE2               0.23940   1.27049  0.05719   4.186  2.83e-05
ejfr0.25-0.45      -0.37916   0.68444  0.04341  -8.734  < 2e-16
functrNYHA III,IV   0.51986   1.68180  0.04313  12.054  < 2e-16
DIGUSE              0.43475   1.54458  0.04173  10.419  < 2e-16
causerNonIschemic  -0.05080   0.95047  0.04731  -1.074    0.2829
BMIgoverweigh       0.05459   1.05611  0.04445   1.228    0.2194
BMIgunderweight     0.24619   1.27915  0.13753   1.790    0.0734
chestr>0.55         0.41784   1.51868  0.04476   9.336  < 2e-16
AGEg>65            -0.03562   0.96501  0.04173  -0.854    0.3933


Likelihood ratio test=608.5  on 11 df, p=< 2.2e-16
n= 6773, number of events= 2320
(27 observations deleted due to missingness)
```

此外，多重共线性问题对于解释多因素回归的结果非常重要。多重共线性可用"car"包中的"vif()"函数计算统计量 *VIF* 进行检测。一般 $\sqrt{VIF} > 2$ 就表明存在多重共线性。示例代码如下：

```
## 加载 car 包
> library(car)
## 计算并展示 VIF
> vif(model.multi)
              GVIF Df  GVIF^(1/(2*Df))
    TRTMT  1.004980  1         1.002487
    SEX    1.062559  1         1.030805
    RACE   1.117464  1         1.057102
    ejfr   1.063284  1         1.031156
    functr 1.050492  1         1.024935
    DIGUSE 1.004549  1         1.002272
    causer 1.108444  1         1.052827
    BMIg   1.006300  2         1.001571
    chestr 1.136326  1         1.065986
    AGEg   1.004636  1         1.002315
## 通过逻辑语句判断是否存在多重共线性
> sqrt(vif(model.multi))>2
              GVIF     Df GVIF^(1/(2*Df))
    TRTMT  FALSE  FALSE           FALSE
    SEX    FALSE  FALSE           FALSE
    RACE   FALSE  FALSE           FALSE
    ejfr   FALSE  FALSE           FALSE
    functr FALSE  FALSE           FALSE
    DIGUSE FALSE  FALSE           FALSE
    causer FALSE  FALSE           FALSE
    BMIg   FALSE  FALSE           FALSE
    chestr FALSE  FALSE           FALSE
    AGEg   FALSE  FALSE           FALSE
```

上述结果表明不存在多重共线性问题。但此前展示的结果过于冗杂,可适当进行整理,使得结果直观、易读,示例代码如下,最终结果如图 8-5 所示。

```
## 提取参数
> multires <- as.data.frame(
                round(summary(model.multi)$coef[,c(1:3,5)],3))
## 整理结果
> multires$variable <- row.names(multires)
> row.names(multires) <- 1:nrow(multires)
> colnames(multires) <- c("beta","HR","se","pvalue","var")
## 计算置信区间
> multires <- transform(multires,
```

```
                    ci.low=format(round(exp(beta-1.96*se),2),nsmall=2),
                    ci.high=format(round(exp(beta+1.96*se),2),nsmall=2))
> multires <- transform(multires,
HRci=paste(format(round(HR,2),nsmall=2),"[",
                              ci.low,"to",ci.high,"]",sep=""))
```
提取最终展示结果
```
> multiresults <- as.data.frame(multires[,c(5,8,1,3,4)])
> multiresults
```

	var	HRci	beta	se	pvalue
1	TRTMT1	0.73 [0.67 to 0.79]	-0.316	0.042	0.000
2	SEX2	0.90 [0.82 to 1.00]	-0.103	0.051	0.042
3	RACE2	1.27 [1.14 to 1.42]	0.239	0.057	0.000
4	ejfr0.25-0.45	0.68 [0.63 to 0.74]	-0.379	0.043	0.000
5	functrNYHA III,IV	1.68 [1.55 to 1.83]	0.520	0.043	0.000
6	DIGUSE	1.54 [1.42 to 1.68]	0.435	0.042	0.000
7	causerNonIschemic	0.95 [0.87 to 1.04]	-0.051	0.047	0.283
8	BMIgoverweigh	1.06 [0.97 to 1.15]	0.055	0.044	0.219
9	BMIgunderweight	1.28 [0.98 to 1.68]	0.246	0.138	0.073
10	chestr>0.55	1.52 [1.39 to 1.66]	0.418	0.045	0.000
11	AGEg>65	0.96 [0.89 to 1.05]	-0.036	0.042	0.393

图 8-5 整理后模型主要结果展示

结果表明，在调整所有主要协变量后，地高辛治疗组相较于安慰剂组结局事件发生的 $HR=0.73$，$95\%CI$：$0.67\sim0.79$，通过对协变量进行控制，消除了部分混杂效应，使得地高辛对于心力衰竭恶化的保护效应估计值更为准确。

四、亚组分析及比较

本节以性别分组为例，展示亚组分析过程并比较。

（一）男性心力衰竭患者组分析
用"subset()"函数选取男性组进行回归
```
> model.multi1 <- coxph(Surv(DWHFDAYS,DWHF) ~ TRTMT + strata(SEX) +
RACE + functr + DIGUSE + causer + ejfr + BMIg + chestr + AGEg, data =
subset(DIG,SEX=="1"))
```
提取参数
```
> multi1res <- as.data.frame(
                round(summary(model.multi1)$coef[,c(1:3,5)],3))
```
结果整理

```
> multi1res$variable <- row.names(multi1res)
> row.names(multi1res) <- 1:nrow(multi1res)
> colnames(multi1res) <- c("beta","HR","se","pvalue","var")
## 计算置信区间
> multi1res <- transform(multi1res,
            ci.low=format(round(exp(beta-1.96*se),2),nsmall=2),
            ci.high=format(round(exp(beta+1.96*se),2),nsmall=2))
> multi1res <- transform(multi1res,
HRci=paste(format(round(HR,2),nsmall=2),"[",ci.low," to ",
ci.high,"]",sep=""))
## 形成最终结果
> multiresults1 <- as.data.frame(multi1res[,c(5,8,1,3,4)])
```

图 8-6 结果表明在男性受试者中，地高辛治疗组相较于安慰剂组结局事件发生的 *HR*=0.69，95%*CI*：0.63～0.76，*P*<0.05。

	var	HRci	beta	se	pvalue
1	TRTMT1	0.69 [0.63 to 0.76]	-0.372	0.048	0.000
2	RACE2	1.28 [1.12 to 1.46]	0.245	0.068	0.000
3	functrNYHA III,IV	1.66 [1.51 to 1.83]	0.507	0.050	0.000
4	DIGUSE1	1.66 [1.51 to 1.82]	0.507	0.048	0.000
5	causerNonIschemic	0.93 [0.83 to 1.04]	-0.072	0.056	0.194
6	ejfr0.25-0.45	0.67 [0.61 to 0.73]	-0.405	0.049	0.000
7	BMIgoverweigh	1.02 [0.93 to 1.13]	0.021	0.050	0.680
8	BMIgunderweight	1.22 [0.90 to 1.65]	0.196	0.155	0.205
9	chestr>0.55	1.53 [1.38 to 1.69]	0.423	0.051	0.000
10	AGEg>65	0.94 [0.86 to 1.03]	-0.062	0.048	0.197

图 8-6　整理后男性患者组结果展示

（二）女性心力衰竭患者组分析

```
## 用 "subset()" 函数选取女性组进行回归建模
> model.multi2 <- coxph(Surv(DWHFDAYS,DWHF) ~ TRTMT + strata(SEX) +
RACE + functr + DIGUSE + causer + ejfr + BMIg + chestr + AGEg, data =
subset(DIG,SEX=="2"))
```

提取参数、结果整理、计算置信区间和形成最终结果部分的代码可参照上文中的男性心衰患者组分析

图 8-7 结果表明在女性患者中，地高辛治疗组相较于安慰剂组结局事件发生的 *HR*=0.88，95%*CI*：0.74～1.05，*P*=>0.05（*P*=0.153），提示在女性受试者中，地高辛对于心力衰竭恶化的保护作用不显著。

	var	HRci	beta	se	pvalue
1	TRTMT1	0.88 [0.74 to 1.05]	-0.124	0.087	0.153
2	RACE2	1.27 [1.03 to 1.57]	0.240	0.108	0.026
3	ejfr0.25-0.45	0.72 [0.60 to 0.87]	-0.324	0.093	0.000
4	functrNYHA III.IV	1.79 [1.50 to 2.12]	0.580	0.088	0.000
5	DIGUSE1	1.22 [1.03 to 1.44]	0.196	0.087	0.025
6	causerNonIschemic	1.00 [0.84 to 1.20]	0.003	0.091	0.970
7	BMIgoverweigh	1.22 [1.01 to 1.47]	0.196	0.095	0.038
8	BMIgunderweight	1.55 [0.86 to 2.78]	0.436	0.300	0.146
9	chestr>0.55	1.48 [1.24 to 1.78]	0.394	0.092	0.000
10	AGEg>65	1.03 [0.87 to 1.22]	0.028	0.087	0.747

图 8-7　整理后女性患者组结果展示

（三）亚组间差异检验

通常使用 Z 检验来检验亚组之间效应差异是否显著，其公式与代码如下。

$$Z = \frac{\beta_1 - \beta_2}{\sqrt{se_1^2 + se_2^2}}$$

```
## 分别提取两亚组回归系数及标准误
## multi3res,multi4res 分别是男性和女性根据上述代码的提取结果
> beta.1 <- multi3res[1,1]
> beta.2 <- multi4res[1,1]
> se.1 <- multi3res[1,3]
> se.2 <- multi4res[1,3]
## 计算 Z 值
> zvalue <- abs(beta.1-beta.2)/sqrt(se.1^2+se.2^2)
## 计算 P 值
> p.ztest_sex <- (1-pnorm(zvalue))*2
> p.ztest_sex
  [1] 0.01256382
```

结果 P 值小于 0.05，表明地高辛对于心力衰竭恶化的保护作用在男性与女性患者间的差异有统计学意义。需要注意的是，结果的显著性亦与样本量相关，在此案例中男性与女性患者人数差异较大，因此对于结果的解释须保持谨慎。

（四）结果汇总与展示

同理可按其余协变量分组，分别进行亚组分析，汇总的结果一般采用森林图（forestplot）来进行展示。R 软件中可用包 "forestplot" 进行绘图，并根据需求添加多种元素。图 8-8 为所绘制森林图，可以直观比较地高辛在各亚组间的效应是否有明显差异。可以观察到，除性别外，其余各亚组间差异均不显著。代码如下：

加载绘制森林图所用的包 forestplot
```
> library(forestplot)
```
创建 pdf
```
> pdf("subgroup.pdf",width=10, height=13)
```
用 "forestplot" 函数绘制森林图，进行图形各项参数设定
```
> tabletext<-c("Subgroup", "Gender", "Male", "Female", "Race", "White",
"Nonwhite", "ejfr", "0.25-0.45", "<0.25", "functr", " NYHAⅠ,Ⅱ", " NYHA Ⅲ,
Ⅳ", " DIGUSE", "NotUsed", "Used", "Causer", " Ischemic", " NonIschemic",
" chestr", "≤0.55", ">0.55", "AGEg", "≤65", ">65", " BMIg", " Normal",
"Overweigh")
> Subgplot<-forestplot(labeltext=tabletext,
            graph.pos=3,align ="l",
            mean=c(NA,as.numeric(subres$HR)),
            lower=c(NA,as.numeric(subres$ci.low)),
            upper=c(NA,as.numeric(subres$ci.high)),
            xlab="Hazard Ratio [95% CI]",
            clip =c(0.95, 1.05),
            hrzl_lines=list("2"=gpar(lwd=1,col="#1c61b6"),
                            "1"=gpar(lwd=1,col="#1c61b6"),
                            "5"=gpar(lwd=1,col="#1c61b6",lty=2),
                            "8"=gpar(lwd=1,col="#1c61b6",lty=2),
                            "11"=gpar(lwd=1,col="#1c61b6",lty=2),
                            "14"=gpar(lwd=1,col="#1c61b6",lty=2),
                            "17"=gpar(lwd=1,col="#1c61b6",lty=2),
                            "20"=gpar(lwd=1,col="#1c61b6",lty=2),
                            "23"=gpar(lwd=1,col="#1c61b6",lty=2),
                            "26"=gpar(lwd=1,col="#1c61b6",lty=2),
                            "29"=gpar(lwd=1,col="#1c61b6")),
            txt_gp=fpTxtGp(label=gpar(cex=1.25),
            ticks=gpar(cex=1.1), xlab=gpar(cex=1.2),
            title=gpar(cex=1.2)), new_page=F,
            col=fpColors(box=c("#1c61b6","darkred"),
            lines="#1c61b6",zero="gray50"),zero=1,cex=0.9,
            lineheight="auto",boxsize=0.3,colgap=unit(5,"mm"),
            xticks=c(0.55,0.65,0.75,0.85,1.00),
            lwd.ci=1.5, ci.vertices=T,ci.vertices.height=0.2)
> dev.off()
```

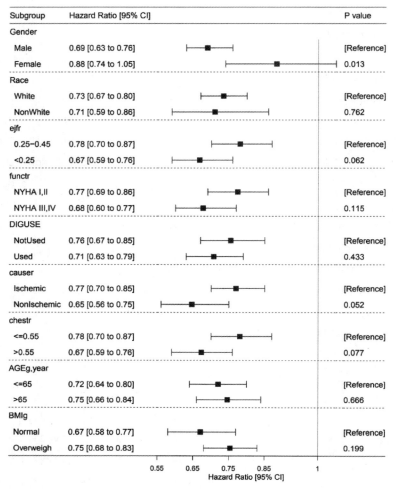

Subgroup	Hazard Ratio [95% CI]		P value
Gender			
Male	0.69 [0.63 to 0.76]		[Reference]
Female	0.88 [0.74 to 1.05]		0.013
Race			
White	0.73 [0.67 to 0.80]		[Reference]
NonWhite	0.71 [0.59 to 0.86]		0.762
ejfr			
0.25-0.45	0.78 [0.70 to 0.87]		[Reference]
<0.25	0.67 [0.59 to 0.76]		0.062
functr			
NYHA I,II	0.77 [0.69 to 0.86]		[Reference]
NYHA III,IV	0.68 [0.60 to 0.77]		0.115
DIGUSE			
NotUsed	0.76 [0.67 to 0.85]		[Reference]
Used	0.71 [0.63 to 0.79]		0.433
causer			
Ischemic	0.77 [0.70 to 0.85]		[Reference]
NonIschemic	0.65 [0.56 to 0.75]		0.052
chestr			
<=0.55	0.78 [0.70 to 0.87]		[Reference]
>0.55	0.67 [0.59 to 0.76]		0.077
AGEg,year			
<=65	0.72 [0.64 to 0.80]		[Reference]
>65	0.75 [0.66 to 0.84]		0.666
BMIg			
Normal	0.67 [0.58 to 0.77]		[Reference]
Overweigh	0.75 [0.68 to 0.83]		0.199

Hazard Ratio [95% CI]

图 8-8　亚组分析结果森林图

扫描二维码
获取本章案
例数据

总结

　　总体而言,随机对照试验作为一种行之有效的临床试验设计,在医学研究中有着不可替代的重要作用,遵循随机、对照、重复、盲法、均衡的原则,可以很好地控制研究中的偏倚。

　　随机对照试验统计分析方法的选择取决于不同的试验设计以及选用的结局指标。一般来说,对于结局指标为连续型变量的随机试验,可依据不同类型自变量分别采用多重线性回归、协方差分析以及线性混合效应等模型;结局指标为二分类变量,可采用 Logistic 回归模型;结局变量为有序或多分类变量,可采用对数线性模型以及多分类 Logistic 回归模型等;结局变量连续且伴有删失,如本章中 DIG,则采用 Cox 比例风险回归模型。本章旨在通过应用示例,为实际工作中随机对照试验研究的具体分析给出参考与指导。

　　此外,在分析过程中,协变量的选取及处理须考虑具体试验情形的多种因素,其中部分连续型协变量须进行适当分组。敏感性分析是验证模型稳健性的一种有效手段,对模型设定进行调整,如调整模型参数取值和改变部分协变量分组标准等,可以作为辅助的分析手段来帮助我们得到科学的结论。在随机对照试验中还需注意,经过了严格的筛选受试者代表性往往不够,应谨慎外推结论。

（张云权）

第九章
时间序列分析

时间序列是指将某一指标的数值按照其发生的时间先后顺序排列而成的数列。生活当中，时间序列数据随处可见，时间跨度包括年、月、天、小时等。时间序列资料的一大特点是相邻观测值之间具有显著的关联性，不满足随机、独立的假定条件。因此，侧重于研究数据序列间互相依赖关系的时间序列分析应运而生。时间序列分析是基于时间序列的当前值和观测值，应用数理统计方法加以处理，对未来的发展变化趋势做出预测。在现实世界中，时间序列分析已被广泛地应用于经济、生态、金融等多个领域。

尽管有许多统计软件可实现时间序列数据的分析，如 SAS、Stata、SPSS 等。但相较而言，R 软件可以根据需求加载多个程序包，从而实现对时间序列数据的描述和预测，功能更为完备和全面，其强大的可视化功能也为理解、阐释时间序列数据和结果提供了重要的帮助。本章对时间序列分析仅作了一般性的操作指导，更深入的内容还有待读者自己去挖掘。

本章第一节将介绍常用的时间序列数据描述及其预测方法以及对应的 R 函数，从时间序列对象的生成、季节分解、指数预测模型和差分整合移动平均自回归模型（ARIMA）四个方面进行系统讲解；第二节将介绍数据清洗过程中经常遇到的问题，例如如何识别并填补缺失值；第三节和第四节分别介绍时间序列分析中常用的广义相加模型和分布滞后非线性模型及其在 R 语言中的构建和应用。

第一节　时间序列的基本概念和特点

本节介绍了生成时间序列数据的方法和时间序列数据的特性，应用不同的统计方法对案例数据进行模型拟合和预测分析，介绍常用的指数平滑模型（简单的指数平滑模型、Holt 指数平滑模型和 Holt-Winters 指数平滑模型）、ARIMA 预测模型，以及相应的模型诊断方法的 R 语言代码和运行结果。

一、案例分析

（一）创建时间序列

我们要将分析对象转成时间序列函数对象，包括观测值、起始时间、终止时间及周期（月、季度、年）的结构之后，才能使用各种方法对其进行分析、建模和绘图。使用 R 语言的内置函数"ts()"可将数值型向量转换成 R 语言中的时间序列对象，具体格式如下：

```
ts(vector, start=, end=, frequency=)
```

其中，vector 是向量，是用于储存各类型数据（数值型、字符型、逻辑型）的单维数组；start 代表第一个观测值的时间（起始时间）；end 代表最后一个观测值的时间（结束时间）；frequency 代表每个单位时间包含的观测值数量，比如 1 代表以年为单位记录数据，4 代表以季度为单位，12 代表以月为单位。

创建 2015 年某医院逐月结核病患者数目的向量，生成起始时间点为 2015 年 1 月，终止时间点是 2015 年 12 月的时间序列数据，并利用"window()"函数提取从 2015 年 6 月到 2015 年 12 月这部分的时间序列数据。R 语言代码如下：

```
>vector <- c(18, 41, 7, 34, 24, 25, 24, 21, 20, 26, 35, 37)
## frequency=12 代表以月为单位，start 和 end 里的第一个数代表年份，第二个数代表月份
>ts <- ts(vector, start=c(2015, 1), end=c(2015, 12), frequency=12)
>ts
     Jan Feb Mar Apr May Jun Jul Aug Sep Oct Nov Dec
2015  18  41   7  34  24  25  24  21  20  26  35  37
## start 和 end 分别代表提取数据的起止点
>ts2 <- window(ts, start=c(2015, 6), end=c(2015, 12))
## 绘制时间序列图（图 9-1）
>plot(ts2)
```

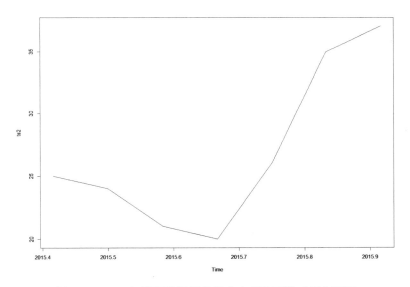

图 9-1　2015 年某医院逐月结核病患者数目的时间序列图

（二）时间序列的季节性分解

存在季节性的时间序列会包含三部分：趋势部分、季节性部分和无规则部分，分别代表时间序列数据的长期变化、周期性变化和不能被上述两部分解释的变化。因此，可以通过相加模型或相乘模型实现数据的分解。相加模型可表示为：

$$Y_t = \mathrm{Trend}_t + \mathrm{Seasonal}_t + \mathrm{Irregular}。$$

其中 Y_t 代表观测值在某特定时刻的趋势值、季节效应以及随机影响之和。

相乘模型即为三个因子的相乘形式。我们可以在 R 软件中使用"decompose()"函数来

对时间序列进行季节性分解。如果数据间是相乘的关系，可以利用"log()"函数来将其转换成加性的关系。

使用 R 软件中的"decompose()"函数分解 R 软件自带数据（co2）1959—1997 年某地 CO_2 浓度分布的时间序列图。

此函数的适用条件为时间序列符合相加模型，具体格式如下：

decompose(x, type=c("additive", "multiplicative"), filter= NULL)

其中，x 代表时间序列；type 代表季节性成分；filter 用于过滤掉季节性成分，如果为 NULL 则表示执行具有对称窗口的移动平均值。

R 语言代码如下：

```
## 获取并调用包 "graphics"
>require(graphics)
## 作 CO2 浓度序列图（图 9-2）
>plot(co2)
```

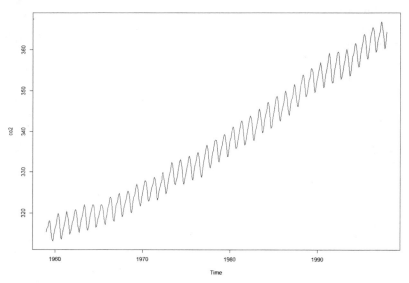

图 9-2　1959—1997 年某地 CO_2 浓度分布的时间序列图

从图 9-2 中可以看到 CO_2 浓度随时间推进有显著的上升趋势和变化基本一致的波动幅度，符合相加模型的拆解条件。

```
## 拆解序列并作图（图 9-3）
>m <- decompose(co2)
>plot(m)
```

图 9-3 显示的是 CO_2 每日浓度的时间序列被分解成的三个部分：趋势性、季节性和随机性（无规则部分）。实际观测到的是最上面曲线的形态，它是由下面三个曲线叠加而成的结果，由上至下依次为趋势性，季节性和随机性。

通过对时间序列进行分解，可以识别监测到的数据所展现出的现象及其本质，通常是具有趋势性或明确的季节性的部分，并去掉一些不必要的噪声干扰，如图 9-3 中第四条曲线，此外还能用来预测未来同时段可能会出现的数值，如图 9-3 中第三条曲线。

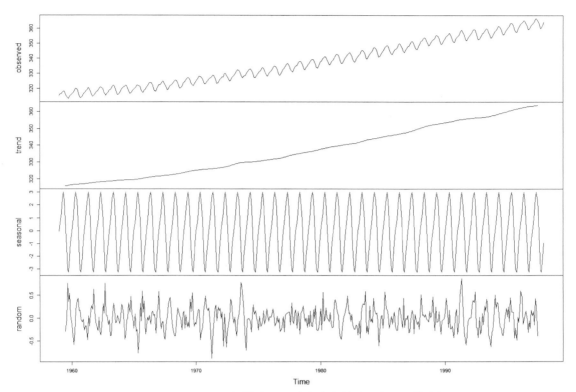

图 9-3　1959—1997 年某地 CO_2 浓度分布的时间序列季节分解图

（三）时间序列的基本特性

1. 自相关性　时间序列的自相关性可以理解为时间序列在不同滞后项之间的相关性，相隔时间越近的观测值相关性大于相隔越远的观测。通常采用绘制序列自相关图和偏自相关图来进行判断，横坐标表示延迟时期数，纵坐标表示自相关系数。在 R 语言中"stats"程序包里的"acf()"函数可以绘制序列自相关图，"stats"程序包中的"pacf()"函数和"forecast"包中的"Pacf()"函数都可以用来绘制偏自相关图。

下面以 1959—1997 年某地 CO_2 浓度分布的时间序列为例，绘制序列的自相关图和偏自相关图。R 语言相关命令和结果如下：

```
## 设置成时间序列对象
>co2= ts(co2)
## 绘制自相关图（图 9-4）
>acf(co2,lag=30,main = " 前 30 期月 CO₂ 浓度的自相关图 ")
```

由图 9-4 可见，滞后期为 0 阶时自相关函数值为 1，这是因为序列值总是与自身相关。随着滞后期增加，自相关函数值逐渐下降。上、下虚线分别代表置信区间的上、下限，若某滞后日竖线超过虚线，说明在该滞后日存在自相关性。其中，竖线超过虚线上方表示有显著的正自相关性，超过下方虚线则表示有显著的负自相关性。

```
## 绘制偏自相关图（图 9-5）；
>pacf(co2,lag=30,main = " 前 30 期月 CO₂ 浓度的偏自相关图 ")
```

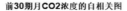

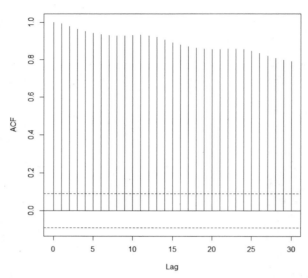

图 9-4   1959—1997 年某地 CO_2 浓度分布的时间序列的自相关图

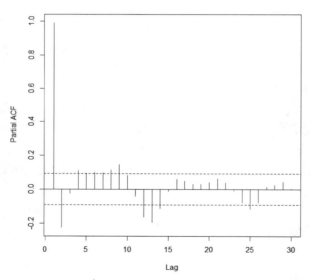

图 9-5   1959—1997 年某地 CO_2 浓度分布的时间序列的偏自相关图

图 9-5 代表将序列 Y_t 和 Y_{t-k+1} 之间的所有值（Y_{t-1}，Y_{t-2}，…，Y_{t-k+1}）带来的效应都被移除后，两个序列间的相关性。与自相关图类似，横坐标 Lag 表示不同滞后日，纵坐标为每一滞后日对应的偏自相关值（partial autocorrelations），两条平行的虚线为 95% 置信区间（95% *CI*）的临界水平。由图可见，除滞后阶数为 0、1 阶时偏自相关系数较大外，其余滞后阶数下不存在或仅存在微量自相关。

2. 滞后阶数   滞后阶数即我们向后追溯的观测值的数量。0 阶滞后项（Lag 0）代表没有移位的时间序列，1 阶滞后（Lag 1）代表时间序列向前移动 1 位，2 阶滞后（Lag 2）代表时间序列向前移动 2 位，以此类推，k 阶滞后项（Lag k）代表时间序列向前移动 k 位。表 9-1 展示了某地某年 CO_2 浓度时间序列的 0～3 阶滞后观测值，在 R 语言中可以通过"lag(ts,k)"函数实现 k 阶滞后，其中 ts 为目标序列，k 为滞后项阶数。

表 9-1　CO_2 浓度时间序列 0～3 阶滞后观测值

单位：ppm

滞后阶数	1 月	2 月	3 月	4 月	5 月	6 月	7 月
0			315.42	316.31	316.50	317.56	319.23
1		315.42	316.31	316.50	317.56	319.23	318.01
2	315.42	316.31	316.50	317.56	319.23	318.01	316.39

3. 白噪声序列　如果一个序列是完全随机的，就被称为纯随机序列或白噪声序列。由于不同时刻的取值相互独立（从自相关函数判断），白噪声序列表现为完全无序的随机波动，因此，若某随机事件呈现出这种纯随机波动的特征，就说明我们不能从已知的观测值对未来进行推断和预测，这样的分析也就没意义了。

通过 R 语言"rnorm()"函数随机产生 1 000 个随机服从正态分布的白噪声序列，并绘制时间序列图和白噪声序列的自相关图。代码如下：

```
>wnoise = rnorm(1000)
>whitenoise = ts(wnoise)
## 绘制时间序列图（图9-6）
>plot(whitenoise)
```

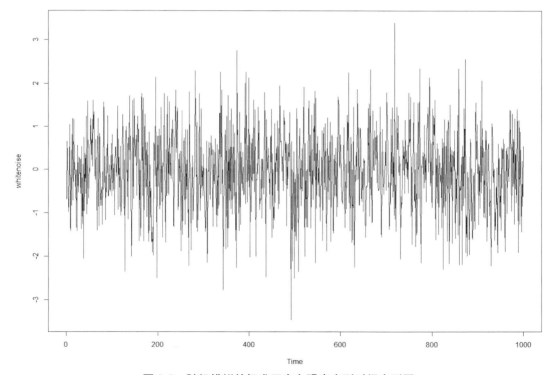

图 9-6　随机模拟的标准正态白噪声序列时间序列图

绘制白噪声序列的自相关图（图9-7）

```
>acf(whitenoise)
```

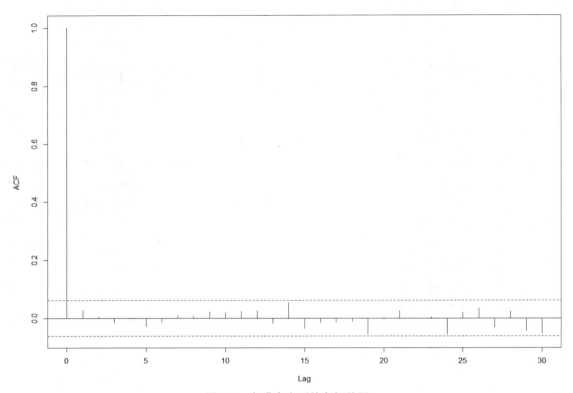

图9-7　白噪声序列的自相关图

图 9-6 显示，观测值随时间完全随机分布，由图 9-7 的自相关图也能看出，序列在不同滞后阶数没有任何相关性。在 R 语言中可使用"Box.test()"函数进行白噪声检验。我们分别计算白噪声序列滞后 10 期、20 期的 χ^2 值及其对应的 P 值，以判断该序列的随机性（α = 0.05）。代码如下：

```
>Box.test(whitenoise, lag = 10)
    Box-Pierce test
data:  whitenoise
X-squared = 2.9699, df = 10, p-value = 0.9821
>Box.test(whitenoise, lag = 20)
    Box-Pierce test
data:  whitenoise
X-squared = 12.364, df = 20, p-value = 0.903
```

输出结果显示，白噪声序列滞后 10 期、20 期后对应的 P 值均大于 0.05，意味着该序列的波动没有任何统计规律可循，可以停止对该序列进行统计分析。

（四）指数平滑模型

指数平滑模型可用于对时间序列数据进行短期预测。它的优势在于：在时期 t 时，知道实际数值和本期预测值就可以预测下一个时间的数值，而不需要知道以往的数值。这类指数平滑模型相对比较简单，且实践证明其短期预测效果较好。不同指数平滑模型建模时使用不同的因子：简单指数平滑模型拟合的是只存在常数水平项和时间点 i 处随机项，但不存在趋势项和季节因素的时间序列；双指数平滑模型（Holt 指数平滑模型）拟合的是有常数水平项和趋势项的时间序列；三指数平滑模型（Holt-Winters 指数平滑模型）拟合的是有常数水平项、趋势项以及季节因素的时间序列。平滑度由参数 α 控制，该值处于 0～1，α 越接近 1，则近期观测值的权重越大；反之，α 越接近 0，则历史观测值的权重越大。为最优化某种拟合标准，α 的实际值一般由计算机基于真实值和预测值之间的残差平方和选择。R 软件中自带的"HoltWinters()"函数及"forecast"包中"ets()"函数可拟合指数平滑模型。

1. 简单指数平滑模型

下面使用"forecast"包中的数据集"nhtemp"进行简单指数平滑模型的拟合演示，生成图形如图 9-8 所示。该数据集为康涅狄格州纽黑文市 1912—1971 年的年平均华氏温度。代码如下：

```
## 加载包
>library(forecast)
## 作图
> plot(nhtemp)
```

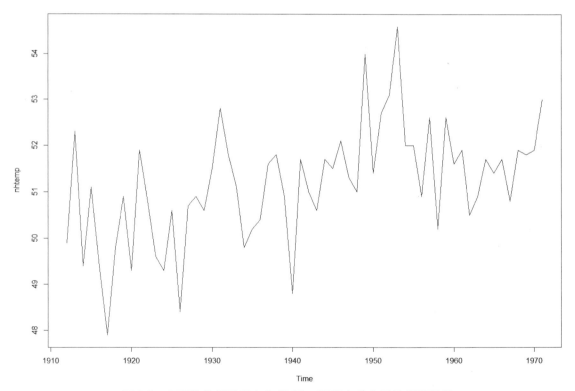

图 9-8　康涅狄格州纽黑文市 1912—1971 年的年平均华氏温度

从图 9-8 可以看到，时间序列中不包含显著的趋势项，也无法观察到季节趋势，因此可以先选择一个简单指数平滑法，再用"ets()"函数做平滑以及向前预测。

拟合模型
```
>m<- ets(nhtemp, model="ANN")
```
"ANN" 是没有趋势和季节性的加法误差模型，其中 A 代表可加误差，NN 表示序列中不存在趋势项和季节项

预测接下来 3 年的观测值
```
>forecast(m,3)
Point  Forecast  Lo 80     Hi 80     Lo 95     Hi 95
1972   51.87031  50.40226  53.33835  49.62512  54.11549
1973   51.87031  50.37817  53.36244  49.58828  54.15233
1974   51.87031  50.35447  53.38614  49.55203  54.18858
```

"forecast()" 函数可对未来的观测值进行预测。以 1973 年为例，预测结果为 51.87°F，*95% CI* 为 49.59°F ～54.15°F。

预测的准确性度量
```
>round(accuracy(forecast(m, 3)),2)
                ME    RMSE  MAE  MPE   MAPE  MASE  ACF1
Training set  0.15  1.13   0.9  0.24  1.75  0.75  -0.01
```

"accuracy()" 函数用于生成预测的训练集的精度度量。ME、RMSE、MAE、MPE、MAPE、MASE、ACF1 分别代表平均误差、平均残差平方和的平方根、平均绝对误差、平均百分比误差、平均绝对百分误差、平均绝对标准化误差和残差的一阶自相关系数。这几种预测准确性度量应用于不同的对比场景，意义也不同，并不存在某种最优度量，其中 RMSE 最为常用。本例中，RMSE 给出了平均误差平方和的平方根为 1.13°F，即反映了观测值与其模拟值之间的偏差为 1.13°F。

预测可视化（图 9-9）
```
>library(ggplot2)
>autoplot(forecast(m, 3)) +
  autolayer(fitted(forecast(m, 3)), series="Fitted") +
  ylab("Temperature (F)") + xlab("Year")
```

通过图 9-9，可以直观地看到模型在历史数据上的拟合效果，以及对未来的预测及其不确定性范围。这样的可视化有助于评估模型的预测性能和可靠性。

2. Holt 指数平滑模型和 Holt-Winters 指数平滑模型 Holt 指数平滑模型可以对有常数水平项和趋势项的时间序列进行拟合。某时点 t 的观测值可表示为：

$$y_t=\text{level}_t(\alpha)+\text{slope}_t(\beta)+\text{irregular}_t$$

其平滑水平是由两个参数控制。α：控制常数水平项的指数型下降；β：控制斜率的指数型下降。两个参数都介于 0～1，参数取值越大意味着越近的观测值的权重越大。

如果时间序列中除了包含常数水平项和趋势项，还包含季节性因素，可以考虑使 Holt-Winters 指数平滑模型，表示为：

$$y_t=\text{level}_t(\alpha)+\text{slope}_t(\beta)+s_t(\gamma)+\text{irregular}_t$$

其中，s_t 代表时刻 t 的季节效应。除 α 和 β 参数外，γ 光滑参数控制季节项的指数下降。γ 参数的取值范围同样是 0～1，并且值越大，意味着越近的观测值在季节效应上的权重越大。

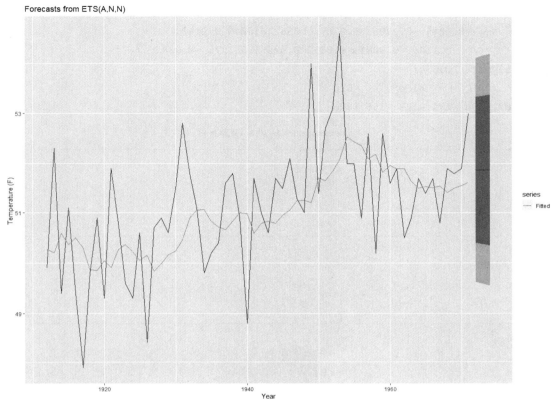

图 9-9　康涅狄格州纽黑文市 1912—1971 年的年平均华氏温度

注：深色曲线代表实际观测值，浅色曲线代表拟合值，拟合值包含了置信区间。

下面基于 1949—1960 年 Box & Jenkins 国际航空公司的每月旅客总数数据，演示 Holt 指数平滑模型的拟合步骤。

```
## 通过 "ets()" 函数自动选取对原始数据拟合优度最高的模型
>library(forecast)
>fit=ets(log(AirPassengers), model="AAA")
## 可视化模型（图 9-10）
>plot (fit)
## 查看输出结果
>fit
  ETS(A,A,A)
Call:
 ets(y = log(AirPassengers), model = "AAA")
  Smoothing parameters:
    alpha = 0.6975
    beta  = 0.0031
    gamma = 1e-04
  Initial states:
    l = 4.7925
```

```
    b = 0.0111
    s = -0.1045 -0.2206 -0.0787 0.0562 0.2049 0.2149
          0.1146 -0.0081 -0.0059 0.0225 -0.1113 -0.0841
  sigma:    0.0383
       AIC        AICc        BIC
  -207.1694 -202.3123 -156.6826
```

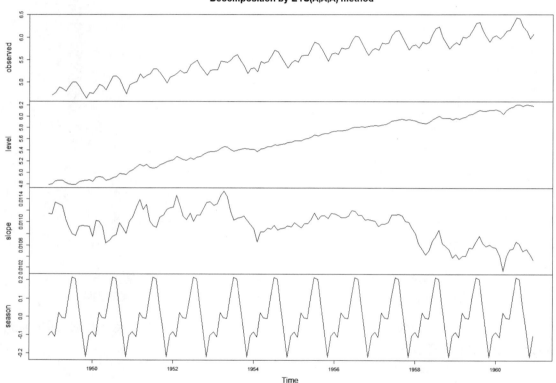

图 9-10 1949—1960 年 Box & Jenkins 国际航空公司的每月旅客数及时间序列分解

　　"forecast"包中"ets()"函数可以拟合指数平滑模型。"ets()"函数的备选参数更多,因此实际操作中更为实用。在"ets()"函数中,ts 是要分析的时间序列,限定模型的字母有三个:第一个字母代表误差项,第二个字母代表趋势项,第三个字母则代表季节项。可选的字母包括:相加模型(A)、相乘模型(M)、无(N)、自动选择(Z)。本例中应用的平滑法类型(AAA)为拟合常数水平项、斜率和季节项的相加模型,输出结果给出了三个光滑参数,即常数水平项 0.697 5、趋势项 0.003 1、季节项 0.000 1。

预测未来三个月

```
>pred <- forecast (fit, 3)
>pred
         Point Forecast   Lo 80      Hi 80      Lo 95      Hi 95
Jan 1961       6.109335  6.060306  6.158365  6.034351  6.184319
Feb 1961       6.092542  6.032679  6.152405  6.000989  6.184094
```

Mar 1961   6.236626 6.167535 6.305718 6.130960 6.342292

"forecast ()"函数预测了接下来3个月的乘客量,pred展示了1961年1—3月的点估计值及其95% CI。需要注意的是,此时得到的点估计值为对数变换后数值,还应当通过幂变换得到预测的乘客量。

3. 差分整合移动平均自回归模型 差分整合移动平均自回归模型(autoregressive integrated moving average model,ARIMA模型),或称整合移动平均自回归模型,是时间序列分析经典预测方法之一,涉及滞后阶数(Lag)、自相关(autocorrelation)、偏自相关(partial autocorrelation)、差分(differencing)、平稳性(stationarity)、滑动平均(moving average)等多个基本概念,模型建立步骤包括:①可视化观察是否有异常值;②如果需要的话,对数据进行转化,让时间序列平稳;③如果仍然不平稳,使用差分法(一阶差分、二阶差分⋯⋯)让其平稳;④差分后,用自相关或偏自相关图对其进行定阶;⑤选出一系列的模型,然后使用AIC等标准对其效果进行评估,选出最优模型;⑥对模型进行残差分析,查看残差是否为白噪声;⑦如果是白噪声,可以结束建模过程,利用模型进行预测。

实际操作中,可以使用"forcast"包中的"auto.arima()"函数实现最优ARIMA模型的自动选取。

下面利用R软件"fpp2"包自带的数据集"qcement",演示ARIMA模型的拟合,该数据集包含从1956年第1季度到2014年第1季度澳大利亚波特兰水泥的季度总产量(单位:百万吨)。

载入包
>library(fpp2)
查看时间序列(图9-11)
>plot (qcement)

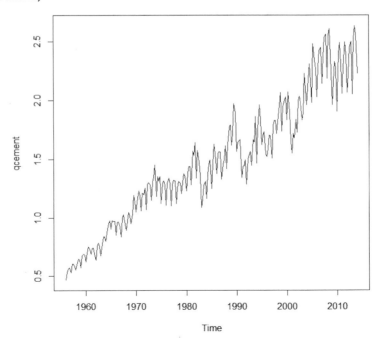

图9-11 1956年第1季度到2014年第1季度澳大利亚波特兰水泥的季度总产量的时间序列图

建立预测模型

```
>fit.arima <- auto.arima(qcement)
```

做出残差诊断图（图9-12）

```
>checkresiduals(fit.arima)
```

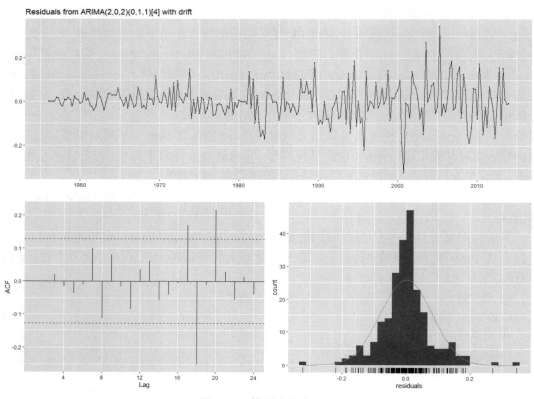

图 9-12　模型残差诊断图

从图9-12可见，第一幅图（最上图）残差基本在0轴上下对称分布，第二幅图（自相关图）显示残差基本无自相关，第三幅图（残差正态分布图）显示残差大致符合正态分布，这意味着模型拟合良好。

二、小结

时间序列数据是真实地反映某一现象变化情况的动态数据，时间序列分析方法的诞生为充分有效地挖掘和利用时间序列数据提供了有力的帮助。当前，时间序列分析已经在各个学科领域得到了广泛应用，包括经济宏观控制、企业经营管理、气象/水文预报、生态学等诸多学科和领域。其基本思想是：通过持续记录某个区域在某个时间段的某变量观测数据，建立可以精准反映序列中所包含动态依存关系的数学模型，从而实现对该变量的未来变化走向的预测预报。

时间序列建模的步骤是：

1. 用观测、调查等方法获得被观测系统的时间序列数据。

2. 对时间序列数据作相关图，进行相关分析，求自相关函数。通过相关图发现跳点（与其他数据不一致的观测值）和拐点（序列中从上升趋势突然变为下降趋势的点或下降趋势突然变为上升趋势的点）。如果跳点是正确的观测值，则在建模时应考虑进去；如果跳点是异常的，则调整到期望值；如果存在拐点，则需用不同的模型分段拟合该时间序列。

3. 选择适用的随机模型，进行曲线拟合，即利用通用随机模型对时间序列观测数据进行拟合。对于平稳时间序列，可采用通用线性随机模型（如自回归滑动平均模型）及其特殊情况的自回归模型、滑动平均模型、混合自回归滑动平均模型等进行拟合；对于非平稳时间序列，需首先对其进行差分运算，转换成平稳时间序列，然后再采用适当的随机模型对差分序列进行拟合。

4. 对模型参数进行估计。可以利用最小二乘法等方法对模型参数进行估计，根据需要还可以添加专门设计的误差项。

5. 进行灵敏度分析和模型结构变化分析。当时间序列发生变化时，可以使用贝叶斯方法对模型结构的变化进行分析。

第二节　缺失数据的填补

目前，时间序列分析在社会工作的各个领域都有应用，但在时间序列数据中经常会因为传感器故障、数据存储不规范等问题出现数据丢失。科学地填补、处理含缺失值的时间序列数据是数据清洗中极为重要的一步。如果缺失的数据相对于数据集来说非常小，那么剔除含缺失值的观测不会对最终的分析产生太大影响。但在某些情况下，盲目删除含缺失值的观测或变量会扭曲原始数据中包含的信息，从而造成分析结果出现偏差。因此，需要借助一定的统计手段对缺失值进行科学的预测，比如将邻近数据的平均值作为替代、应用多重插补法进行预测等等。

本节将使用 R 软件自带的数据集作为示例，讲解常用的缺失值处理方法。

一、案例分析

（一）缺失数据的报告

在 R 软件中，缺失值用"NA"表示。函数"is.na()"用来识别缺失值，输出值为 TRUE 或 FALSE；函数"complete.cases()"用来识别矩阵或数据框中有无缺失值，当所有行都不含有缺失值，则输出 TRUE；若每行有一个或多个缺失值，则输出 FALSE。

以 R 软件自带的"airquality"数据集为例。表 9-2 为该数据集的变量信息表。

表 9-2　"airquality"数据集的变量信息表

序号	变量名	数据类型	备注
1	Ozone	数值型	臭氧, ppb
2	Solar.R	数值型	太阳辐射, lang
3	Wind	数值型	风速, mph
4	Temp	数值型	温度, degrees F
5	Month	数值型	月份, 1～12
6	Day	数值型	天, 1～31

```
## 提取前5行观测值
>a= airquality[c(1:5),]
## 识别含有缺失值的行
>complete.cases(a)
[1]  TRUE  TRUE  TRUE  TRUE FALSE
## 结果显示，第5行观测值含有缺失值
## 输出不含缺失值的行
>a[complete.cases(a),]
   Ozone Solar.R Wind Temp Month Day
1     41    190   7.4   67     5   1
2     36    118   8.0   72     5   2
3     12    149  12.6   74     5   3
4     18    313  11.5   62     5   4
```

结果输出为前四行不含缺失值的观测值。当数据集较大时，单靠"is.na()"或者"complete.cases()"函数显然不足以展示全貌，此时利用"mice"包中的"md.pattern()"函数可以矩阵或数据框的形式展示缺失值。将此函数应用到"airquality"数据集，可得到完整的缺失值数据。

```
>library(mice)
>md.pattern(airquality)
       Wind Temp Month Day Solar.R Ozone
111       1    1     1   1       1     1    0
35        1    1     1   1       1     0    1
5         1    1     1   1       0     1    1
2         1    1     1   1       0     0    2
          0    0     0   0       7    37   44
```

结果中的0表示变量的列中有缺失值，1则表示没有缺失值。第一行显示为111行均没有缺失值（都为1），第二行显示有35行在Qzone变量有1个缺失值，第三行表示有5行在Solar.R变量有1个缺失值，第四行显示有2行在Solar.R和Ozone变量分别有2个缺失值。最后一行给出了每个变量中缺失值的数目。

使用"VIM"包可以实现对数据的缺失情况进行可视化展示，代码及可视化结果如下所示（图9-13）：

```
>library(VIM)
>plot <- aggr(airquality, col=c("navyblue","red"),
              numbers=TRUE,
              sortVars=TRUE,
              labels=names(data),
              cex.axis=.7,
              gap=3,
              ylab=c("数据缺失模式直方图","模式"))
```

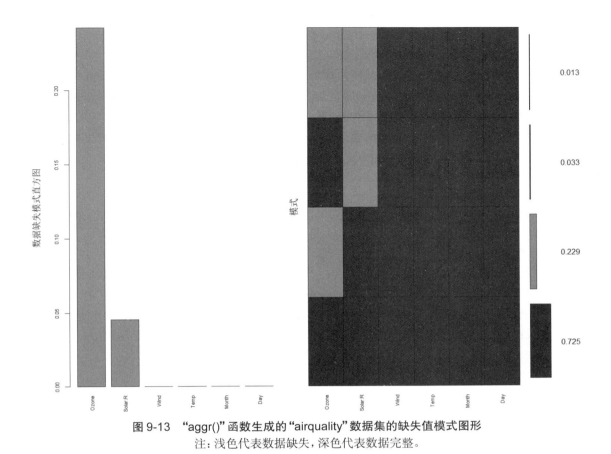

图9-13 "aggr()"函数生成的"airquality"数据集的缺失值模式图形
注：浅色代表数据缺失，深色代表数据完整。

从图9-13可以直观地看到，近73%的样本没有缺失任何信息，大约24%（图左边第一个浅色柱子）的样本缺失出现在Ozone数据列。

（二）缺失值的填补

1. 行删除法　行删除法常用于含缺失值的观测在整个数据集中占比较少的情况，也叫作个案删除或剔除。至于具体多大的缺失比例算是"小"比例，专家们意见也存在较大的差异。有学者认为应在5%以下，也有学者认为20%以下均可。然而，这种方法有很大的局限性，当缺失数据所占比例较大，特别是当缺失数据非随机分布时，这种方法可能导致数据发生偏离，从而得出错误的结论。

函数"complete.cases()"可以以数据框或者矩阵的形式存储没有缺失值的观测（行）。

```
# 提取前5行观测值
>a=airquality[c(1:5),]
>a[complete.cases(a),]
Ozone Solar.R Wind Temp Month Day
1     41      190  7.4  67    5     1
2     36      118  8.0  72    5     2
3     12      149  12.6 74    5     3
4     18      313  11.5 62    5     4
```

也可采用"na.omit()"函数删除带有缺失值的观测,上述例子执行 na.omit(a),也会输出同样的结果,即不含缺失值的数据集。

2. 多重插补法 其基本思想是采用蒙特卡洛模拟法(Monte Carlo simulation method)将原始数据插补成几个完整数据集(通常是 3～10 个),在每个数据集中,通过线性回归或广义线性模型等方法对缺失值进行预测(默认含缺失值的变量都可通过数据集中的其他变量预测而来),再将这些完整的模型整合到一起,评价插补模型的优劣并返回完整数据集。R 软件中可通过"mice"包中的"mice()"函数进行填补,代码如下:

```
>library(mice)
>imp <- mice(data, m)
>model<- with(imp, analysis)
>pooled <- pool(model)
>summary(pooled)
```

其中,data 为包含缺失值的数据集;imp 是一个包含 m(默认为 5)个插补数据集的列表对象,同时还含有完成插补过程的信息;analysis 代表插补数据集的统计分析方法,可选择的有"lm()"函数、"glm()"函数、"gam()"函数和"nbrm()"函数;model 是包含 m 个单独统计分析结果的输出对象;pooled 是包含 m 个统计分析平均结果的输出对象。

下面以 R 软件"survival"包自带的"mgus"数据集来演示多重插补法。

```
>library(survival)
>mgus
    id  age  sex     dxyr  pcdx  pctime  futime  death  alb  creat  hgb   mspike
1   1   78   female  68    NA    NA      748     1      2.8  1.2    11.5  2.0
2   2   73   female  66    LP    1310    6751    1      NA   NA     NA    1.3
3   3   87   male    68    NA    NA      277     1      2.2  1.1    11.2  1.3
4   4   86   male    69    NA    NA      1815    1      2.8  1.3    15.3  1.8
5   5   74   female  68    NA    NA      2587    1      3.0  0.8    9.8   1.4
6   6   81   male    68    NA    NA      563     1      2.9  0.9    11.5  1.8
[...output deleted to save space...]
```

查看数据,可以看到该数据集存在许多缺失值。导入 mice 包,对缺失值进行分析。

```
>library(mice)
>md.pattern(mgus)
      id age sex dxyr futime death mspike hgb alb creat pcdx pctime
46    1   1   1    1     1      1      1    1   1    1     1     1    0
130   1   1   1    1     1      1      1    1   1    1     0     0    2
8     1   1   1    1     1      1      1    1   1    0     1     1    1
26    1   1   1    1     1      1      1    1   1    0     0     0    3
6     1   1   1    1     1      1      1    1   0    1     1     1    1
16    1   1   1    1     1      1      1    1   0    1     0     0    3
3     1   1   1    1     1      1      1    1   0    0     1     1    2
5     1   1   1    1     1      1      1    1   0    0     0     0    4
1     1   1   1    1     1      1      1    0   0    0     1     1    3
      0   0   0    0     0      0      0    1  31   43   177   177  429
```

从输出结果中可以看到,该数据集中 pcdx、pctime、alb、creat 和 hgb5 个变量存在缺失值,总共有 46 行拥有完整数据。

接下来使用"mice()"函数进行插补,插补完成后可以利用"complete()"函数查看多个插补数据集中的任意一个。

```
>imp<-mice(mgus)
>complete(imp)
   id age sex      dxyr pcdx pctime futime death alb creat hgb  mspike
1  1  78 female   68   MM   1826   748    1     2.8 1.2   11.5 2.0
2  2  73 female   66   LP   1310   6751   1     3.8 0.9   13.7 1.3
3  3  87 male     68   MM   2618   277    1     2.2 1.1   11.2 1.3
4  4  86 male     69   AM   1826   1815   1     2.8 1.3   15.3 1.8
5  5  74 female   68   AM   2216   2587   1     3.0 0.8   9.8  1.4
6  6  81 male     68   AM   1218   563    1     2.9 0.9   11.5 1.8
[...output deleted to save space...]
```

从输出结果中可以看到原来缺失的地方已经被插补了数据。数据插补完成后我们即可进行相应的统计分析,以该数据集为例:运行下列代码后可生成 5 套回归数据,并将 5 套数据的统计值合并显示最终的分析结果。

```
>fit<-with(imp,glm(death~age+sex+dxyr+pcdx,family = binomial))
>pooled<-pool(fit)
>summary(pooled)
   term        estimate    std.error     statistic     df        p.value
1  (Intercept) 59.4003885  2602.3262     0.022825881   232.00198 0.981808783
2  age         0.3541631   0.1113972     3.179282831   52.29659  0.002481143
3  sexmale     0.7009017   1.4944335     0.469008316   95.62562  0.64013122
4  dxyr        -0.8740292  0.4970415     -1.758463264  19.54758  0.094315785
5  pcdxLP      -18.8746581 2602.104897   -0.007253612  232.00198 0.994218739
6  pcdxMA      -18.0705116 2602.109165   -0.006944563  232.00198 0.994465052
7  pcdxMM      -13.1154586 2602.104807   -0.005040327  232.00198 0.995982749
```

3. 其他填补方法　除上述方法外,缺失值处理方法还包括简单插补法、回归插补法、K 近邻插值法等。下面以简单插补法为例进行介绍。

所谓简单插补,即用某个值(如均值、中位数或众数)来替换变量中的缺失值。例如,我们采用均值替代法对上述"airquality"数据集中 Ozone 变量进行缺失值填补。利用"Hmisc"包中"impute()"函数可实现将缺失值直接用均值替换。

```
>data=airquality
>library(Hmisc)
>data$Ozone<-impute(data$Ozone, mean)
```

执行上述命令后即可看到数据集中 Ozone 变量缺失值已全部被均值替换。除此之外,也可进行手动插值(代码如下所示),同样可以使缺失值被均值替换。

```
>data$Ozone[is.na(data$Ozone)]<-mean(data$Ozone,na.rm = T)
```

简单插补的一个优点是,解决"缺失值问题"时不会减少分析过程中可用的样本量。虽然简单插补法很简单，但是对于非完全随机缺失的数据会产生有偏的结果。若缺失数据的数目非常大，那么简单插补很可能会低估标准差、曲解变量间的相关性，并会生成不正确的统计检验的 P 值。

二、小结

本节列举了如何在数据中发现和报告缺失值，并主要介绍了三种常用的缺失值处理方法：行删除法、多重插补法和简单插补法。在实际应用中，还应当基于数据缺失的原因选择合适的处理方法。当缺失完全随机（各变量值的缺失完全随机）且缺失值所占比例很小时，可采用行删除法直接删除，这样不会对数据质量造成较大影响；当数据是非随机缺失（缺失值的出现不是完全随机的，而是依赖于其他完全变量），或者缺失数据问题非常复杂时，推荐选择多重插补法进行缺失值的填补。简单插补法通常会应用于时间序列数据中的某条缺失的观测，如某一天缺测的气象数据可用前后两天的均值代替。但是这种方法仅适用于缺失数目较少的情况，若缺失数目非常大，简单插补很可能会低估标准差或曲解变量间的相关性，生成不准确的估计值。需要说明的是，缺失值的填补是在数据挖掘过程中为了保存信息的真实性而采用的人为处理办法，无论采用哪种方法，都会或多或少地影响变量间的相互关系，对以后的分析产生潜在的影响，所以对缺失值的处理一定要慎重。

总之，真实场景下，我们需要在识别缺失值的基础上，探究缺失值的模式，理解产生缺失值的机制，并科学、审慎地选择恰当的填补方法。R 软件也提供了一系列丰富多样的软件包供读者们选择，如支持简单插补、多重插补和典型变量插补的"Hmisc"包、可处理生存分析缺失值的"kmi"包、可实现对多元面板数据或聚类多重插补的"pan"包等，本节不做详述，感兴趣的读者可通过查找相关包的说明进一步了解。

第三节　广义相加模型及其应用

近 30 年来，随着统计模型的进步，广义线性模型（GLM）和广义相加模型（GAM）等方法在环境流行病学中逐渐受到关注。GLM 和 GAM 是对经典线性模型的扩展，将多元线性模型的适用条件从正态分布推广到指数分布族，并通过连接函数将模型的随机部分与系统部分进行衔接，具有较高的灵活性。GLM 常见于多元线性回归、Logistic 回归、泊松回归和负二项回归等。然而，在实际应用中，气象因素或空气污染物与结局变量之间通常表现出非线性关联，并且需要通过非参数平滑方法来控制重要的混杂因素（如长期趋势和季节性），这限制了 GLM 的应用。

GAM 由 Hastie 和 Tibshirani 于 1990 年提出，用于处理自变量与因变量的非线性关系。类似于 GLM，GAM 的因变量适用于泊松分布、二项分布等指数分布族情景，而其"非参数平滑"函数功能可拟合与结局变量呈非线性关系的自变量，以"加性"的假设将其以非参数加和的形式纳入模型，从而极大地拓展了模型的适用情景，目前在环境流行病学的研究中被广为应用。

一、案例分析

下面以"dlnm"包中的时间序列数据集"chicagoNMMAPS"为例进行代码展示。该数据集包含了芝加哥市 1987—2000 年的气象因素、空气污染和健康结局的逐日观测数据。我们以 1995 年 1 月 1 日—2000 年 12 月 31 日为研究时段，分析 PM_{10} 的短期暴露对该地居民全死因、心血管疾病和呼吸系统疾病死亡的影响，介绍 GAM 在空气污染相关资料中的应用。"chicagoNMMAPS"数据集的观察变量如表 9-3 所示。

表 9-3　"chicagoNMMAPS"数据集的变量信息表

序号	变量名	备注
1	date	观测日期，范围为 1987 年至 2000 年
2	time	观测天数的有序排列
3	year	年
4	month	月
5	doy	年份中的第几天
6	dow	星期几（因子型）
7	death	每日非意外死亡数
8	cvd	每日心血管疾病死亡数
9	resp	每日呼吸系统疾病死亡数
10	temp	日平均温度
11	dptp	露点温度 /℃
12	rhum	日相对湿度 /%
13	pm10	$PM_{10}/(\mu g \cdot m^{-3})$
14	o3	臭氧 $/(\mu g \cdot m^{-3})$

下列分析中，分析变量为 pm10，即可吸入颗粒物（粒径≤10μm 的大气颗粒物）；反应变量包括 death、cvd、resp。混杂因素包括 time（代表观测天数的有序排列，代表长期趋势和季节性）、dow（周一至周日，代表"星期几效应"）、temp、dptp、rhum 和 o3。

在本例中，研究对象为芝加哥市的全体居民，每日非意外死亡数属于小概率事件，故假定服从泊松分布，采用 GAM 分析每日 PM_{10} 浓度与死亡数的关联。我们以超额危险度（excess risk, ER）作为效应指标，评估 PM_{10} 每上升 $10\mu g/m^3$ 与死亡风险之间的关联。具体 R 软件操作步骤如下：

```
## 加载包 dlnm，获取数据集 chicagoNMMAPS
>library(dlnm)
## 以 1995—2000 年作为研究时期
>chicagoNMMAPS=subset(chicagoNMMAPS, date>="1995-01-01" &
date<="2000-12-31")
## 查看空气污染物和死亡结局的时间序列图
>library(reshape2)
## 保持 date 不变，death 和 pm10 变量合为两列：变量名为 variable，对应的观测值为 value
>data=melt(chicagoNMMAPS,
id=c(names(chicagoNMMAPS)[c(1)]),
        measure.vars=c(names(chicagoNMMAPS)[c(7:9,13)]),
variable.name="variable", value.name="value")
```

```
>names(data)[c(2:3)]=c("variables","value")
## 定义变量顺序
>data$variables=factor(data$variables,
                levels=c("death","cvd","resp","pm10"),
                labels=c("非意外","心血管","呼吸系统","PM[10]"))
## "ggplot" 函数进行作图展示（图 9-14）
>library(ggplot2)
>p=ggplot(data,aes(date,value,color=variables))
>p+geom_line(size=1.5)+facet_grid(variables~.,scales = "free",
labeller=label_parsed)+ theme(legend.position="none",
        axis.title=element_text(size=22,face = "bold"),
        axis.text=element_text(size=22,face = "bold"),
        strip.text = element_text(size =22,face = "bold"))+
    xlab("日期")+ylab("死亡数 / 污染物浓度")
```

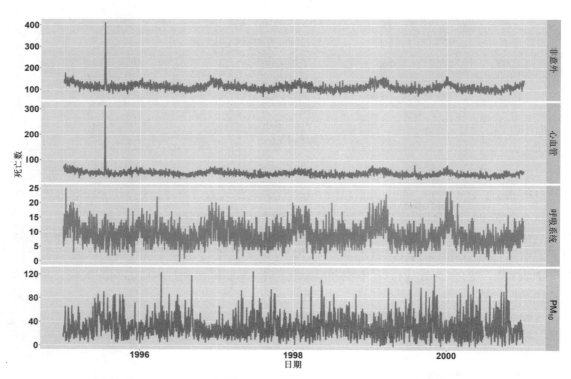

图 9-14　1995—2000 年芝加哥市逐日 PM_{10} 浓度和死亡数的时间序列分布

　　从图 9-14 可以看到，研究期间芝加哥市 PM_{10} 的浓度和死亡数具有明显的季节性和周期性，并且 1995 年 10 月左右非意外和心血管疾病具有显著的死亡高峰。

　　紧接着，我们进行多变量处理，为 GAM 建模作准备：使用"mutate()"函数生成多个列变量，包括 PM_{10} 浓度度量及其在不同的滞后日（lag0～5）和滞后模式下（滑动平均值：0～1 天、0～3 天和 0～5 天）的序列。

```
>library(dplyr); library(tidyr); library(tsModel)
```

```
>chicagoNMMAPS1=chicagoNMMAPS %>%
  mutate(lag0=pm10/10, lag1=Lag(lag0,1), lag2=Lag(lag0,2),
lag3=Lag(lag0,3), lag4=Lag(lag0,4), lag5=Lag(lag0,5),
lag01=runMean(lag0,0:1), lag03=runMean(lag0,0:3),
lag05=runMean(lag0,0:5))
```

应用 "melt()" 函数融合 PM_{10} 不同的滞后序列为 "lag" 和 "value"，融合 "death" "cvd" 和 "resp" 为 "dis" 和 "mort"

```
>chicagoNMMAPS2=melt(chicagoNMMAPS1,
        id=c(names(chicagoNMMAPS1)[c(1:14)]),
        measure.vars=c(names(chicagoNMMAPS1)[c(15:23)]))
>names(chicagoNMMAPS2)[c(15:16)]=c("lag","value")
>chicagoNMMAPS3=melt(chicagoNMMAPS2,
        id=c(names(chicagoNMMAPS2)[c(1:6,10:16)]),
        measure.vars=c(names(chicagoNMMAPS2)[c(7:9)]))
>names(chicagoNMMAPS3)[c(14:15)]=c("dis","mort")
```

下面进行 GAM 建模：利用"ddply()"函数对数据集里的特定疾病的特定滞后期分别拟合 GAM，估计结果储存在"model"里。GAM 参数设置为：时间变量 time 的自由度为 7df/year，平滑基（bs）采用三次回归样条（cr），温度、湿度的自由度分别设为 6 和 3；"quasipoisson()"函数用来控制因变量中的过离散现象。R 语言代码如下，结果展示见表 9-4。

```
>library(plyr); library(mgcv)
>model=ddply(chicagoNMMAPS3, .(dis,lag), function(chicagoNMMAPS3)
{fit<-gam(mort~value+s(time,k=6*7+1,fx=T,bs="cr")+dow+s(temp, fx=T,
k=6+1)+s(rhum, fx=T, k=3+1), family=quasipoisson(link="log"), scale=-1,
control=gam.control(epsilon=0.0000001,maxit=1000), na.action=na.omit,
data=chicagoNMMAPS3)
coef=data.frame(summary(fit)$p.coeff)[2,]
se=data.frame(summary(fit)$se)[2,]
or=data.frame(coef,se)
er=mutate(or, er=(exp(coef)-1)*100,
lower=(exp(coef-1.96*se)-1)*100,
upper=(exp(coef+1.96*se)-1)*100)})
```
查看结果
```
>model
```

表 9-4　GAM 各参数估计结果

死因	滞后日	回归系数	标准误	ER/%	95% 置信区间
非意外	0	−0.00	0.00	−0.32	（−0.92，0.29）
非意外	1	−0.00	0.003	−0.19	（−0.77，0.39）
非意外	2	0.01	0.00	0.65	（0.14，1.16）
...	...	...	...	...	...

续表

死因	滞后日	回归系数	标准误	*ER*/%	95% 置信区间
心血管疾病	0	−0.01	0.01	−1.15	(−2.13, −0.17)
心血管疾病	1	−0.00	0.00	−0.20	(−1.14, 0.75)
心血管疾病	2	0.01	0.00	1.32	(0.49, 2.16)
…	…	…	…	…	…
呼吸系统疾病	0	−0.00	0.01	−0.35	(−1.93, 1.26)
呼吸系统疾病	1	0.00	0.01	0.42	(−1.03, 1.90)
呼吸系统疾病	2	0.00	0.01	0.29	(−1.09, 1.69)
…	…	…	…	…	…

为了让结果更直观地展示,采用"ggplot()"函数进行作图:"geom_point()"为用点代表模型的点估计值;"geom_errorbar()"函数做出误差线,上下两端分别代表参数估计的95% 置信区间的上、下限,"facet_grid()"函数为根据病因分层展示估计结果。具体展示见图 9-15。

```
>library(ggplot2)
>p=ggplot(model,aes(lag,er,color=dis))
>p+
  geom_point(size=2.5)+
  geom_errorbar(aes(ymin=lower,ymax=upper),
              size=1.2,height=1.6,width =0.2)+
  facet_grid(dis~.,scales = "free",
          labeller=label_parsed)+
  geom_hline(yintercept=0, size=0.6)+
  ylab(expression("ER (%,95%CI)"))+
  theme(legend.position="none",
      axis.title=element_text(size=26,face = "bold"),
      axis.text=element_text(size=26,face = "bold"),
      strip.text = element_text(size=26,face = "bold"))+
  xlab(" 滞后天数 ")
```

从图 9-15 可以看到,在 PM_{10} 暴露的当天至暴露后第 5 天,致死效应呈现先上升、后下降的趋势,风险峰值位于滞后第 3 天并且具有统计学意义:从总死亡来看,PM_{10} 每升高 $10\mu g/m^3$ 会导致死亡风险升高 0.63%,95% *CI*: 0.17%～1.16%;我们分别以 PM_{10} 暴露的当天和前 1 天的平均浓度(lag01)、当天和前 3 天的平均浓度(lag03)以及当天和前 5 天(lag05)的平均浓度为指标,评估了不同滞后模式下的效应值,结果发现对于非意外死亡和心血管疾病死亡,PM_{10} 暴露在 lag05 时均具有最大的 *ER* 值,提示了连续 5 天的空气污染物暴露会造成显著的致死风险。

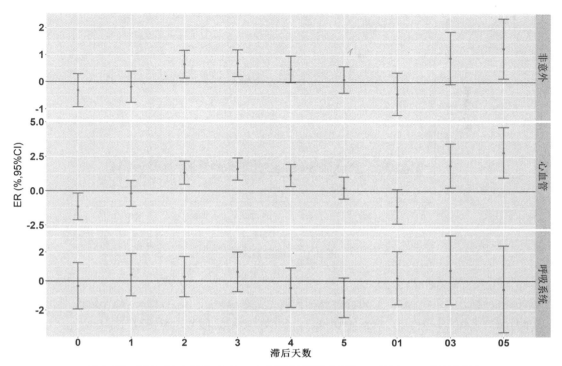

图 9-15　PM$_{10}$ 浓度每升高 10µg/m^3 所致不同死因的 *ER* 值及 95% 置信区间

在建立了 GAM 之后，我们需要评价模型对于数据的适用性和拟合优度，包括检测是否存在离群值和异常值、混杂控制是否得当、残差是否存在自相关等。常见的重要的混杂变量为时间变量 time，通常以非参数平滑函数对其进行处理，从而形成一个代理变量，目的是控制那些随时间不断变化但又微小难测的变量的混杂作用（如人口变异、吸烟水平、社会经济发展等），即所谓的长期趋势和季节性。常用的模型检验包括作残差图、偏自相关图和模型拟合效果图，R 语言代码如下：

```
## 残差图
## 拟合 GAM
>m1=gam(death~lag0+s(time,k=6*7+1,fx=T,bs="cr")+dow
+s(temp,k=6+1)+s(rhum,k=3+1), family=quasipoisson(link="log"), scale=-1,
control=gam.control(epsilon=0.0000001,maxit=1000),
na.action=na.omit, data=chicagoNMMAPS1)
## 求得残差并作图（图 9-16）
>res=residuals(m1,type="response")
>plot(res,pch=19,cex=0.5,col='red', main="", ylab="Residual", xlab="Date",
cex.lab=1.3, cex.main=1.3, font.lab=2, font.axis=2)
>abline(h=1, lty=2, lwd=1.8)
```

图 9-16 展示的是 GAM 残差图。若控制得当，残差图中的散点会均匀分布在横轴（*Y*=0）两侧，并且不会观察到规律的季节变化。可以看到，图中散点基本满足这一条件，但是在第 200 天的时候有 4 个明显的离群值，考虑将其剔除后重新建模。

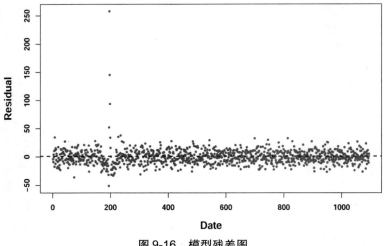

图 9-16　模型残差图

残差偏自相关图（图 9-17）
>pacf(res, ylab="PACF", xlab=" 滞后天数 ",lag.max=5, na.action=na.omit,
main="", cex.lab=1.3, cex.main=1.3, font.lab=2, font.axis=2)
拟合效果,预测值存在 pred 里
>pred=predict(m1, type="response")
预测图（图 9-18）
>plot(pred, col="red", pch=19, cex=0.3, xlab=" 天数 ", ylab=" 死亡数（例）",
main=" 模型拟合效果图 ", cex.main=1.3, font.lab=2, font.axis=2)

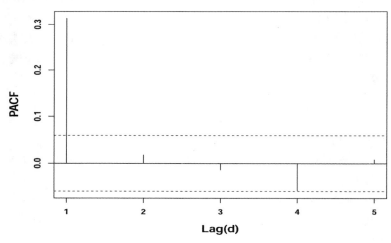

图 9-17　模型残差偏自相关图

　　残差偏自相关图也常用来检验模型残差中是否存在自相关问题，一定程度上也反映了模型是否恰当地控制了主要的混杂因素（长期趋势和季节性），如果除滞后当天或 1 天所有阶数对应的自相关系数都在置信区间内，可认为不存在自相关。图 9-17 显示所有自相关系数均包含在置信区间内（除去滞后 1 天），说明数据中不存在自相关问题并且混杂控制得当，该模型拟合较好。

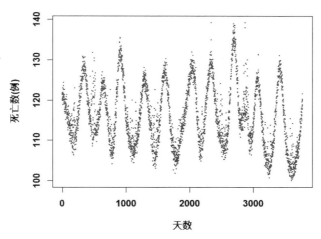

图 9-18　模型拟合效果图

　　除了进行模型检验，还要通过敏感性分析如改变自变量的自由度、纳入变量的性质以及拟合长期趋势和季节性等检验参数设置是否正确、混杂是否控制得当。本研究将臭氧作为混杂因素纳入模型后发现，PM_{10} 致死亡的效应变化不大，说明主模型已经较好地控制了混杂因素的作用（图 9-19）。以估计 PM_{10} 与总死亡的关联为例，具体代码展示如下：

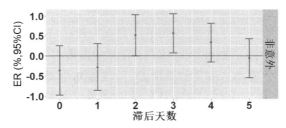

图 9-19　纳入臭氧后 PM_{10} 浓度每升高 $10\mu g/m^3$ 所致非意外死亡的 *ER* 值及其 95% 置信区间

```
## 建立 PM₁₀ 与总死亡的 GAM
>tablag=matrix(NA,5+1,7,dimnames=list(paste("Lag",0:5),
c("estimate","std","z","p","RR","ci.low","ci.hi")))
for(i in 0:5) # 建立滞后 0~5 天的循环函数
{lag=Lag(chicagoNMMAPS1$lag0,i)
>fit=gam(death~lag+s(time,k=6*5+1,fx=T,bs="cr")+dow
+s(temp,k=6+1)+s(rhum,k=3+1)+o3,family=quasipoisson(link="log"),
scale=-1,control=gam.control(epsilon=0.0000001,maxit=1000),
na.action=na.omit, data=chicagoNMMAPS1)
## 加载 "Epi" 包，提取效应值
>library(Epi)
>tablag[i+1,] <- ci.lin(fit,subset="lag",Exp=T)[1:7]}
>tablag1=data.frame(tablag)
>tablag2=tablag1[5:7]
>tablag2=tablag2 %>%
```

```
    mutate(ER=(RR-1)*100,ci.low=(ci.low-1)*100,ci.hi=(ci.hi-1)*100)
>result=transform(tablag2,lag=0:5,dis='非意外')
>result
>library(ggplot2)
>p=ggplot(result,aes(lag,ER,color=dis))
>p+
  geom_point(size=2.5)+
  geom_errorbar(aes(ymin=ci.low,ymax=ci.hi),
                size=1.2,height=1.6,width =0.2)+
  facet_grid(dis~.,scales = "free",
             labeller=label_parsed)+
  geom_hline(yintercept=0, size=0.6)+
  ylab(expression("ER (%,95%CI)"))+
  theme(legend.position="none",
        axis.title=element_text(size=26,face = "bold"),
        axis.text=element_text(size=26,face = "bold"),
        strip.text = element_text(size=26,face = "bold"))+
  xlab("滞后天数")
```

二、小结

本节以 1995 年 1 月 1 日—2000 年 12 月 31 日芝加哥市空气污染与死亡的关联性研究作为例，阐述了常规 GAM 的建模过程及结果解读，旨在让初学者快速掌握 GAM 的建模过程。

GAM 的优势在于当模型中自变量个数较多而样本含量并不是很大时，GAM 拟合不存在由于自变量维度的增加而使方差急剧扩大这一问题。因此，当自变量的个数较多或因变量与自变量之间的关系不明确，因变量的分布不易判定或不符合所要求的分布时，均可考虑应用 GAM。此外，与 GLM 相比，GAM 具有较高的灵活性，具体表现在 GLM 是模型驱动而 GAM 是数据驱动。GLM 的各项是事先已假定的具体参数形式，这一形式局限于已知曲线的形状，而 GAM 的各项是由因变量期望的函数与自变量关系的曲线形状决定的非参数形式，即对于 GAM 来说，数据决定的是因变量的期望与自变量之间关系的本质而不是关系的参数形式。

需要说明的是，在模型拟合时，需要考虑筛选模型中包含的变量，还要选择模型中各平滑函数参数的最优值，而这对于模型的选择过程提出了很大的挑战。本章介绍的建模过程只能作为一般参考，在实际情景中，研究者需结合自己的研究目的，在充分文献复习的基础上确定建模策略，切忌生搬硬套。本章未对具体的建模策略和参数设置作详述，感兴趣的读者可参阅相关文献。

第四节　分布滞后非线性模型及应用

分布滞后线性模型最早是由 Almon 于 1965 年在《计量经济学》杂志提出。到 2000 年，

Braga 等使用该模型评估了美国 12 个州的气象因素对每日死亡的影响，从而将其引入了环境流行病学领域。同年，Zanobetti 等将广义相加模型的平滑函数思想与分布滞后模型的滞后思想相结合，提出了"广义加性分布滞后模型"，增加了原先方法的应用范围和灵活性。2006 年，Armstrong 在原有方法的基础上，进一步提出了"交叉基"的思想，从而更好地处理气温与健康结局随滞后增加的非线性变化情况，一定程度上弥补了先前只能在给定滞后条件下描述暴露反应关系的缺陷，形成了分布滞后非线性模型（distribution lag nonlinear models，DLNM）。2010 年，Gasparrini 等详细阐述了分布滞后非线性模型的理论基础，并开发出了相应的 R 软件包"dlnm"。该包由于具有良好的操作性和可视化水平，当前已广泛应用于气象因素的健康效应分析中。

一、案例分析

本节继续以"dlnm"包中的时间序列数据集"chicagoNMMAPS"为例进行代码展示。我们以 1995 年 1 月 1 日—2000 年 12 月 31 日为研究时段，分析 PM_{10} 的短期暴露对该地居民全死因、心血管疾病和呼吸系统疾病死亡的影响，介绍分布滞后非线性模型在空气污染相关资料中的应用。我们通过建立温度与死亡的分布滞后非线性模型，评估极端温度对死亡的效应，通过这个例子来阐述该模型的应用。

下列分析中用到的分析变量为 temp，反应变量为 death，混杂因素包括 time、dow、temp、dptp、rhum、o3。

在本例中，研究对象为芝加哥市的全体居民，每日非意外死亡数属于小概率事件，故假定服从泊松分布，用分布滞后非线性模型分析每日平均温度（temp）与每日非意外死亡数的关联。我们以相对危险度（relative risk，RR）为效应指标，评估极端温度造成的死亡风险。极端温度定义：观察时段温度百分位数分布的 $P_{2.5}$ 定义为极冷，$P_{97.5}$ 定义为极热。具体步骤如下：

```
## 读入数据,加载包dlnm,获取数据集 "chicagoNMMAPS"
>library(dlnm)
>library(splines)
## 查看数据集前3行和最后3行
>head(chicagoNMMAPS,3)
>tail(chicagoNMMAPS,3)
## 建立温度的交叉基
>attach(chicagoNMMAPS)
>varknots <- equalknots(temp,fun="ns",df=3)
>logknots <- logknots(30,fun="ns",df=3)
>temp.basis <- crossbasis(temp,lag=30,
argvar=list(knots=varknots),arglag=list(knots=logknots))
## 建模,并进行预测
>model <- glm(death~temp.basis+ns(rhum,3)+ns(dptp,3)+ns(o3,3)
+ns(time,7*14)+dow,family=quasipoisson(),chicagoNMMAPS)
>temp.pred <- crosspred(temp.basis,model,cumul=TRUE,
cen=median(temp),by=1,bylag=1)
```

定义极端低温、高温

>$P_{2.5}$ <- round(quantile(temp,0.025),0)

>$P_{97.5}$ <- round(quantile(temp,0.975),0)

提取极端温度致死效应值 *RR*（95%*CI*），单独效应（温度在极高温时、滞后 3 天的效应）

>tablag1<-with(temp.pred,t(rbind(matRRfit["27","lag3"],matRRlow["27","lag3"],
matRRhigh["27","lag3"])))

>colnames(tablag1)<-c("RR","ci.low","ci.hi")

>tablag1

累积效应（温度在极高温时、滞后 3 天的累积效应）

>tablag2<-with(temp.pred,t(rbind(cumRRfit["27","lag3"],cumRRlow["27","lag3"],
cumRRhigh["27","lag3"])))

>colnames(tablag2)<-c("RR","ci.low","ci.hi")

>tablag2

总体效应（温度在极高温时、最大滞后期内的累积效应）

>cbind(temp.pred$allRRfit ,temp.pred$allRRlow,
temp.pred$allRRhigh)["27",]

可视化结果，绘制 3D 图（图 9-20）

>plot(temp.pred,"3d",xlab="Temperature(℃)",
ylab="Lag(d)",zlab="RR",cex=0.1)

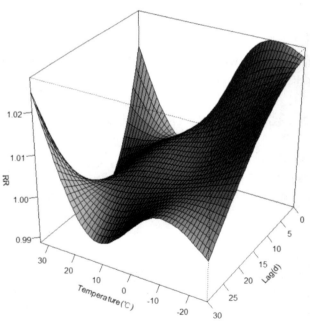

图 9-20　滞后 0~30 天温度与非意外死亡的关系

从图 9-20 可以观察到温度和死亡之间的非线性关联，并且对于特定滞后期，可观察到近似 U 形的暴露 - 反应曲线。

特定效应图（图 9-21）

>plot(temp.pred,var=27,"slices",xlab="Lag",ylab="RR")

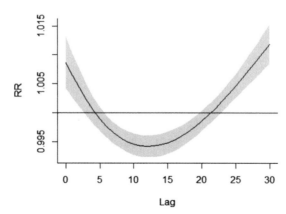

图9-21　极端高温与非意外死亡在滞后0~30天的关系

图9-21显示了当温度为27℃时,滞后与效应值的关系呈U形。

累积效应图(图9-22)

```
>plot(temp.pred,var=27,cumul=TRUE,xlab="Lag",ylab="Cumulative RR")
```

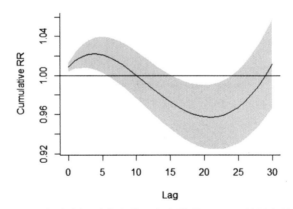

图9-22　极端高温对非意外死亡在滞后0~30天的累积效应

总体效应图(图9-23)

```
>plot(temp.pred,"overall", xlab="Temperature",ylab="RR")
```

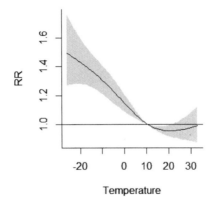

图9-23　极端高温对非意外死亡在滞后第30天不同温度下的总体效应变化

图 9-23 反映了极端温度在最大滞后期(30天)内的累积效应变化情况，呈反 J 形。

二、小结

国外众多研究发现，空气污染物、气象因素等环境变量对人群健康的影响通常存在滞后性，并且在此期间存在连续的效应。传统模型如广义线性模型和广义相加模型在计算时只考虑了特定滞后期或者连续滞后时数内(如利用滑动平均值)的效应，并未能考虑连续滞后日之间存在的相关性，从而会造成共线性问题，导致分析结果与实际存在偏差。分布滞后线性模型则弥补了这个问题，通过建立交叉基函数，实现对滞后和暴露两个维度的平滑，能够较好地估计呈线性的暴露 - 反应关系，已大量应用于空气污染对健康影响的研究中。

分布滞后非线性模型在分布滞后线性模型的基础上，通过对暴露 - 反应和滞后效应在时间维度的分布给予某些限制，能够实现对不同滞后时间下的暴露 - 反应关系的评估，目前已广泛应用于气温 - 健康的效应研究中。

本节以"dlnm"包自带的芝加哥市的空气污染和气象因素的时间序列数据集，详细阐述了"dlnm"建模和计算的一般过程。本文未纳入模型检验和敏感性分析的规程，想了解的读者可参考本章第三节的相关描述。另外，同广义相加模型一样，在模型拟合时，对于涉及的混杂因素控制、参数设置等问题，应当结合数据的实际情况，并依据合理、科学的设定标准进行处理。本文所提供的只是一般建模策略，更为深入的函数功能还需读者自己深入挖掘。

======= **总结** =======

时间序列分析是一种强大的工具，用于处理动态数据并建立数学模型，以更深入地理解事物的发展变化规律和不同现象之间的内在数量关系。通过对时间序列数据进行观察和分析，可以揭示出隐藏在数据背后的趋势、季节性、周期性以及其他重要的模式。这种分析方法允许我们识别和测量时间序列数据中的变动和波动，从而提取出有用的信息。我们可以观察数据的长期趋势，例如逐渐上升或下降的趋势，也可以检测和建模数据中的季节性变化，如每年的季节性模式或每周的周期性模式。此外，时间序列分析还可帮助我们理解不同现象之间的内在数量关系。通过计算自相关和偏相关系数，我们可以揭示出数据在不同时间点之间的相关性和依赖关系。这有助于我们发现变量之间的因果关系、相互影响以及滞后效应。通过观察、分析和建模时间序列数据，我们可以对动态数据有更深入的理解，并为决策和规划提供可靠的依据。

（艾思奇　任周鹏　林华亮）

第十章
Meta 分析

Meta 分析又称汇总分析、荟萃分析、元分析等，是以综合已有的发现为目的，对单个研究结果进行集合的一种统计方法。广义的 Meta 分析通常与系统评价交叉使用，具体的分析步骤包括提出研究问题、制订检索策略、明确纳入和排除标准、检索相关研究、汇总基本信息、综合分析并报告结果等。狭义的 Meta 分析是指一种合并效应量的统计学方法。对于系统综述的 Meta 分析来说识别和处理发表偏倚是一个重要的环节。由于在同类的研究中，阳性即具有统计学意义的研究比阴性的研究更容易发表，因此会造成一定程度的偏倚。通常使用漏斗图对称性检验方法（Egger 检验、Begg 检验等）检验发表偏倚。当存在显著的发表偏倚时，可以使用剪补法或去除小样本研究后做敏感性分析。根据统计假设的不同，Meta 分析模型分为固定效应模型和随机效应模型两种。固定效应模型假设所有研究之间只有一个真实效应值，各研究得出的效应值差异仅源于抽样误差。而随机效应模型假设不同研究的真实效应值各不相同，并且这些效应值服从正态分布。因此，研究间效应值的差异既包括抽样误差，也包括真实效应值之间的随机误差。在实际应用中，随机效应模型使用更为广泛。

在流行病学研究中，Meta 分析除了在系统综述中对多个独立研究提取综合效应量外，在单个多中心研究的效应量合并方面也有十分广泛的应用。近年来，多城市甚至全国性或多国范围的流行病学研究越来越普遍。但由于不同地区间气候、人群适应性与社会经济结构存在较大差异，难以将单个城市的研究结论推广至其他地区。因此，研究者有必要应用 Meta 分析的方法将不同城市或地区的单独研究结果进行合并，得到一个综合性更具有代表性的效应量，从而得到更有说服力的证据。

本章将系统地阐述单因素 Meta 分析、多因素 Meta 分析、Meta 回归分析在流行病学中的应用，以及应用 R 语言实现的方法。

第一节　单因素 Meta 分析

一、单因素 Meta 分析概述

在多城市流行病学研究中，若研究者简单地假设暴露 - 反应关系是线性关系，那么单因素 Meta 分析模型就可以很好地估计合并效应。单因素 Meta 分析模型包括固定效应模型和随机效应模型。固定效应模型主要形式如下：

$$\hat{\theta}_i = \theta + \epsilon_i$$

其中城市数 i=1, 2, $\cdots$, m, 真实效应量为 θ, 单城市效应量为 $\hat{\theta}_i$; 随机误差项 $\epsilon_i \sim N(0, \sigma_i^2)$, 即估计得到的单城市效应量 $\hat{\theta}_i$ 服从均数为 μ 方差为 σ_i^2 的正态分布。

进一步地, 假设真实效应量 θ 也是从某个分布抽样得来的, 此时 Meta 分析模型就称为随机效应模型:

$$\hat{\theta}_i = \mu + \epsilon_i + \varepsilon_i$$

其中 $\theta \sim N(\mu, \sigma^2)$, $\varepsilon_i \sim N(0, \sigma^2)$, 真实效应量 θ 服从均数为 μ 方差为 σ^2 的正态分布。

由于流行病学中, 多个独立研究间通常存在较大的异质性, 异质性的计算公式如下:

$$Q = \sum_{i=1}^{M} w_i \left(\hat{\theta}_i - \frac{\sum_{i=1}^{M} w_i \hat{\theta}_i}{\sum_{i=1}^{M} w_i} \right)^2 ; I^2 = \max\left\{ 0, \frac{Q - df}{Q} \right\}$$

Q 为 Cochran's Q 异质性统计量, 服从自由度为 M-1 的 χ^2 分布, Q 值越大, 其对于 P 值越小; w_i 为第 i 个城市的权重值; $\hat{\theta}_i$ 为单城市效应量; I^2 为异质性指数, 范围为 0～100%, 可定量衡量异质性的大小, I^2 越大, 表明异质性越大; df 为自由度, $df = M$-1。

对于异质性大小的衡量标准, Higgins 等提出了基于 I^2 四等分法: $I^2 < 25\%$, 无异质性; $25\% \leqslant I^2 < 50\%$, 异质性较小; $50\% \leqslant I^2 < 75\%$, 异质性较大; $I^2 \geqslant 75\%$, 异质性很大。异质性较大时不宜采用固定效应模型, 宜采用随机效应模型。

基于实例数据, 本节将展示如何运用时间序列中的广义线性模型(GLM)结合单因素 Meta 分析模型得到合并效应量。

二、案例分析

广义线性模型(GLM)适用于因变量服从各种分布族的计数资料, 本节采用的数据集中的死亡例数为小概率事件, 且时常出现过度离散现象(方差大于均数), 通常近似服从广义泊松分布, 故采用的模型为广义泊松回归模型。本案例分析的数据集来自 Gasparrini 等人 2013 年在 *BMC Medical Research Methodology* 杂志中公开的示例数据。该数据收集了 1993—2006 年英国(英格兰和威尔士)10 个地区的逐日全死因死亡人数、温度、露点温度和相对湿度等数据, 共计 51 130 条记录。在本案例中将应用该数据来具体演示单因素 Meta 分析过程, 同时探讨温度和全死因死亡之间的暴露 - 反应关系。

(一)数据结构

本章案例数据为时间序列数据, 以日为单位, 即记录了逐日的信息。信息主要包括了日期变量、地区变量、星期变量、全死因死亡数、平均温度、露点温度和相对湿度等。数据中主要变量的结构见表 10-1。

表 10-1　案例数据主要结构

天数	地区 (regnames)	全死因死亡数 (death)/人	日期(date)	星期 (dow)	平均温度 (tmean)/℃	露点温度 (dewp)/℃	相对湿度 (rh)/%
1	N-East	125	1993-01-01	Friday	2.60	0.89	84.86
2	N-East	96	1993-01-02	Saturday	0.12	0.47	88.99

续表

天数	地区 （regnames）	全死因死亡数 （death）/ 人	日期（date）	星期 （dow）	平均温度 （tmean）/℃	露点温度 （dewp）/℃	相对湿度 （rh）/%
3	N-East	92	1993-01-01	Sunday	−2.91	−4.83	90.90
…	…	…	…	…	…	…	…
51128	Wales	121	2006-12-29	Friday	9.48	9.72	91.99
51129	Wales	107	2006-12-30	Saturday	8.65	6.76	85.96
51130	Wales	82	2006-12-31	Sunday	9.13	8.60	89.00

（二）广义泊松回归模型

建立回归模型之前需开展必要的探索性分析，来探索自变量和因变量的初步关联，以及两者的时间变化趋势。

```
## 调用时间数据处理 R 软件包 "lubridate"
> library(lubridate)
> data <- read.csv("…/regEngWales.csv", header=TRUE)
## 数据预处理，转换原始数据中的日期格式
> data$Date <- as.Date(as.character(data$date))
 > series <- format(seq(as.POSIXct("1993-01-01"), as.POSIXct("2006-01-01"),
 by=("+1 day")), format="%Y-%m-%d")
## 绘制温度和死亡人数时间序列图（图 10-1）
## 定义图画布局为两行一列
> par(mfrow=c(2, 1))
## 死亡时间序列
> plot(data$Date, data$death, pch=".", main=" 逐日死亡人数时间序列分布图 ",
xlab=" 日期 ", ylab=" 逐日死亡人数 ", xaxt="n")
## 以每年年初时间为间隔点，划分时间序列
> at <- grep("01-01", series)
> abline(v=data$Date[at], col="red", lty=2, lwd=2)
> axis(side=1, lwd=1.0, at=data$Date[at], labels=year(data$Date[at]))
## 温度时间序列
> plot(data$Date, data$tmean, pch=".", main=" 温度时间序列分布图 ", xlab=" 日期 ",
ylab=expression(paste(" 温度 (",degree,"C)")), xaxt="n")
> abline(v=data$Date[at], col="red", lty=2, lwd=2)
> axis(side=1, lwd=1.0, at=data$Date[at], labels=year(data$Date[at]))
```

由图 10-1 可见，逐日死亡人数和温度都呈现明显的季节趋势，冬季死亡人数高而夏季低，温度的趋势与之相反，呈现为冬季低夏季高。所以两者之间可能存在某种关联关系。

```
## 调用绘制相关矩阵包 "PerformanceAnalytics"，探索各变量之间的相关性
> library(PerformanceAnalytics)
## 作图（图 10-2）
> chart.Correlation(data[, c("death", "tmean", "rh", "dewp")], method = "pearson")
```

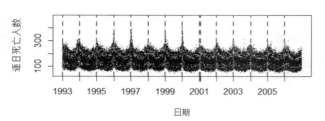

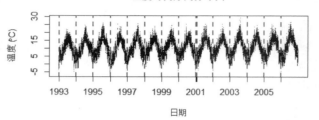

图 10-1　逐日死亡人数和温度的时间序列散点图

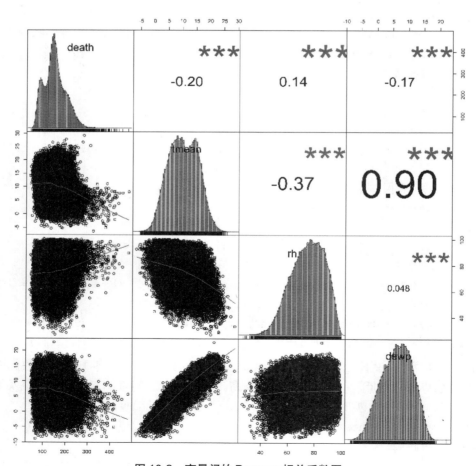

图 10-2　变量间的 Pearson 相关系数图

图 10-2 提示平均温度、露点温度、相对湿度都和因变量死亡人数存在显著的相关关系。综合以上信息，广义泊松回归模型中将纳入时间变量来控制死亡人数的季节趋势和长期趋势；考虑到温度对健康的影响通常存在滞后效应，模型中纳入逐日平均温度滞后 0～21 天的滑动平滑值；另外，相对湿度和露点温度作为协变量，使用自然样条函数插值拟合，探讨它们和健康结局间的非线性关系；星期变量以分类变量类型纳入模型。

```
## 引用样条函数包 "splines"
> library(splines)
## 引用时间序列分析包 "tsModel"
> library(tsModel)
## 提取地区变量
> regions <- as.character(unique(data$regnames))
> m <- length(regions)
## 构造 10 个地区的数据列表
> datalist <- lapply(regions, function(x) data[data$regnames==x, ])
> names(datalist) <- regions
## 根据 AIC 准则选择自由度参数
## 计算 Q-AIC 指标的自编函数
> fqaic <- function(model) {
    loglik <- sum(dpois(model$y, model$fitted.values, log=TRUE))
    phi <- summary(model)$dispersion
    qaic <- -2*loglik + 2*summary(model)$df[3]*phi
    return(qaic)}
## 年份数
> yrs <- length(unique(data$year))
## 定义矩阵存储 QAIC 计算结果
> QAIC <- matrix(NA, nrow=8, ncol=4, dimnames=list(paste("df2", 3:10, sep=""),
paste("df1", 3:6, sep="")))
## df1：相对湿度 rh 和露点温度 dewp 的自由度，选取范围是 3~6
> df1 <- 3:6
## df2：日期的自由度，选取范围是 3~10
> df2 <- 3:10
## 建立循环遍历各种自由度组合，计算各种自由度组合下模型的城市平均 QAIC
> for(idf1 in 1:4){
  for(idf2 in 1:8){
  qaic <- NULL
  for(i in 1:m){
  reg <- regions[i]; sub <- datalist[[reg]]
  temp021 <- runMean(sub$tmean, 0:21)   ## 计算温度的 21 天滑动平均值
  mfirst <- glm(death~temp021+ns(rh, df1[idf1])+ns(dewp,
df1[idf1])+as.factor(dow)+ns(time, yrs*df2[idf2]), family="quasipoisson",
data=sub)
      qaic <- cbind(qaic, fqaic(mfirst))}
```

```
    QAIC[idf2, idf1] <- mean(qaic, na.rm=T) }}
```
输出不同参数组合的模型平均 QAIC 值
```
> QAIC
            df13        df14        df15        df16
    df23   42469.93    42469.23    42469.69    42469.40
    df24   41746.93    41743.74    41743.79    41743.33
    df25   41444.84    41440.90    41441.17    41440.88
    df26   41173.65    41170.63    41171.11    41171.33
```

　　根据上述 QAIC 的结果，依据较小 QAIC 对应模型更优原则，相对湿度和露点温度的自然样条函数自由度选取为 4，时间变量的自由度选取为 10/ 年。
```
## 引用 meta 分析包 "metafor"
> library(metafor)
## 第一阶段模型：单城市效应估计
## 构建矩阵存储各城市效应估计值，矩阵最后一行为合并效应
## y- 效应系数
## S- 效应系数的标准误
> yall <- Sall <- yall.low <- yall.high <- matrix(NA, m+1, 1,
dimnames=list(c(regions, "Overall"), paste("b", seq(1), sep="")))
> for(i in 1:m){
## 构建模型估计单城市效应
    reg <- regions[i]; sub <- datalist[[reg]]
    temp021 <- runMean(sub$tmean, 0:21)
## GLM 模型
    mfirst <- glm(death~temp021+ns(rh, 4)+ns(dewp, 4)+as.factor(dow)+
    ns(time, yrs*10),
                  family=quasipoisson, data=sub)
## 提取系数
    yall[i, 1] <- summary(mfirst)$coef[2, 1]
## 提取系数标准误
    Sall[i, 1] <- summary(mfirst)$coef[2, 2]
## 计算系数 95% 置信区间
    yall.low[i, 1] <- summary(mfirst)$coef[2,
    1]-1.96*summary(mfirst)$coef[2, 2]
    yall.high[i, 1] <- summary(mfirst)$coef[2,
    1]+1.96*summary(mfirst)$coef[2, 2]}
## 回归诊断：以最后一个城市的模型为例
## 引用 boot 包中的广义线性模型诊断函数
> library(boot)
## 模型诊断结果输出列表
> diag <- glm.diag(mfirst)
## 绘制模型诊断指标图（图 10-3）
> glm.diag.plots(mfirst, diag)
```

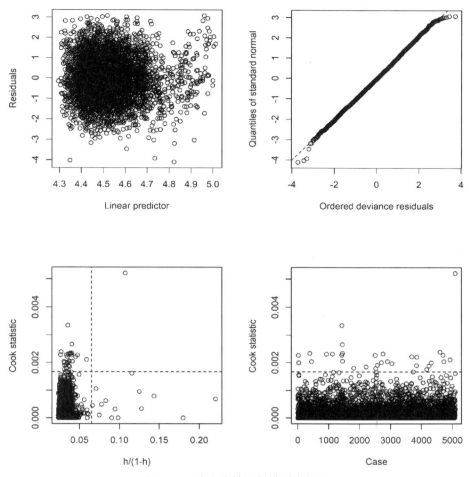

图 10-3　广义线性回归模型诊断图

图 10-3 左上方是残差与拟合值的散点图，大部分残差在 −2～2 均匀分布，这提示残差和估计值基本是无关的；右上方的图是标准化异常残差的正态 Q-Q 图，标准化残差为正态分布时，虚线为期望线，即截距为 0，斜率为 1 的直线，散点和期望线基本重合，说明样本符合正态性分布；下方两图都显示了 Cook 统计量情况，对于左下方图，一般情况下，这个图上会有两条虚线，水平线为 $8/(n-2p)$，其中 n 为观测值，p 为估计的参数，这条线以上的点可能是对模型影响较大的点；垂直线位于 $2p/(n-2p)$ 处，与该点原始残差的方差相比，该线右侧的点是高杠杆点，提示模型的效果理想，但本结果中大部分点处于左下角区域。右下方图是针对个体的 Cook 统计量，我们可以从中发现对模型影响较大的数据。

第二阶段：单因素 Meta 分析模型合并各城市效应
一元 Meta 分析模型

```
> model <- rma.uni(yi=yall[1:m, 1], sei=Sall[1:m, 1], method="REML")
> yall[m+1, 1] <- as.numeric(model[1])
> Sall[m+1, 1] <- as.numeric(model$se)
> yall.low[m+1, 1] <- as.numeric(model$ci.lb)
> yall.high[m+1, 1] <- as.numeric(model$ci.ub)
```

可视化城市水平以及合并的温度效应（图 10-4）
引用绘制森林图包
```
> library(forestplot)
```
定义第一列标签
```
> Data_str <- c("Region", regions, "Overall")
> forestplot(labeltext=Data_str, graph.pos=2, graphwidth=unit(50, "mm"),
  rbind(rep(NA, 3), cbind(exp(yall), exp(yall.low), exp(yall.high))),
  hrzl_lines=list("2" = gpar(lwd=2), "13" = gpar(lwd=2, lty=2)),
  txt_gp=fpTxtGp(label=gpar(cex=0.5), ticks=gpar(cex=0.9, fontface=2),
  xlab=gpar(cex=0.9, fontface=2),
```
具体参数可依实际情况调整
```
  title=gpar(cex=0.7)),
  xlab="RR",
  col=fpColors(box="#1c61b6", line="black", summary="#8B008B", zero =
"gray50"), is.summary=c(rep(FALSE, 11), TRUE), zero=1, lwd.zero=2,
lwd.ci=1.8, cex=1.2, ci.vertices.height = 0.25, xticks = seq(0.95, 1.02,
0.02), boxsize=0.35, lineheight =unit(4.5, "mm"), colgap=unit( 5, "mm"),
ci.vertices=TRUE, new_page=FALSE)
```

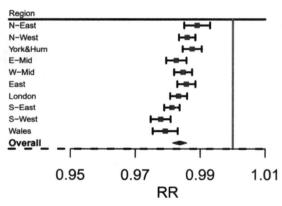

图 10-4　单因素 Meta 分析森林图

　　如图 10-4 所示，在假定温度和死亡的关系为线性时，单因素 Meta 分析合并得到英国 10 个地区的综合效应 *RR* 值为 0.985，（95%*CI*: 0.983～0.986），即温度每上升 1℃，人群死亡风险是平常的 0.985 倍，这与图 10-1 呈现的冬季温度低时死亡风险高，而夏季温度较高时死亡数却较低的现象是一致的。

敏感性分析
估计温度的健康效应
```
> Sen <- Sen.low <- Sen.high <- matrix(NA, nrow=4, ncol=1)    ## 储存不同情境下的结果
```
设计不同的协变量自由度
```
> dfs <- 5:8
```
遍历四个自由度
```
> for(j in 1:4){
```

储存单城市的效应系数

```
yall <- Sall <- matrix(NA, m, 1, dimnames=list(c(regions), paste("b",
seq(1), sep="")))
```

遍历10个城市

```
for(i in 1:m){
```

城市名

```
reg <- regions[i]
```

单城市数据

```
sub <- datalist[[reg]]
```

温度滞后 0~21 天的平均值

```
temp021 <- runMean(sub$tmean, 0:21)
```

quasi-Poisson 模型

```
mfirst <- glm(death~temp021+ns(rh, dfs[j])++ns(dewp,
dfs[j])+as.factor(dow)+
ns(time, yrs*10), family=quasipoisson, data=sub)
yall[i, 1] <- summary(mfirst)$coef[2, 1]
Sall[i,1] <- summary(mfirst)$coef[2, 2]
}
```

一元 meta 分析模型

```
model <- rma.uni(yi=yall[, 1], sei=Sall[, 1], method="REML")
```

meta 分析模型得到的合并效应

```
Sen[j, 1] <- as.numeric(model[1])
```

合并效应的下限

```
Sen.low[j, 1] <- as.numeric(model$ci.lb)
```

合并效应的上限

```
Sen.high[j, 1] <- as.numeric(model$ci.ub)
}
```

最终的敏感性分析结果（保留 5 位小数）

```
> Tab <- data.frame(est=paste( formatC(as.numeric(Sen), digits=5,
format="f"), "(" ,
    formatC(as.numeric(Sen.low), digits=5, format="f"), ",",
    formatC(as.numeric(Sen.high), digits=5, format="f"), ")"))
```

输出结果数据框

```
> write.csv(Tab, "C:/Users/Orange/Desktop/R book/Tab.csv")
```

表 10-2　敏感性分析结果

协变量自由度[#]	效应系数值（95% CI）
5	−0.016 45（−0.018 60，−0.014 29）
6	−0.016 44（−0.018 59，−0.014 28）
7	−0.016 43（−0.018 58，−0.014 28）
8	−0.016 43（−0.018 58，−0.014 29）

注：[#]露点温度和相对湿度的自由度。

表 10-2 显示，改变了露点温度和相对湿度的自由度，最后估计得到的效应系数值的点估计值略有波动，但是仍很稳定，提示模型是稳健可靠的。

三、小结

Meta 分析不仅仅在临床试验领域有着广泛应用，还可以应用于观察随访研究（探讨影响因素对疾病转归的关系）和回顾性病例对照研究（探讨暴露因素与疾病的关联）等领域。在流行学研究中，Meta 分析方法多用于研究暴露因素和疾病之间的暴露 - 反应关系，这类研究多涉及多站点研究设计。Meta 分析可以对多个单城市或站点的效应量进行定量合并，从而获得更大区域乃至全国性的结论。针对目前多城市 / 站点研究日益增多的现状，单因素 Meta 分析方法可以满足大多数研究需求，具有很好的应用前景。R 软件提供了丰富的程序包，可以方便建立单因素 Meta 分析模型和展示结果，便于在实际研究中推广使用。

第二节　多因素 Meta 分析

一、多因素 Meta 分析概述

第一节的单因素 Meta 分析中简单地假定温度和死亡之间存在着线性关系，但是流行病学中，暴露因素与健康结局常常呈现出更为复杂的非线性关系，例如温度和死亡的暴露 - 反应曲线已经普遍被证实呈 U 形、J 形或 V 形。复杂的非线性关系通常是由多个参数共同决定的。在多城市研究中，需要对各个城市或多个城市进行合并得到综合的暴露 - 反应非线性关系曲线，此时需要更加复杂的多因素 Meta 分析模型。该模型简要理论如下：

已知城市 i 的效应估计值 $\hat{\theta}_i$ 与对应的协方差矩阵 S_i，$i=1,\cdots,m$，且向量 $\hat{\theta}_i$ 长度为 k，S_i 为 $k \times k$ 矩阵；Meta 分析中回归系数 θ 为效应量，则随机效应的多因素 Meta 分析模型为：

$$\hat{\theta}_i \sim N_k(\theta, S_i + \Psi)$$

其中 $S_i + \Psi = \Sigma_i$。模型中包含暴露在城市内与城市间独立的效应变异，前者可由抽样误差 $N_k(\theta_i, S_i)$ 表示，服从 k 维正态分布；后者来自 $N_k(\theta, \Psi)$ 总体，Ψ 为城市间待估计的协方差矩阵。

随机效应 Meta 分析关注点在于不同研究间是否存在显著的异质性，其原假设为：$H_0：\Psi=0$，备择假设为：$H_1：\Psi \neq 0$。将 Cochran Q 异质性检验扩展到多因素情况得到：

$$Q = \sum_{i=1}^{m} [(\hat{\theta}_i - X_i \hat{\beta})^T S_i^{-1} (\hat{\theta}_i - X_i \hat{\beta})]$$

进一步地，可得到以下两个评价异质性的具体指标：

$$H^2 = \max\left\{1, \frac{Q}{n-q}\right\}, I^2 = (H^2 - 1)/H^2$$

其中：H^2 为异质性大小；I^2 为协变量不能解释部分的占比。

二、案例分析

接续第一节的案例，本节假设温度和死亡结局间的关系不再是简单线性形式，而是非线性的。分布滞后非线性模型（distributed lag nonlinear model，DLNM），通过交叉基（cross-basis）过程，可同时灵活拟合暴露与健康非线性及其滞后效应，近年来被广泛应用于环境健康研究中。本案例将利用 DLNM 构造温度的交叉基，探讨温度本身及其滞后两个维度与死亡的关系。广义泊松模型中其他变量和参数设置与单因素 Meta 分析的一致。

```
## 引用DLNM和多元Meta包
> library(dlnm); library(mvmeta)
## 导入数据
> data <- read.csv("…/regEngWales.csv", header=TRUE)
## 数据准备：构造交叉基。变量维度： 自然样条函数，等间距放置节点，自由度为4；滞后维度：
最大滞后 maxlag=21，自然样条函数，对数等间距放置节点，自由度为5
> lag <- c(0, 21)
## 计算10地区温度范围
> ranges <- t(sapply(datalist, function(x) range(x$tmean, na.rm=T)))
## 平均整体范围
> bound <- colMeans(ranges)
## 等间距放置节点（变量维度）
> varknots <- equalknots(bound, fun="ns", df=4)
## 对数等间距放置节点（滞后维度）
> lagknots <- logknots(21, df=5, int=T)
## 变量维度所有参数
> argvar <- list(fun="ns", knots=varknots, bound=bound)
## 滞后维度所有参数
> arglag <- list(fun="ns", knots=lagknots)
## 新建结果存放矩阵：y- 效应系数，S- 效应系数的方差协方差矩阵列表
> yall <- matrix(NA, length(datalist), 4, dimnames=list(regions, paste("b",
seq(4), sep="")))
> Sall <- vector("list", length(datalist)); names(Sall) <- regions
## 第一阶段模型：单城市效应估计
## 遍历所有城市
> for(i in seq(datalist)) {
## 提取各城市对应的数据子集
  sub <- datalist[[i]]
## 定义交叉基，带入前文定义的变量及滞后维度的参数
  cb <- crossbasis(sub$tmean, lag=lag, argvar=argvar, arglag=arglag)
## 运行单城市quasi-Poisson模型
  mfirst <- glm(death ~ cb+ns(rh, 4)+ns(dewp, 4)+as.factor(dow)+ns(time,
df=10*yrs),
              family=quasipoisson(), sub)
```

提取温度维度的结果，对照温度水平为 17℃

```
  crall <- crossreduce(cb, mfirst, cen=17)
```

保存效应结果

```
  yall[i, ] <- coef(crall)
  Sall[[i]] <- vcov(crall)
    }
```

回归诊断：以最后一个城市的模型为例

引用 "boot" 包中的广义线性模型诊断函数

```
> library(boot)
```

模型诊断结果输出列表

```
> diag<-glm.diag(mfirst)
```

绘制模型诊断指标图（图10-5）

```
> glm.diag.plots(mfirst, diag)
```

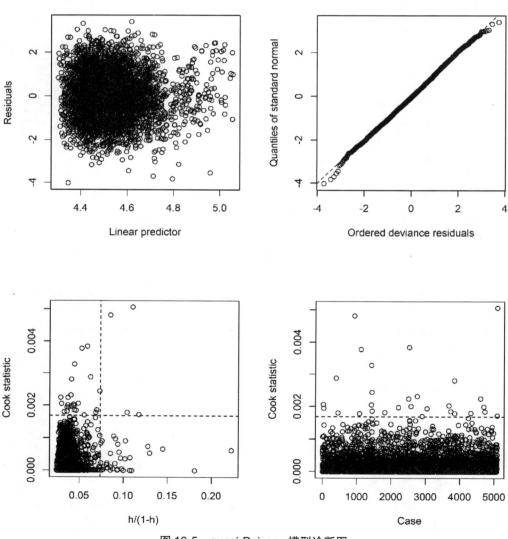

图 10-5　quasi-Poisson 模型诊断图

图 10-5 为广义线性回归模型（quasi-Poisson 模型）的诊断图，其中，残差散点图（左上角）中残差值围绕 −2～2 均匀分布，且标准化残差 Q-Q 图（右上角）中散点与期望值基本重合，提示数据符合正态性分布，多因素 Meta 分析中的 quasi-Poisson 模型是可靠的。

```
## 第二阶段：多因素 Meta 分析模型合并各城市效应
> mvall <- mvmeta(yall~1, Sall, method="reml")
> summary(mvall)


    Call:  mvmeta(formula = yall ~ 1, S = Sall, method = "reml")


    Multivariate random-effects meta-analysis
    Dimension: 4
    Estimation method: REML


    Fixed-effects coefficients
        Estimate   Std. Error         z  Pr(>|z|)   95%ci.lb   95%ci.ub
    b1    -0.4122       0.0410  -10.0537    0.0000    -0.4926   -0.3318***
    b2    -0.5158       0.0402  -12.8287    0.0000    -0.5946   -0.4370***
    b3    -0.8312       0.0868   -9.5816    0.0000    -1.0012   -0.6612***
    b4    -0.1307       0.0235   -5.5640    0.0000    -0.1767   -0.0846***
    ---
    Signif. codes:  0 '***' 0.001 '**' 0.01 '*' 0.05 '.' 0.1 ' ' 1


    Between-study random-effects (co)variance components
    Structure: General positive-definite
        Std. Dev   Corr
    b1    0.1155     b1        b2        b3
    b2    0.1085  0.9999
    b3    0.2357  0.9971  0.9982
    b4    0.0268  0.9706  0.9664  0.9494


    Multivariate Cochran Q-test for heterogeneity:
    Q = 65.7514 (df = 36), p-value = 0.0018
    I-square statistic = 45.2%


    10 studies, 40 observations, 4 fixed and 10 random-effects parameters
      logLik      AIC       BIC
     44.4640  -60.9281  -38.7588
## 可视化单城市及合并的暴露反应曲线
## 构造预测用的温度向量
> xvar <- seq(bound[1], bound[2], by=0.1)
> bvar <- do.call("onebasis", c(list(x=xvar), attr(cb, "argvar")))
> xlag <- 0:210/10
```

```
> blag <- do.call("onebasis", c(list(x=xlag), attr(cb, "arglag")))
## 单个城市的暴露反应曲线
> regall <- lapply(seq(nrow(yall)), function(i) crosspred(bvar,
coef=yall[i, ], vcov=Sall[[i]], model.link="log", cen=17))
## 整体综合关系曲线
## 绘制整体的暴露反应曲线
> cpall <- crosspred(bvar, coef=coef(mvall), vcov=vcov(mvall),
model.link="log", by=0.1, from=bound[1], to=bound[2], cen=17)
> plot(cpall, type="n", ylab="RR值", ylim=c(.8, 2), xlab=expression(paste("温度 (",
degree, "C)")))
## 绘制单个地区的暴露反应曲线（图 10-6）
> for(i in seq(regall)) lines(regall[[i]], ptype="overall", col=grey(0.5), lty=2)
> abline(h=1)
> lines(cpall, col=2, lwd=2)
> legend ("top", c(" 合并效应 (95% 置信区间 )", " 单地区效应 "), lty=c(1, 2),
lwd=1.5, col=c(2, grey(0.7)), bty="n", inset=0.1, cex=1.2)
```

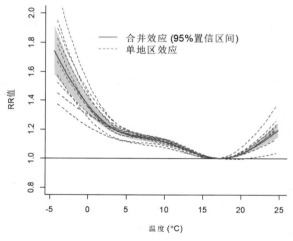

图 10-6　英国 10 个地区温度对全死因死亡的效应曲线

　　图 10-6 提示英国 10 个地区温度 - 死亡效应整体曲线呈 U 形，最适温度（即死亡风险最低的温度）为 17℃，低温与高温均使人群死亡风险上升。相对于最适温度，第 1 百分位数气温（低温）与第 99 百分位数气温（高温）的 RR 值分别为 1.711（95%CI:1.562～1.875）与 1.135（95%CI: 1.100～1.170）。

```
## 敏感性分析
## 估计温度的健康效应
## 调用 SCI 配色包 "ggsci"
> library(ggsci)
## Nature 期刊推荐配色
> colors_nature <- pal_npg("nrc", alpha=0.9)(4)
## 设计不同的协变量自由度
```

```
> dfs <- 5:8
```
遍历四个自由度
```
> for(j in 1:4){
```
新建结果存放矩阵
y- 效应系数 ; S- 效应系数的方差协方差矩阵列表
```
      yall <- matrix(NA, length(datalist), 4, dimnames=list(regions,
  paste("b", seq(4), sep="")))
      Sall <- vector("list", length(datalist)); names(Sall) <- regions
```
第一阶段模型: 单城市效应估计
遍历所有城市
```
      for(i in seq(datalist)) {
      sub <- datalist[[i]]
      ## 定义交叉基
      cb <- crossbasis(sub$tmean, lag=lag, argvar=argvar, arglag=arglag)
```
运行单城市 Poisson 模型
```
      mfirst <- glm(death ~ cb+ns(rh, dfs[j])++ns(dewp,
  dfs[j])+as.factor(dow)+
                      ns(time, df=10*yrs), family=quasipoisson(), sub)
```
提取温度维度的结果, 对照温度水平为 17 度
```
      crall <- crossreduce(cb, mfirst, cen=17)
      ## 保存效应结果
      yall[i, ] <- coef(crall)
      Sall[[i]] <- vcov(crall)   }
```

第二阶段: 多因素 Meta 分析模型
```
      mvall <- mvmeta(yall~1, Sall, method="reml")
      summary(mvall)
```
构造预测用的温度向量
```
      xvar <- seq(bound[1], bound[2], by=0.1)
      bvar <- do.call("onebasis", c(list(x=xvar), attr(cb, "argvar")))
      xlag <- 0:210/10
      blag <- do.call("onebasis", c(list(x=xlag), attr(cb, " arglag")))
```
单个地区的暴露反应曲线
```
      regall <- lapply(seq(nrow(yall)), function(i) crosspred(bvar,
  coef=yall[i, ], vcov=Sall[[i]], model.link="log",cen=17))
```
整体综合关系曲线
```
      cpall <- crosspred(bvar, coef=coef(mvall),  vcov=vcov(mvall),
  model.link="log", by=0.1, from=bound[1], to=bound[2], cen=17)
```
绘制整体的暴露反应曲线 (图 10-7)
```
      if (j==1){plot(cpall, ylab="RR 值", ylim=c(1, 1.8),
  col=colors_nature[j], ci="n", xlab=expression(paste(" 温度 (", degree,
  "C)")))}
```

```
else {lines(cpall, ylab="RR值", ylim=c(1, 1.8), col=colors_nature[j],
    ci="n", xlab=expression(paste("温度 (",degree,"C")))}}}
```

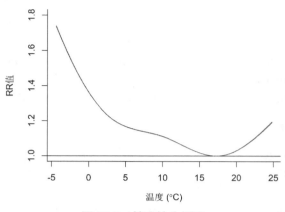

图 10-7　敏感性分析图

图 10-7 提示，虽然协变量露点温度和相对湿度的自由度有 4 个取值，但最后估计的合并效应曲线基本重合，换句话说，拟合的 quasi-Poisson 回归和多因素 Meta 二阶段模型是稳健可靠的。

三、小结

针对单因素 Meta 分析要求暴露 - 反应关系的线性假设限制，多因素 Meta 分析模型通过在暴露因素的不同水平设置节点，将整个暴露因素的水平跨度分为不同子水平区间，估计出各个子水平区间的效应关系，最后合并为一条代表整体非线性关系的光滑曲线。因此，多因素 Meta 分析可以处理暴露 - 反应关系为非线性的情况，具有更广的普适性。但是这并不意味着现实应用中，未经探索和考虑就可以直接使用多因素 Meta 分析，统计方法的选取应以简单明了为原则，如果本身暴露 - 反应关系就是简单线性的关系，应用多因素 Meta 分析会增加不必要的工作量，以及增加结果解释的难度。

从应用领域来看，多因素 Meta 分析非常适合于多个地区暴露与健康呈现复杂的非线性关系的环境流行病学研究。另外，该方法还可应用于多站点临床试验、多中心队列、多个癌症登记研究或多城市时间序列研究等，涵盖了合并生存曲线、纵向剖面、受试者工作特征曲线（ROC 曲线）和极端天气事件中寒热浪的健康效应等不同科学研究问题，具有非常好的应用前景。

第三节　Meta 回归分析

一、Meta 回归分析概述

Meta 分析纳入的效应量不可避免地会存在差异。例如第二节中 10 个城市各自估计的温度对死亡数的效应会由于各自城市的某些特征而存在差异，我们将这种差异称为异质性。当研究之间存在较强的异质性时，得到的合并结果是不可靠的。因此，在 Meta 分析中对各研究之间的异质性进行探索和控制尤为重要。假设有 K 个研究，$\hat{\theta}_k$ 为第 k 个研究估计的效应量，$\hat{\sigma}_k^2$ 是该研究估计的方差，则其权重设为 $w_k = 1/\hat{\sigma}_k^2$，异质性的检测主要有以下 5 种方法。

1. Q 统计量　Cochran's Q 统计量在原假设没有异质性的条件下服从自由度为 $K\text{-}1$ 的 χ^2 分布。计算方式如下：

$$Q = \sum_{k=1}^{K} w_k \left(\hat{\theta}_k - \frac{\sum_{k=1}^{K} w_k \hat{\theta}_k}{\sum_{k=1}^{K} w_k} \right)^2$$

2. I^2 统计量　Higgins 和 Thompson 根据 Q 统计量得到 I^2 统计量，计算方式如下：

$$I^2 = \max \left\{ 0, \frac{Q - (K-1)}{Q} \right\}$$

3. τ^2 统计量　τ^2 为研究间方差，其估计方式大多使用如下基于矩估计的方法：

$$\hat{\tau}^2 = \max \left\{ 0, \frac{Q - (K-1)}{\sum_{k=1}^{K} w_k - \frac{\sum_{k=1}^{K} w_k^2}{\sum_{k=1}^{K} w_k}} \right\}$$

4. H^2 统计量　根据 Q 统计量得到的 H^2 统计量：

$$H^2 = \frac{Q}{K-1}$$

5. R^2 统计量　与 H^2 统计量类似，描述研究间方差 τ^2 和研究内方差 σ^2（需要进行估计）之间的比值。计算方法如下：

$$R^2 = \frac{\tau^2 + \sigma^2}{\sigma^2}$$

如果检测到需要合并的效应量存在较大的异质性，除了可以通过使用前文的随机效应 Meta 分析模型来进行合并之外，还可以通过 Meta 回归探索异质性的来源，由此得到更为可靠的结果。

Meta 回归是一种特殊的回归分析方法，与传统回归不同的是，Meta 回归的因变量是各个研究的效应量，自变量则是各个研究的特征变量。随机效应 Meta 回归可以表达如下：

$$\theta_i = \beta_0 + \beta_1 x_{1i} + \beta_2 x_{2i} + \cdots + \eta + \varepsilon_i$$

其中 θ_i 是各个城市的真实效应量。x_{1i}、x_{2i}……代表第 i 个城市的特征变量，β_1、β_2……是它们的系数。η 的方差代表城市间的变异，ε_i 的方差代表第 i 个城市内部的变异。

二、案例分析

本节继续对第二节的多变量 Meta 分析的结果做进一步探讨。由于前文"mvmeta()"函数对模型的异质性进行检验发现 Q 检验的 P 值为 0.001 8，小于设定的界值（$\alpha=0.05$），提示模型合并的效应量存在显著的异质性。同时 I^2 的值为 45.2%，表明效应量之间的变异有 45.2% 可以由异质性解释。因此，可通过 Meta 回归进一步探讨异质性的来源。由于数据获得性问题，本节主要讨论纬度和气象因素（相对湿度和露点温度）对综合效应异质性的影响。

首先分析纬度对异质性的影响，具体 R 软件操作如下：

```
## 输入城市特征变量
## 输入 10 个地区对应的纬度
> lat <- c(54.84815, 53.58832, 53.72352, 52.85539, 52.53304,
      52.03734, 51.50583, 51.24213, 51.05361, 52.02615)
## 更新第二节多因素 Meta 分析模型为 Meta 回归,添加纬度变量
> (mvalllat <- update(mvall, .~lat))
> summary(mvalllat)

    Call:  mvmeta(formula = yall ~ lat, S = Sall, method = "reml")

    Multivariate random-effects meta-regression
    Dimension: 4
    Estimation method: REML

    Fixed-effects coefficients
    b1 :
              Estimate  Std. Error   z        Pr(>|z|)  95%ci.lb  95%ci.ub
    (Intercept)-5.2127   1.0859     -4.8004   0.0000    -7.3410   -3.0844***
    lat         0.0915   0.0207      4.4261   0.0000     0.0510    0.1320 ***
    b2 :
              Estimate  Std. Error   z        Pr(>|z|)  95%ci.lb  95%ci.ub
    (Intercept)-5.1823   1.1498     -4.5071   0.0000    -7.4359    2.9287***
    lat         0.0889   0.0219      4.0557   0.0000     0.0460    0.1319***
    b3 :
              Estimate  Std. Error   z        Pr(>|z|)  95%ci.lb  95%ci.ub
    (Intercept) -11.2537  2.3406    -4.8080   0.0000   -15.8412   -6.6662***
    lat           0.1987  0.0446     4.4581   0.0000     0.1113    0.2860***
    b4 :
              Estimate  Std. Error   z        Pr(>|z|)  95%ci.lb  95%ci.ub
    (Intercept) -2.0468   1.2240    -1.6721   0.0945    -4.4458    0.3523.
    lat          0.0366   0.0235     1.5605   0.1186    -0.0094    0.0826
    ---
    Signif. codes:  0 '***' 0.001 '**' 0.01 '*' 0.05 '.' 0.1 ' ' 1
    Between-study random-effects (co)variance components
    Structure: General positive-definite
          Std. Dev    Corr
```

```
b1      0.0447         b1         b2         b3
b2      0.0373     0.9980
b3      0.0733     0.9485     0.9667
b4      0.0151    -0.6516    -0.6986    -0.8584
```

Multivariate Cochran Q-test for residual heterogeneity:
Q = 30.2491 (df = 32), p-value = 0.5553
I-square statistic = 1.0%

10 studies, 40 observations, 8 fixed and 10 random-effects parameters
  logLik   AIC   BIC
 38.0717   -40.1433   -13.7601

Wald 检验，检验纬度的效应是否显著
```
> fwald <- function(model, var) {
    ind <- grep(var, names(coef(model)))
    coef <- coef(model)[ind]
    vcov <- vcov(model)[ind, ind]
    waldstat <- coef%*%solve(vcov)%*%coef
    df <- length(coef)
    return(1-pchisq(waldstat, df))}
> fwald(mvalllat, "lat")
0.0001641555
```

加入纬度进行 Meta 回归之后，I^2 由 45.2% 降为 1.0%，并且 Q 检验 P 值为 0.555 3，大于设定的 P 值（0.05），说明模型不存在显著的异质性。同时 Wald 检验表明纬度的效应是显著的。由此可见，纬度能够解释各城市之间异质性的绝大部分。接下来通过选取两个具有代表性的纬度分析纬度的具体影响。

选取所有研究城市纬度的 25 和 75 分位数做效应比较
```
> val_lat <- round(quantile(lat, c(25, 75)/100), 1)
```
使用 Meta 回归做预测
将纬度设置为 25 和 75 两个分位数，分别估计对应的系数
```
> predall <- predict(mvalllat, data.frame(lat=val_lat), vcov=T)
```
分别使用得到的系数进行预测
25 分位数的纬度
```
> cpalllat25 <- crosspred(bvar, coef=predall[[1]]$fit,
vcov=predall[[1]]$vcov,
    model.link="log", by=0.2, cen=17)
```
75 分位数的纬度
```
    cpalllat75 <- crosspred(bvar, coef=predall[[2]]$fit,
    vcov=predall[[2]]$vcov,
    model.link="log", by=0.2, cen=17)
```
绘制 25 和 75 分位数的纬度下的合并效应对比图（图 10-8）

```
> plot(cpalllat75, type="n", ci="n", ylab="RR值", ylim=c(.8, 2),
xlab="温度（℃）")
> lines(cpalllat25, col=2, lty=4, lwd=2, ci="area", ci.arg=list(density=20,
col=2))
> lines(cpalllat75, col=4, lty=5, lwd=2, ci="area", ci.arg=list(density=20,
angle=-45, col=4))
> legend("top", paste(val_lat), lty=4:5, col=c(2, 4), lwd=1.5, bty="n",
title="纬度（°北纬）",inset=0.1, cex=1)
```

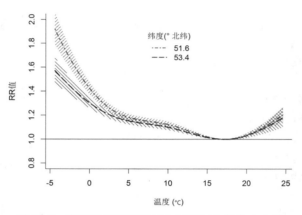

图 10-8　不同纬度下温度对全死因死亡的效应曲线

从图 10-8 中可以看出，寒冷天气在纬度更低的地区即南方地区造成更高的死亡风险。在纬度更低的地区平均气温较高，人们对于寒冷的天气更为敏感，故而低温在纬度低的地区效应更强。而对于炎热天气，纬度的效应不明显。

接下来分析气象因素对不同城市之间异质性的影响。

```
## 输入城市特征变量
## 10 个地区对应的露点温度
> dewp <- c(5.372, 6.557, 6.003, 6.499, 6.712, 7.013, 6.330, 7.326, 7.842,
7.750)
## 10 个地区对应的相对湿度
> rh <- c(71.594, 74.902, 75.235, 75.459, 74.413, 75.148, 67.371, 76.087,
78.287, 77.990)
## 更新第二节多因素 Meta 分析模型为 Meta 回归，加入两个气象因素
> (mvallmete <- update(mvall, .~dewp+rh))
> summary(mvallmete)
    Call:  mvmeta(formula = yall ~ dewp + rh, S = Sall, method = "reml")


    Multivariate random-effects meta-regression
    Dimension: 4
    Estimation method: REML


    Fixed-effects coefficients
```

```
b1 :
             Estimate   Std. Error     z      Pr(>|z|)   95%ci.lb   95%ci.ub
(Intercept)-0.6247     0.7023       -0.8894   0.3738     -2.0012     0.7518
dewp        -0.1910    0.0478       -3.9966   0.0001     -0.2846    -0.0973   ***
rh           0.0201    0.0116        1.7358   0.0826     -0.0026     0.0429  .
b2 :
             Estimate   Std. Error     z      Pr(>|z|)   95%ci.lb   95%ci.ub
(Intercept)-0.8655     0.6659       -1.2998   0.1937     -2.1707     0.4396
dewp        -0.1975    0.0493       -4.0070   0.0001     -0.2942    -0.1009***
rh           0.0226    0.0111        2.0345   0.0419      0.0008     0.0443*
b3 :
             Estimate   Std. Error     z      Pr(>|z|)   95%ci.lb   95%ci.ub
(Intercept)-1.5912     1.6363       -0.9724   0.3308     -4.7983     1.6160
dewp        -0.3951    0.111        -3.5527   0.0004     -0.6130    -0.1771***
rh           0.0460    0.0270        1.7003   0.0891     -0.0070     0.0989.
b4 :
             Estimate   Std. Error     z      Pr(>|z|)   95%ci.lb   95%ci.ub
(Intercept)-0.3247     0.4923       -0.6596   0.5095     -1.2896     0.6402
dewp        -0.0670    0.0515       -1.3020   0.1929     -0.1679     0.0339
rh           0.0087    0.0086        1.0078   0.3136     -0.0082     0.0256
---
Signif. codes:  0 '***' 0.001 '**' 0.01 '*' 0.05 '.' 0.1 ' ' 1


Between-study random-effects (co)variance components
Structure: General positive-definite
      Std. Dev    Corr
b1    0.0511       b1        b2        b3
b2    0.0404     0.9929
b3    0.1128     0.9702    0.9922
b4    0.0094    -0.8500   -0.9068   -0.9524


Multivariate Cochran Q-test for residual heterogeneity:
Q = 28.5984 (df = 28), p-value = 0.4331
I-square statistic = 2.1%


10 studies, 40 observations, 12 fixed and 10 random-effects parameters
  logLik     AIC      BIC
25.5375   -7.0750   22.2335
```

从以上结果来看，通过加入气象因素进行 Meta 回归，模型 I^2 由 45.2% 降为 2.1%，并且 Q 检验显示模型不存在显著的异质性。说明气象因素也能够绝大部分地解释各城市之间效应的异质性。

三、小结

在使用前两节介绍的单因素或者多因素 Meta 分析合并多城市效应时，往往会发现多城市之间的效应量存在显著的异质性。当异质性较大时，得到的合并结果并不可靠，需要深入探讨哪些城市间的特征差异能够解释这些异质性。本节介绍的 Meta 回归可以很好地解决这一问题。因此，Meta 回归往往作为合并效应后的进一步分析，用于探索异质性的来源。相较于传统的亚组分析探讨分类变量产生的异质性，Meta 回归还能够研究连续型变量对城市间效应估计值差异的影响，并且 Meta 回归能够同时分析多种因素的异质性来源，且结果易于解释。但是使用 Meta 回归对于样本量有一定的要求，一般建议至少需要 10 个研究或者 10 个城市的效应估计值才可以开展 Meta 回归；若样本量较小，不宜同时放入过多的特征变量进行 Meta 回归分析。

扫描二维码获取本章案例数据

Meta 回归是一个探索异质性来源的强有力的工具，其应用场景非常丰富。当合并效应发现较强异质性时，可以通过 Meta 回归定量地分析城市因素如地理因素、人口学因素、环境因素等对异质性的贡献程度。如果能够找到合理解释异质性的特征变量，那么合并的结果将会更加可靠。

总结

R 语言在 Meta 分析中的应用非常广泛，凭借其强大的统计计算能力和灵活的编程环境，成为研究人员重要的工具之一。R 语言提供了 meta、metafor、metaSEM、rmeta 等功能强大的包，这些包支持文献数据的系统整合、效应量计算、异质性检验、漏斗图和森林图绘制、子组分析以及敏感性分析等多种功能。R 语言的强大数据处理和可视化功能，不仅提高了 Meta 分析的效率和精确度，还增强了结果的解释性和展示效果，使其在医学、心理学、社会科学等领域的 Meta 分析研究中得到了广泛应用。

（杨周　杨军）

第十一章
R 语言作图

第一节　plot 基本作图

R 语言常用的 4 个作图系统分别为 base、grid、lattice 和 ggplot2 系统，其中 base 和 ggplot2 系统是最常用的 2 个作图系统，我们在此仅对这 2 个系统做简单介绍。

base 系统是使用绘图函数直接在图形设备上作图，一般用"plot()"函数来完成，其中一些参数如表 11-1 所示。

表 11-1　"plot()"函数作图参数

参数	功能
p	点图
l	线图
b	同时绘制点和线，线不穿过点
o	同时绘制点和线，线穿过点
c	绘制虚线
h	绘制点到 X 轴的竖线
s	绘制先横后竖的阶梯形曲线
S	绘制先竖后横的阶梯形曲线
n	不绘制任何点或曲线

ggplot2 是 R 语言作图使用频率最高的一个系统，它基于"ggplot2"包，可实现"图形的语法"，即将作图拆分成多个图层，且能够按照顺序创建多重图形。本章重点介绍如何利用 ggplot2 系统实现数据可视化。

一张统计图形就是从数据到几何对象（geometric object，包括点、线、条形等，缩写为 geom）的图形属性（aesthetic attributes，包括颜色、形状、大小等，缩写为 aes）的一个映射。此外，图形中还可能涉及数据的统计变换（statistical transformation，缩写为 stat），最后将其绘制在某个特定的坐标系（coordinate system，缩写为 coord）中，而分面（facet）可将绘图窗口划分为不同子窗口，来展示不同子集的图形。不同组件及其对应的功能如表 11-2 所示。

表 11-2　ggplot2 作图系统的不同组件及功能

组件	功能
数据（data）	用于指定要用到的数据，且必须是数据框格式
映射（aes）	用于指定 x 和 y 的图形属性，包括颜色、形状、位置等
几何对象（geom）	用于指定图形元素，包括点、线、多边形等
统计变换（stat）	用于对原始数据进行某种计算或汇总
坐标系（coord）	用于确定 x 和 y 坐标轴如何组合，以便在图中定位元素，默认的坐标系是笛卡尔坐标系
分面（facet）	用于将图形绘制到不同的网格中
标度（scale）	用于控制数据到图形属性的映射，可以将数据转化为视觉上可以感知的东西，如大小、颜色、位置和形状
主题（theme）	用于控制图形中的非数据元素外观，不会影响几何对象和标度等数据元素，主要是对标题、坐标轴标签、图例标签等文字以及网格线、背景、轴须的颜色搭配进行调整
位置（position）	用于对图层元素的微调

　　使用 R 语言作图，我们需要明确几个必要步骤。首先，需要有一张空白的画布。其次，我们需要根据数据确定 X 轴、Y 轴，以及 X 轴与 Y 轴的取值范围，因为一个平面直角坐标系在 R 语言作图过程中是必不可少的。接下来，我们就可以选择适当的图表类型（折线图、散点图、直方图等），并根据数据坐标在平面直角坐标系中描绘数据。最后，我们还可以在画布上添加额外信息，例如图表名称、图例等。当然，我们也可以根据需求使每个数据点在图表中呈现不同的颜色和形状，并排绘制多个图表等。

　　基本的思路为：展开空白画布→描绘平面直角坐标系→描绘数据点（以点状图为例）→选择其他图表类型（以折线图为例）→改变图形元素→添加文本信息→页面布局与图形组合。

一、展开空白画布

　　可使用命令"dev.new()"打开一个新的绘图窗口，绘制的最近一个新图形会出现在最近一次打开的窗口中。命令"dev.off()"用于关闭当前绘图窗口。

二、描绘平面直角坐标系

```
## 指定 X 轴、Y 轴名称及取值范围（图 11-1）
> plot(## 定义要描绘的数据坐标
    1,
    ## 因为做展示用，所以移除了数据
  type='n',
  xlab='',ylab='',
  xlim=c(0,3),ylim=c(0,5))
```

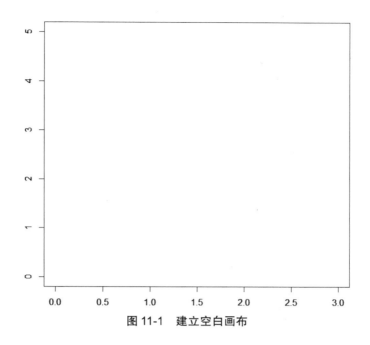

图 11-1　建立空白画布

三、绘制点图

在"plot()"语句括号中，逗号前为数据点的 X 轴坐标值，逗号后为对应数据点的 Y 轴坐标值，两者都是用数组的方式表达。例如（1，3）、（2，5）、（3，6）、（4，1）和（5，3）定义了 5 个数据点。按照默认参数（type="p"）绘制散点图。

```
## 使用 "plot()" 绘制散点图（图 11-2）
> plot(c(1,2,3,4,5), c(3,5,6,1,3))
```

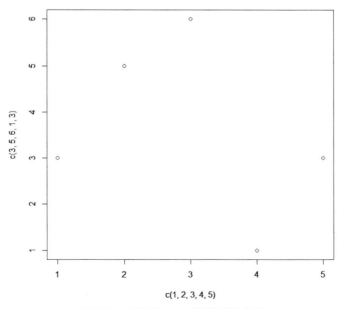

图 11-2　使用"plot()"绘制散点图

四、绘制线图

在点图的基础上增加 type = "l"，就可以画出折线图（图 11-3）。

```
> plot(c(1,2,3,4,5), c(3,5,6,1,3), type = "l")
```

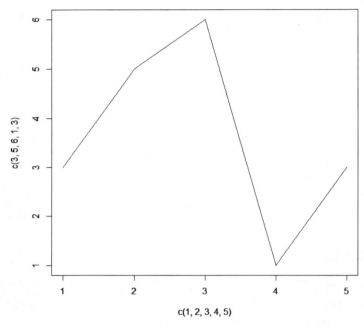

图 11-3 使用"plot()"绘制折线图

五、改变图形元素

可通过扩充"plot()"中的参数改变可视化图表中的散点颜色、形状和大小，线条的颜色、类型和宽度。在原点状图基础上，我们定义了散点大小（cex=4），散点形状（pch=11）以及散点颜色（col = "grey"）（图 11-4）。

```
> plot(c(1,2,3,4,5),c(3,5,6,1,3),
        ## 指定为点图
        type ="p",
        ## 指定点大小
        cex=4,
         ## 指定点形状
         pch=11,
         ## 指定点颜色
        col='grey')
```

"cex"表示绘图符号相对于默认大小的缩放倍数，默认值为 1。类似地，可用参数"cex. axis"设定坐标轴大小，"cex.lab"设定坐标轴标签大小，"cex.main"设定主标题大小，"cex. sub"设定副标题大小。

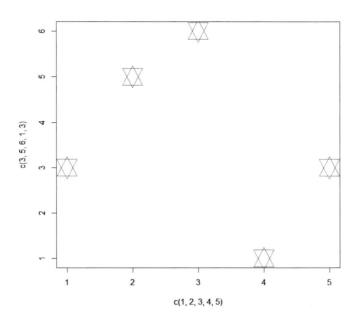

图 11-4　改变"plot()"参数后的散点图

"pch"表示点的形状，取值不同，对应的点的形状也不同（图 11-5）。

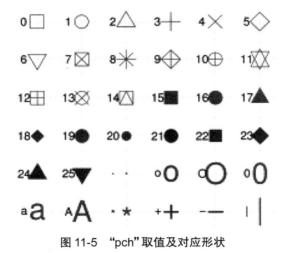

图 11-5　"pch"取值及对应形状

在原折线图基础上，我们定义了线条类型（lty=2），线条宽度（lwd=3）以及线条颜色（col="greey"）（图 11-6）。

```
> plot(c(1,2,3,4,5),c(3,5,6,1,3),
        ##指定为线图
     type ="l",
      ##指定线型
     lty=2,
```

```
   ## 指定线宽
lwd=3,
   ## 指定线颜色
col='grey')
```

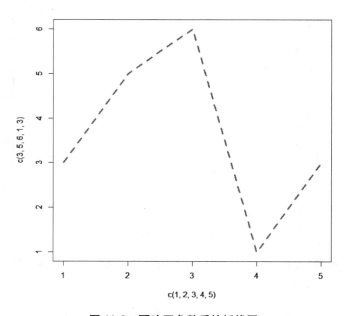

图 11-6　更改了参数后的折线图

　　"lwd"表示绘图线条相对于默认宽度的缩放倍数，默认值为 1。"lty"表示线的类型，"lty"取值不同，对应的线型也不同（图 11-7）。

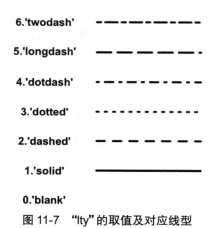

图 11-7　"lty"的取值及对应线型

　　"col"表示绘图颜色，可以通过颜色的下标、名称、十六进制值等多种方式指定颜色，R 语言提供了 657 种颜色。可用参数"col.axis"设定坐标轴（刻度文字）颜色，"col.lab"设定坐标轴标签颜色，"col.main"设定主标题颜色，"col.sub"设定副标题颜色，"fg"设定特定符号的前景色,"bg"设定特定符号的背景色。我们还可以使用"rainbow()""grey()""heat.colors()""terrain.colors()""topo.colors()"和"cm.colors()"等函数创建连续性颜色向量,使绘图配色更加丰富美观。

六、添加文本信息

(一)标题

可在"plot() 函数"中使用"main"参数指定图的主标题,在图形上方;使用"sub"参数指定图的副标题,在图形下方。

添加标题(图11-8)

```
> plot(c(1,2,3,4,5),c(3,5,6,1,3),
       main = "Main Title",
       sub = "sub title")
```

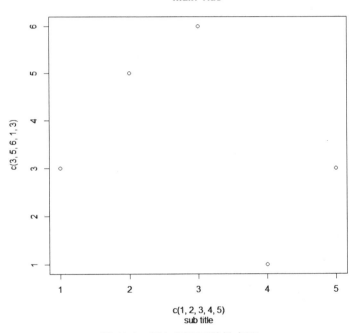

图 11-8　添加标题后的散点图

一般,在默认标题和坐标轴被绘图函数中"ann=FALSE"选项取消后,还可以使用"title()"函数为图形添加标题和坐标轴标签(图11-9)。

```
> plot(c(1,2,3,4,5),c(3,5,6,1,3), ann=FALSE)
> title(main = "Main Title",
        sub = "sub title",
        xlab = "x-axis label",
        ylab = "y-axis label",
```

```
## 设置主标题粗斜体, 副标题为斜体
font.main = 4, font.sub = 3)
```

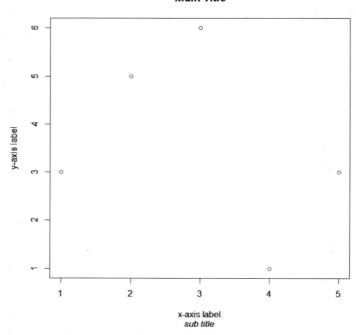

图 11-9　添加标题和坐标轴标签后的散点图

（二）坐标轴

可使用"axis()"函数来自定义坐标轴，用参数"side"指定需要绘制的坐标轴所处位置（1为下，2为左，3为上，4为右）；用参数"at"指定刻度线位置；用参数"labels"指定刻度线文字，空缺时与 at 一致；用参数"las"指定刻度线文字与坐标轴的关系（0为平行，2为垂直）；用参数"tck"指定刻度线长度（为负时在外侧，为正时在内侧，0表示没有刻度线，1表示绘制网格线），默认值为 −0.01（图 11-10）。

```
> plot(c(1,2,3,4,5),c(3,5,6,1,3), ann=FALSE)
> axis(## 在图形上方绘制坐标轴
      side = 3,
      ## 刻度线 1~5
      at = c(1,2,3,4,5),
      ## 刻度线文字 a~e
      labels = c("a","b","c","d","e"),
      ## 轴和刻度线文字的颜色, 此处选择了灰色, 也可以选择其他颜色
      col = "greey", col.axis = "greey",
      ## 刻度线在内侧, 刻度线文字与坐标轴平行
      tck = 0.01, las = 0)
```

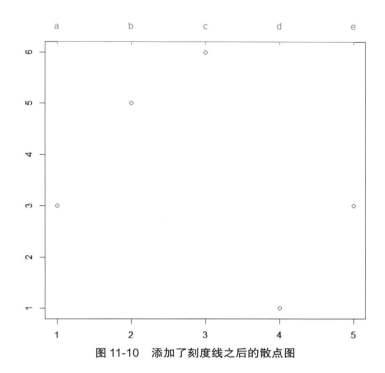

图 11-10　添加了刻度线之后的散点图

（三）文本标注

可使用"text()"函数在绘图区域内部增加文本，用参数"location"指定特定坐标为文本位置。下述语句表示在坐标点（4，6）插入"Text1"（图 11-11）。

```
> plot(c(1,2,3,4,5),c(3,5,6,1,3), ann=FALSE)
> axis(side = 3,
       at = c(1,2,3,4,5),
       labels = c("a","b","c","d","e"),
       col = "grey", col.axis = "grey",
          tck = 0.01, las = 0)
> text(x = 4, y = 6, ## 定义文本位置
       labels = "Text1" ,## 定义文本
       font = 2)## 设置字体为粗体
```

可使用"mtext()"函数在绘图边界增加文本，用参数 side 指定边界。下述语句表示在图形右边界插入"Text2"。

```
> mtext(side = 4, ##指定边界
        "Text2") ##定义文本
```

"font"表示绘图字体样式，取值为整数，1 为常规字体，2 为粗体，3 为斜体，4 为粗斜体，5 为符号字体（以 Adobe 符号编码表示）。可用参数"font.axis"设定坐标轴（刻度文字）字体，"font.lab"设定坐标轴标签字体，"font.main"设定主标题字体，"font.sub"设定副标题字体。

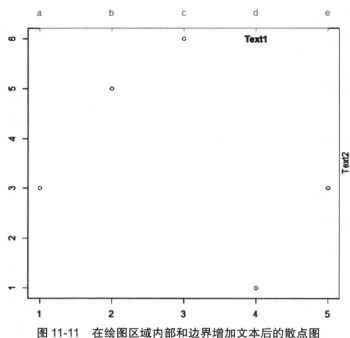

图 11-11　在绘图区域内部和边界增加文本后的散点图

此外，和"title()""axis()""text()""mtext()"同理，函数"abline()"可为图形增加参考线，函数"legend()"可在图表中增加图例标注以方便理解，函数"lines()"允许在散点图的基础上加入折线图并且调整折线的粗细、长短及类型，函数"segments ()""symbols()""arrows()""rect()""polygon()"和"box()"，分别可以在图上添加线段、符号、箭头、矩形、多边形和边框。我们可以根据需要灵活地使用这些语句，使可视化图表在原有基础上达到更理想的效果。

七、页面布局与图形组合

（一）使用"par()"函数布局页面

函数"par()"用于设置或查询图形参数。在"par()"中，可用"pin()"控制图形尺寸（单位：英寸），用"mai"控制边界的大小（单位：英寸、英分）。使用"par()"函数布局页面的调用格式为：par(mfrow=c(a,b))，表示将当前绘图窗口分割成了 a×b 个子窗口，绘制的图形将按行填充；若使用"mfcol=c(a,b) "，则按列填充。如"par(mfrow=c(2,3)) "可绘制 6 幅图形并将其排布在 2 行 3 列中。

（二）使用"layout()"函数布局页面

使用"layout()"函数布局页面的调用格式为：layout(mat)，其中"mat"是指定需要组合的多幅图形位置的矩阵，矩阵中非 0 数字代表绘制图形的顺序，相同数字代表占位符，0 代表空缺。此外可用参数"widths"设置列的相对宽度，参数"heights"设置行的相对高度，更精确地控制每幅图形的大小。示例如下：

```
> layout(matrix(c(1,1,1,2,3,4),   ##设置4幅图形位置的矩阵
         nrow=2, ncol=3, byrow=TRUE), ##矩阵2行3列，按行填充
         widths = c(3:2:1),   ##3列的宽度比例为3:2:1
         heights = c(2,1))   ##2行的高度比例为2:1
```

展示图形组合（图 11-12）
> layout.show(4)

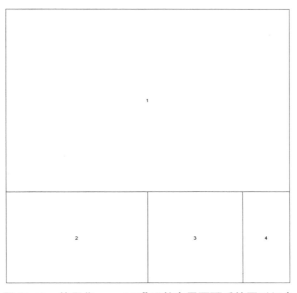

图 11-12　使用"layout()"函数布局页面后的图形组合

```
> layout(matrix(c(1,2,2,3,4,5,6,6,7),    ## 共 7 幅图形
         nrow=3, ncol=3, byrow=TRUE),     ## 矩阵 3 行 3 列，按行填充
         widths = c(2,2,1),  ## 3 列的宽度比例为 2 : 2 : 1
         heights = c(1:1))   ## 3 行的高度比例为 1 : 1 : 1
```
展示图形组合（图 11-13）
> layout.show(7)

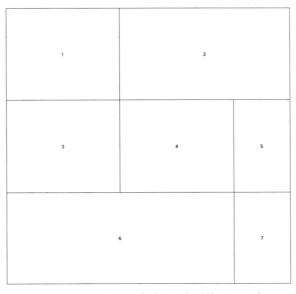

图 11-13　调整行列高度、宽度后的图形组合

第二节   ggplot2 基本作图

在拿到一个数据库时，通常需要先观察它的基本特征，我们可以利用 ggplot2 作图对数据进行可视化，这有利于我们更好地理解数据。本节我们将以几个基本图形的绘制为例展开介绍。

一、散点图

以纽约的死亡人数监测时间序列数据集"ny"为例。该数据集收集了 1997—2000 年纽约市每天全市总死亡人数以及每天的气象和空气污染数据。数据集变量解释如表 11-3 所示。

表 11-3   "ny" 数据集的变量赋值表

序号	变量名	因素
1	date	日期
2	death	死亡人数
3	dow	星期几
4	tmean	24 小时平均温度
5	O3	24 小时平均臭氧浓度
6	NO2	24 小时平均二氧化氮浓度
7	SO2	24 小时平均二氧化硫浓度

我们可以绘制散点图来观察纽约 SO_2 浓度和死亡人数的关系。R 语言代码如下：

```
## 在第一次使用前需加载程序包
> library(ggplot2)
## 导入数据集
> ny <- read.csv('…/ny.csv')
## 绘制散点图（图 11-14）
> ggplot(data = ny, aes(x = SO2, y = death)) + geom_point()
```

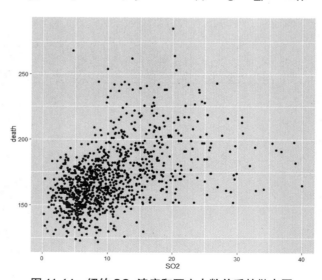

图 11-14   纽约 SO_2 浓度和死亡人数关系的散点图

其中，"data"参数用来指定数据集，"aes()"中的 x、y 参数分别用来指定 x、y 变量，"geom_point()"函数用来指定绘制点图。

1. 线性拟合散点图　我们可以添加拟合曲线来观察纽约 SO_2 浓度和死亡人数之间是否存在线性关系。R 语言代码如下：

添加拟合曲线（图 11-15）

```
> ggplot(data = ny, aes(x = SO2, y = death)) + geom_point() + geom_smooth(method = lm)
```

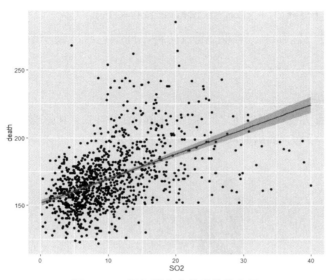

图 11-15　添加拟合曲线后的散点图

2. 分组散点图　我们还可以从不同季节分别观察纽约 SO_2 浓度和死亡人数之间的关系（图 11-16）。R 语言编码如下：

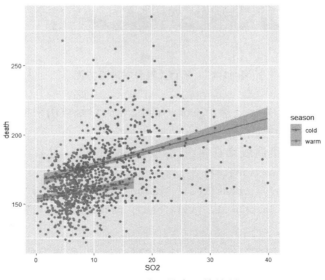

图 11-16　分组散点图的绘制

```
## 加载包，用来处理日期变量
> library(lubridate)
## 将date转化为日期格式
> ny$date=as.Date(ny$date)
## 新建季节变量，定义 4—9 月为暖季节，其余月份为冷季节
> ny$season= ifelse(month(ny$date)>3 & month(ny$date)<10,'warm','cold')
> ggplot(data = ny, aes(x = SO2, y = death, color=season)) +
          geom_point() + geom_smooth(method = lm)
```

在此，我们通过设置"color"参数，通过两种不同颜色将冷暖季节的数据呈现出来。

二、直方图

（一）基本直方图

我们可以绘制直方图来观察死亡人数的分布（图 11-17）。R 语言代码如下：

```
> ggplot(data = ny, aes(death)) + geom_histogram()
```

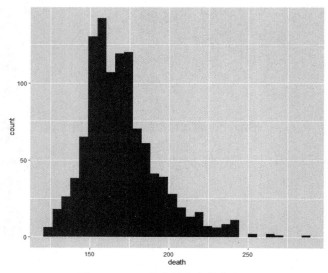

图 11-17　死亡人数分布的直方图

其中，直方图只需要指定 x 变量，"geom_histogram ()"函数用来指定绘制直方图。

（二）概率密度曲线直方图

我们可以添加概率密度曲线来观察纽约死亡人数的分布（图 11-18）。R 语言代码如下：

```
> ggplot(data = ny, aes(death)) +
geom_histogram (aes (y=..density..), color='black', fill="white" , binwidth
= 5) + geom_density (alpha=.1, fill="red") ## alpha用来调节透明度
```

（三）分组直方图

我们还可以从不同季节观察纽约死亡人数的分布。以季节为分组变量，不同季节用不同颜色进行区分（图 11-19）。R 语言代码如下：

```
> ggplot(data = ny, aes(death,fill=season))+ geom_histogram() + geom_density()
```

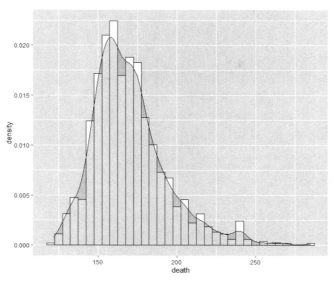

图 11-18　纽约死亡人数分布的概率密度曲线

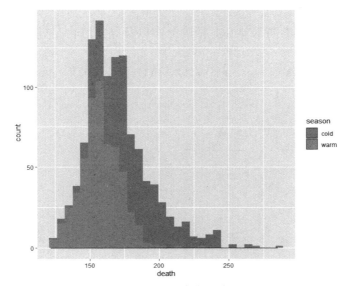

图 11-19　分组直方图的绘制

在此，我们通过设置"fill"参数，用不同颜色将不同季节的数据呈现出来。

三、箱线图

（一）基本箱线图

R 语言中 ggplot2 绘制箱线图的基本格式为：ggplot(data，aes(x，y)) + geom_boxplot()，我们可以绘制箱线图来观察 SO_2 浓度的分布以及异常值状况（图 11-20）。R 语言代码如下：

```
## 绘制箱线图并调整宽度
> ggplot(data=ny,aes(x=" 浓度 ",y=SO2)) + geom_boxplot(width=0.2)
```

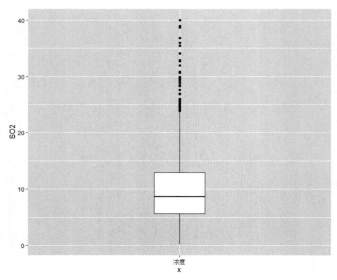

图 11-20　基本箱线图的绘制

（二）分组箱线图

我们还可以同时观察不同季节 SO_2 浓度分布以及异常值状况（图 11-21）。R 语言代码如下：

```
> ggplot(data=ny, aes (x=season, y=SO2, fill= season)) + geom_boxplot(width=0.2)
```

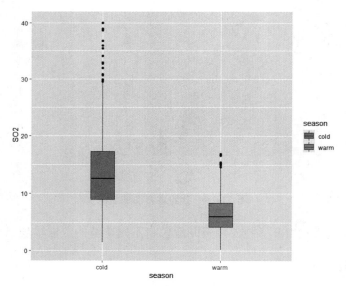

图 11-21　分组箱线图的绘制

（三）小提琴图

R 语言中 ggplot2 绘制小提琴图的基本格式为：ggplot(data , aes(x , y)) + geom_violin()，在此，我们可以同时绘制箱线图加小提琴图来展示不同季节纽约 SO_2 浓度分布。以季节为

分组变量,不同季节用不同颜色进行区分(图 11-22)。R 语言代码如下:

```
## 绘制小提琴图
> ggplot(ny, aes(x=season,y=SO2,fill=season)) + geom_violin(color="white") +
geom_boxplot(width=0.2)
```

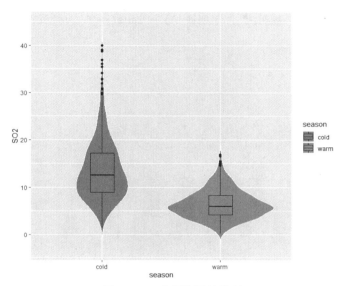

图 11-22　小提琴图的绘制

第三节　ggplot2 进阶

本章第一节和第二节介绍了 R 语言中作图的基本方法,可能并不能达到我们对图形的要求。本节将介绍 ggplot2 的进阶方法,使用不同函数来自定义图形的外观。主要包括自定义坐标轴、图例、变量值的颜色以及主题等。

一、坐标轴

"ggplot2"包在创建图形时会自动创建默认刻度线、刻度标记标签以及坐标轴标签,但是有时候我们需要改变它们的外观以使其符合我们的要求。本节将介绍如何自定义坐标轴,表 11-4 展示了常用的函数及功能。

表 11-4　控制坐标轴和刻度线外观的函数

函数	选项
scale_x_continuous () 以及 scale_y_continuous ()	breaks= 指定刻度,labels= 指定刻度标记标签,limits= 控制要展示值的范围
scale_x_discrete () 以及 scale_y_ discrete ()	breaks= 对因子的水平进行放置和排序,labels= 指定这些水平的标签,limits= 表示展示哪些水平
coord_flip ()	将 X 轴和 Y 轴互换

　　我们可以将以上函数运用于上文提及的分组箱线图，来展示纽约市按照不同季节以及一个星期中不同日子死亡人数的分布情况，R语言代码如下：

```
## 定义因子水平顺序（图 11-23）
> ggplot (ny, aes (x = as.factor (dow), y = death, fill = season)) + geom_boxplot()+
scale_x_discrete(breaks=c(1,2,3,4,5,6,7), labels=c('星期一','星期二','星期三',
'星期四','星期五','星期六','星期日')) + labs(x='', y='死亡人数')
```

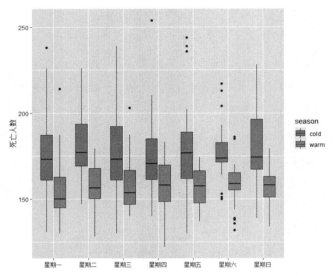

图 11-23　自定义坐标轴后的分组箱线图

二、图例

　　图例（legends）是用来解释图中各种特征的的说明，比如颜色、形状、大小等，ggplot2 "aes"中的参数，x 和 y 除外，其他参数如 fill、colour、linetype 和 shape，基本都会生成图例来解释图形，使得图例的变化更加多样。将从以下几个方面来介绍。

（一）移除图例

以图 11-23 为例，如果不需要图例（图 11-24），则可以添加以下代码：

```
> ggplot (ny, aes (x = as.factor (dow), y = death, fill = season)) +
geom_boxplot() + scale_x_discrete(breaks=c(1,2,3,4,5,6,7), labels=c('星期一',
'星期二','星期三','星期四', '星期五','星期六','星期日')) + labs(x='',
y='死亡人数') +
theme (legend.position='none') ## 移除图例
```

（二）图例位置摆放

　　可以通过"theme ()"函数中"legend.position"的默认选项来调整位置，包括"left""right""top""bottom"，例如用以下代码将图例移到图片上方（图 11-25）：

```
> ggplot (ny, aes (x = as.factor (dow), y = death, fill = season)) +
geom_boxplot() +
scale_x_discrete(breaks=c(1,2,3,4,5,6,7), labels=c('星期一','星期二','星期三',
```

'星期四 ', ' 星期五 ',' 星期六 ',' 星期日 ')) + labs(x='', y=' 死亡人数 ') +
theme (legend.position='top')

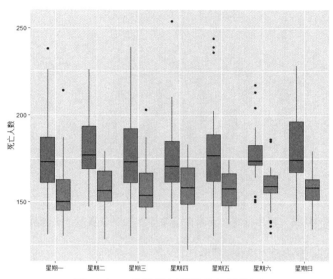

图 11-24　移除图例后的分组箱线图

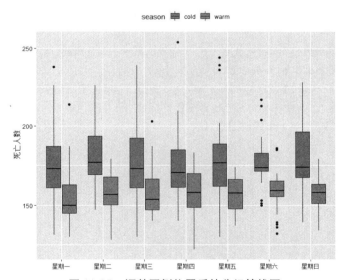

图 11-25　调整图例位置后的分组箱线图

也可以用指定二元素向量来调整图例的位置（图 11-26）：
> ggplot (ny, aes (x = as.factor (dow), y = death, fill = season)) +
geom_boxplot() +
scale_x_discrete(breaks=c(1,2,3,4,5,6,7), labels=c(' 星期一 ',' 星期二 ',' 星期三 ',
' 星期四 ', ' 星期五 ',' 星期六 ',' 星期日 ')) + labs(x='', y=' 死亡人数 ') +
theme (legend.position=c(0.9,0.9))

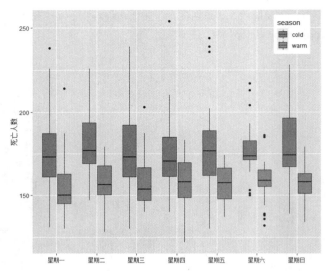

图 11-26 使用指定二元素向量来调整图例位置后的分组箱线图

（三）移除图例背景边框和背景颜色

使用以下代码移除图例背景中的边框和背景颜色（图 11-27）：

```
> ggplot(ny, aes(x=as.factor(dow),y=death,fill=season)) +
geom_boxplot()+scale_x_discrete(breaks=c(1,2,3,4,5,6,7), labels=c('星期一',
'星期二','星期三','星期四', '星期五','星期六','星期日')) + labs(x='',
y='死亡人数') +
theme (legend.position=c(0.9,0.9), legend.key = element_blank(),
legend.background = element_blank()) +
scale_fill_discrete(limits=c('warm','cold') , ##改变图例顺序
labels=c('暖季', '冷季')) +  ##改变图例标签
labs(fill = "季节")  ##修改图例标题
```

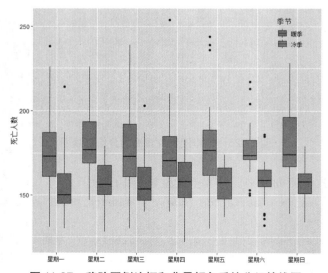

图 11-27 移除图例边框和背景颜色后的分组箱线图

（四）移除图例标题

可以用以下代码移除图例标题（图 11-28）：

```
> ggplot(ny, aes(x=as.factor(dow),y=death,fill=season)) +
geom_boxplot() + scale_x_discrete(breaks=c(1,2,3,4,5,6,7),
labels=c('星期一','星期二','星期三','星期四', '星期五','星期六','星期日')) +
labs(x='', y='死亡人数' ) + theme (legend.position=c(0.9,0.9), legend.key =
element_blank(),
legend.background = element_blank()) +
scale_fill_discrete(limits=c('warm','cold'),
labels=c('暖季', '冷季')) + labs(fill = "季节") +
guides(fill = guide_legend(title = NULL))   ## 移除图例标题
```

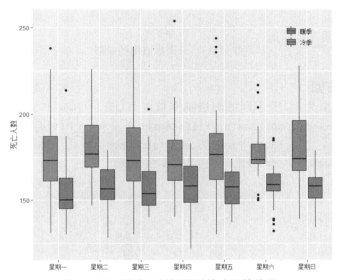

图 11-28　移除图例标题后的分组箱线图

三、分面

分面是数据可视化最实用的技术之一，通过"facet_grid()"和"facet_wrap()"函数将分组数据按照横向、纵向或横纵向排列，这样更有助于图形之间的比较。"facet_grid()"和"facet_wrap()"函数均可以实现可视化的分面，但两者还是有区别的，"facet_wrap()"用于根据一个变量将数据分割成多个子图，子图按照一定的宽度和高度自动排列，而"facet_grid()"则用于根据两个变量将数据分割成网格形式的子图。

（一）分面散点图

在此以不同季节为例，分不同的面板制作散点图（图 11-29）。

```
> ggplot(data = ny, aes(x = SO2, y = death, color=season))+
geom_point()+geom_smooth(method = lm) + labs(x='SO2浓度', y='死亡人数' ) +
  theme (legend.position='none') +
 facet_wrap(~season)   ## 设定以不同季节来进行分面
```

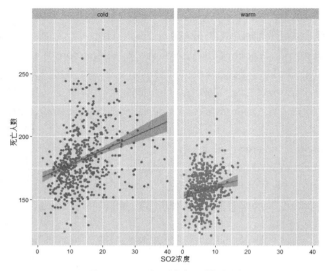

图 11-29   分面散点图的绘制

（二）分面直方图

在此以不同季节为例，分不同的面板制作直方图（图 11-30）。

```
> ggplot(data = ny, aes(death, fill=season)) + geom_histogram() + labs( x=
'死亡人数 ',y='' ) + theme (legend.position='none') +
facet_wrap(~season)   ## 设定以不同季节来进行分面
```

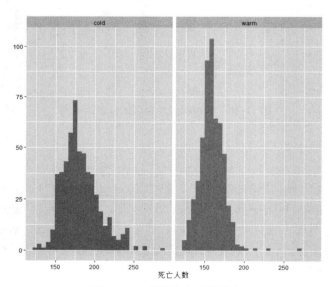

图 11-30   分面直方图的绘制

四、主题

通过 ggplot2 主题系统可以对数据之外的图形外观进行控制。应用"theme()"函数来调整字体、背景、颜色和网格线等。

使用主题主要有两种方式，第一种是直接套用"ggplot2"包自带模板，主要有如下几种：theme_gray()（默认）、theme_bw()、theme_linedraw()、theme_light()、theme_dark()、theme_minimal()、theme_classic()、theme_void()。

我们可以直接套用在之前所作的图形中（图 11-31），比如：

```
> ggplot(data = ny, aes(x = SO2, y = death)) + geom_point() +
geom_smooth(method = lm) + theme_bw()   ## 在此使用 "theme_bw()" 主题
```

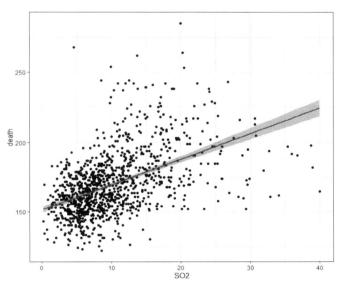

图 11-31　使用"theme_bw()"主题的散点图

第二种是自定义主题，比如我们可以创建一个主题（图 11-32）：

```
> theme_test <- function(..., bg='white'){
  require(grid)
  theme_classic(...) +
    theme(rect=element_rect(fill=bg),
          panel.background=element_rect(fill='transparent',
          color='black'),
          panel.border=element_rect(fill='transparent',
          color='transparent'),
          panel.grid=element_blank(),
          axis.title = element_text(color='black', vjust=0.1),
           axis.ticks = element_line(color='black'),
         legend.title=element_blank(),
          legend.key=element_rect(fill='transparent',
          color='transparent'))
}
> ggplot(data = ny, aes(x = SO2, y = death))+ geom_point()+geom_smooth(method
= lm)+
theme_test()
```

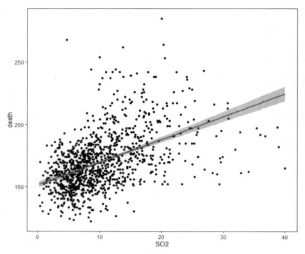

图 11-32 使用自定义主题的散点图

此外，可以利用"ggThemeAssist"包来调整图形主题参数。ggplot2 绘图系统拥有图例调整系统、主题调整系统、标签调整系统，但在实际应用中，我们会感到美化图形主题很麻烦，这主要是因为记不住复杂的主题，但 R 语言中的"ggThemeAssist"包可以帮助我们像操作 Excel 那样，用鼠标进行点击式操作来美化图形。

```
## 下载并加载 ggThemeAssist 包以及 ggplot2 包
> install.packages("ggThemeAssist")
> library(ggThemeAssist)
> library(ggplot2)
## 利用 ggplot2 包绘制散点图（图 11-33）
> plot=ggplot(data = ny, aes(x = SO2, y = death)) + geom_point() +
geom_smooth(method = lm)
## 开始调整主题
> ggThemeAssistGadget(plot)
```

如图 11-33 所示，可以看到打开一个窗口，共分为 3 部分，上部为图形预览窗口，中间为参数调整窗口，下部有 6 个选项，分别是设置、面板设置和背景、坐标轴设置、标题和标签、图例、副标题和图注，基本覆盖了常用的图形美化参数。

1. 图形设置 (Settings)　可用于修改图形的长度和宽度。

2. 面板设置和背景（Panel&Background）　修改图形背景、面板背景与网格线。其中图形背景是指整个图形的背景色。

3. 坐标轴设置（Axis）　修改坐标轴标签的字体、大小、角度等。

4. 标题和标签（Title&label）　可自行输入图形标题、横纵坐标轴标题，改变点大小和形状等。

5. 图例（Legend）　修改图例的位置、角度和颜色等。

6. 副标题和图注（Subtitle&Caption）　可自行添加副标题和图形注释。

全部完成修改后，点击右上角的"done"，会自动生成代码，接着在 RStudio 中运行代码即可得到交互式界面修改后的图形。

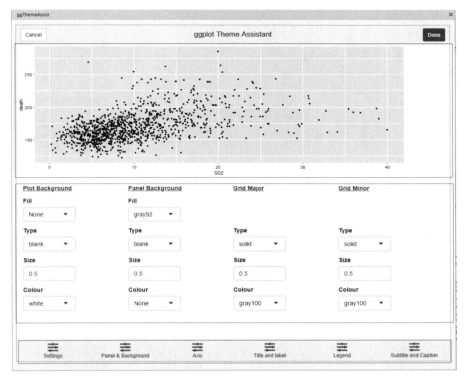

图 11-33　"ggThemeAssist"包调整参数界面

五、图案拼接

当我们有许多内容无法在同一张图上展示时,例如不同组的数据差异很大,又或者我们想通过不同分类方式或者不同方法来展示同一个内容,这时候需要将不同图拼接在同一个画布上。在 R 语言中可利用"cowplot""patchwork"等包来进行图案拼接,简便、快捷地生成美观的图。

(一) 使用"par()"来实现"plot()"图案拼接

可以使用"par()"函数来拼接"plot()"函数画出的图案,函数中使用图形参数"mfrow=c(nrows, ncols)"来创建按行填充的图案,其中 nrows 为行数、ncols 为列数。下面以 mtcars 数据为例,R 语言代码如下:

```
## 连接 mtcars 数据
> attach(mtcars)
## 更改当前变量环境
> opar <- par(no.readonly = TRUE)
## 设定画布行数为 1,列数为 2
> par(mfrow=c(1,2))
## 从第一行左边起画第一幅图
> plot(wt, mpg)
## 画第二幅图(图 11-34)
> hist(wt)
```

```
## 还原默认变量环境
> par(opar)
## 取消关联 mtcars 数据
> detach(mtcars)
```

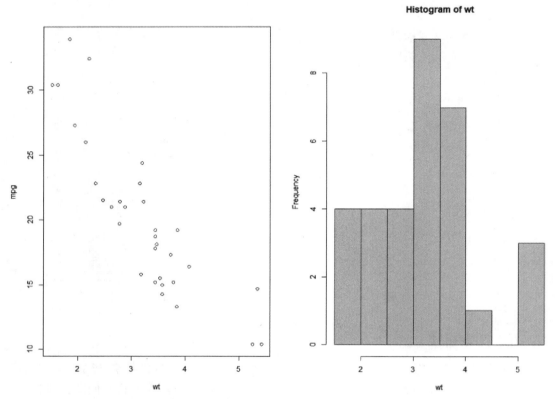

图 11-34   使用 par() 来实现 plot() 图案拼接

（二）使用 "layout()" 来实现图案拼接

"par()" 函数是较为常用的图形拼接方法，但它只局限于将画布拆分为同等宽度或长度的区域，若需要将同一行或列的图按照不同比例进行排布，"par()" 函数则无法满足这一要求，这时我们可以利用 "layout()" 函数对画布的各个区域设置参数，以达到我们想要的效果。

调用格式为：layout(mat, widths = rep.int(1, ncol(mat)), heights = rep.int(1, nrow(mat)), respect = FALSE)。其中 mat 为一个矩阵对象，其中包含要绘制的图形的配置信息。矩阵中的每个值代表一个绘图区域，且必须为 0 或正整数，0 代表该位置为空，正数代表在该位置上绘制图形，如果 n 是矩阵中最大的正整数，则整数 $\{1,\cdots,n\text{-}1\}$ 也必须在矩阵中至少出现一次；width 为画布上列宽度值的向量；heights 为画布上行高的向量；respect 为逻辑值或矩阵对象，如果是后者，那么它必须具有与 mat 相同的维度，并且矩阵中的每个值必须是 0 或 1。下面以 mtcars 数据为例，R 语言代码如下：

```
## 连接 mtcars 数据
> attach(mtcars)
> opar <- par(no.readonly = TRUE)
```

用 "layout()" 函数设置画图区域

```
> nf <- layout(matrix(c(2,0,1,3),2,2,byrow = TRUE), c(3,1), c(1,3), TRUE)
```

查看画图区域和顺序

```
> layout.show(nf)
```

设置第一幅图的边界

```
> par(mar = c(3,3,1,1))
```

完成第一幅图

```
> plot(wt, mpg, xlab = "", ylab = "")
```

完成第二幅图

```
> par(mar = c(0,3,1,1))
> hist(wt)
```

完成第三幅图（图 11-35）

```
> par(mar = c(3,0,1,1))
> hist(mpg)
> par(opar)
> detach(mtcars)
```

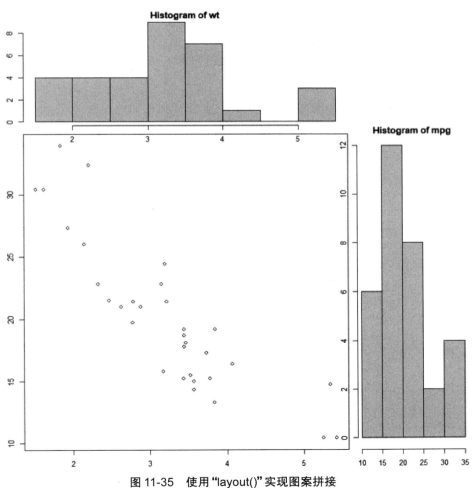

图 11-35　使用"layout()"实现图案拼接

（三）使用"cowplot"包来实现图案拼接

当我们使用 ggplot2 或其他工具包进行高级作图时，无法与"par()"和"layout()"函数连用，此时我们需要掌握更多的图案拼接工具，例如"cowplot"包、"patchwork"包等，这里先详细介绍"cowplot"包。

"cowplot"包中包含多个方便快捷、容易上手的函数，常用的函数及其功能见表 11-5。默认情况下，"cowplot"输出画布坐标从 0 到 1，点（0，0）位于画布的左下角。

表 11-5　"cowplot"包中常用函数及其参数功能

函数	调用格式	功能
plot_grid()	plot_grid(plotlist, align=c("none", "h", "v", "hv"), axis = c("none", "l", "r", "t", "b", "lr", "tb", "tblr"), nrow=NULL, ncol=NULL)	将多个图排列成网格
draw_image()	draw_image(image, x = 0, y = 0, width = 1, height = 1, scale = 1, clip = "inherit", interpolate = TRUE, hjust = 0, vjust = 0, halign = 0.5, valign = 0.5)	将图像放置到绘图画布某处上，此函数需要加载"magick"包
draw_plot()	draw_plot(plot, x = 0, y = 0, width = 1, height = 1, scale = 1, hjust = 0, vjust = 0, halign = 0.5, valign = 0.5)	输出 ggplot 格式的图案
draw_plot_label()	draw_plot_label(label, x = 0, y = 1, hjust = −0.5, vjust = 1.5, size = 16, fontface = "bold", family = NULL, color = NULL, ...)	将标签添加到图形的任意指定位置，默认左上角，默认标签为字母 A、B……
draw_label()	draw_label(label, x = 0.5, y = 0.5, hjust = 0.5, vjust = 0.5, fontfamily = "", fontface = "plain", color = "black", size = 14, angle = 0, lineheight = 0.9, alpha = 1, colour = "black")	在给定的坐标上绘制字符串或数学表达式
ggdraw()	ggdraw(plot = NULL, xlim = c(0, 1), ylim = c(0, 1), clip = "off")	设置一个绘图层
get_legend()	get_legend(plot)	提取图中的图例

仍以 mtcars 数据为例，将散点图和标签拼接到一起（图 11-36），R 语言代码如下：

```
## 加载 cowplot 包以及 ggplot2 包
> library(cowplot)
> library(ggplot2)
# 生成图 p
> p <- ggplot(mtcars, aes(wt, mpg)) +
    geom_point() +
    theme_bw()
# 绘制图 p 并绘制标签 "Label"
> ggdraw(p) + draw_label("Label", colour = "#08519C", size = 120, angle = 45)
```

使用"cowplot"包拼接两个直方图（图 11-37），R 语言代码如下：

```
# 加载 cowplot 包以及 ggplot2 包
> library(cowplot)
> library(ggplot2)
# 生成图 p1
> p1 <- ggplot(mtcars, aes(wt)) +
    geom_histogram() +
```

```
    theme_bw()
# 生成图 p2
> p2 <- ggplot(mtcars, aes(mpg)) +
    geom_histogram() +
    theme_bw()
# 拼接 p1 和 p2
> plot_grid(p1, p2, align = "h", nrow = 2)
```

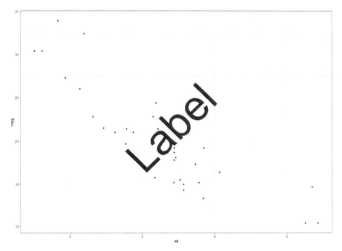

图 11-36　使用"cowplot"包拼接散点图和标签

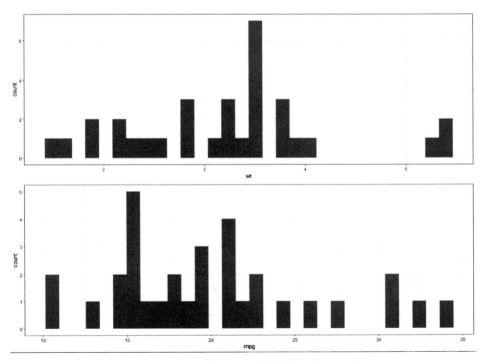

图 11-37　使用"cowplot"包拼接两个直方图

（四）使用"patchwork"包来实现图案拼接

除了"cowplot"包以外，"patchwork"包也可以进行多图组合，常用的函数及其功能如表 11-6 所展示。

表 11-6　"patchwork"包中常用函数及其参数功能

函数	调用格式	功能
+ | /	p1 + p2 p1/p2 p1|p2	"+"为逐个图拼接，"/"为按照行拼接，"|"为按照列拼接
plot_annotation()	plot_annotation(title = NULL, subtitle = NULL, caption = NULL, tag_levels = NULL, tag_prefix = NULL, tag_suffix = NULL, tag_sep = NULL, theme = NULL)	与"plot_layout()"一样可以使用"+"将注释或标签添加到图中
plot_layout()	plot_layout(ncol = NULL, nrow = NULL, byrow = NULL, widths = NULL, heights = NULL, guides = NULL, tag_level = NULL, design = NULL)	添加参数设置以控制区域分布
plot_spacer()	plot_spacer()	创建空白的拼接图以分隔其他图形
area()	area(t, l, b = t, r = l)	用于指定矩形网格中应该包含图形的单个区域，用"area()"构造的对象可以用"c()"连接在一起，以指定多个区域

仍以 mtcars 数据为例，使用"patchwork"包来拼接两个散点图（图 11-38）或者三个图形（图 11-39），R 语言代码如下：

```
## 加载 patchwork 包以及 ggplot2 包
> library(patchwork)
> library(ggplot2)
## 生成图 11-38
> p1 <- ggplot(mtcars, aes(wt, disp)) +
    geom_point() +
    theme_bw()
> p2 <- ggplot(mtcars, aes(drat, hp)) +
    geom_point() +
    theme_bw()
## 拼接 p1 和 p2
> p1 + p2
## 生成图 11-39
> p3 <- ggplot(mtcars, aes(factor(cyl))) +
    geom_bar() +
    theme_bw()
## 拼接 p1、p2 和 p3
> p1/p2|p3
```

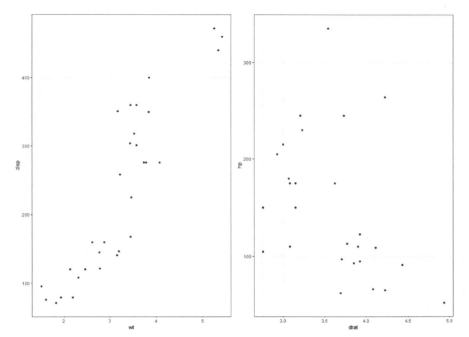

图 11-38　使用"patchwork"包来拼接两个散点图

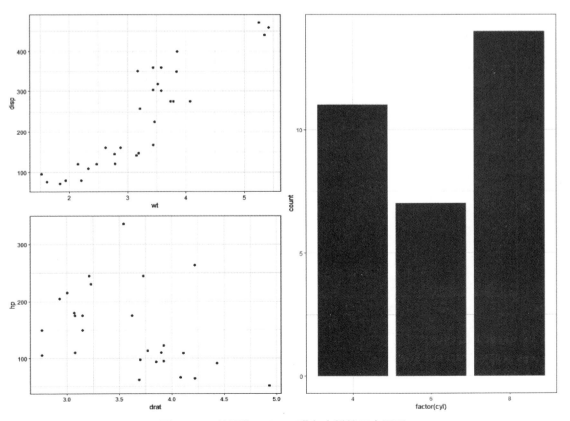

图 11-39　使用"patchwork"包来拼接三个图形

六、储存与导出

我们可以运用"ggsave()"函数来导出我们所作的图形,格式如下:

```
> ggsave(path, width, height, units, dpi)
```

其中 path 设定图形储存路径。"ggsave()"可以生成以下格式的图形:eps、pdf、svg、wmf、png、jpg、bmp 和 tiff。width 和 height 设置绝对尺寸的大小,可以精确控制尺寸。dpi 可以用来调整图片分辨率。

举个例子,我们可以将之前所作的图保存到电脑桌面:

```
> ggplot(data = ny, aes(x = SO2, y = death)) + geom_point() + geom_smooth
(method = lm) + theme_bw()
> ggsave('散点图.tiff',    ##保存图形的名称以及格式
          path='C:/Desktop', ##图片存储路径
          width=18, height=18,units = "cm", ##调整图片尺寸
          dpi=500)   ##调整图片分辨率
```

总而言之,"ggplot2"的优越性在于它创建了一套完整的绘图语法,与 R 软件自带的绘图语法比较,"ggplot2"使用起来更加简单明了,并且由于"ggplot2"是通过图层叠加的方式来作图,所以它的灵活性也更大。关于 ggplot2 的一系列函数和相应的例子可以在 https://ggplot2.tidyverse.org/ 上找到。

总结

本章主要介绍了 R 语言作图的基本原理和常用方法,包括散点图、线图、柱状图等。除此之外还介绍了 R 语言中用于图形优化的"ggplot2"包,该包使用起来非常灵活,用户可以轻松地进行图形定制和美化。通过学习本章的内容,读者可以掌握用 R 语言生成各种图形的方法,并且可以根据具体需求对图形进行个性化设置。

(王肖杰　艾思奇　林华亮)

第十二章
R语言中的空间数据

空间数据（spatial data）是指用于表征地理空间内事物的数量、质量、分布、内在联系和变化规律的图形、图像、符号、文字和数据等，目前已被广泛应用于地理信息系统和其他定位服务中，与人们的生产和生活密不可分。空间数据的来源有很多，如各种类型的地图数据、地形数据，卫星、遥感的影像数据等。

根据数据存储技术的不同，空间数据分为矢量数据和栅格数据，可提供与地理或空间位置相关的独特信息。在空间数据中，常使用经线和纬线地理坐标系统来确定地球表面物体的确切位置。R软件拥有许多可用于空间数据处理与分析的包，不同的包可针对不同类型的空间数据进行操作并可实现多样的功能；另外，R语言还具有顶尖的空间数据可视化功能，这些特点使得R语言非常适合用于空间数据的处理分析。

本章将介绍空间数据的基本概念，以及R语言中空间数据的基本处理操作与可视化。

第一节　空间数据基本概念

空间数据包括矢量数据和栅格数据。矢量数据由用于构建地理要素空间特征表达式的几何形状组成，使用点、线和多边形来描述离散的、边界定义明确的物体。栅格数据根据空间的细分将覆盖的范围划分为小单元。栅格可以将空间上特定的要素聚合到给定的分辨率，保证它们在空间上是一致的，并且是可缩放的。

在实际操作中使用何种类型的空间数据取决于应用领域。矢量数据常应用于社会科学，因为人类住区往往具有离散的明确边界。栅格数据集是网络制图中使用的背景图像的基础；自航空摄影和基于卫星的遥感设备诞生以来，栅格数据集就是地理数据的重要来源，因此栅格数据在许多环境科学领域占据主导地位。某些应用领域也会出现栅格数据和矢量数据集一起使用的情况，如生态学和人口统计学中常同时使用矢量数据和栅格数据。此外，空间数据也可以在两种形式之间进行转换。无论读者的工作更多涉及矢量数据集还是栅格数据集，在使用它们之前了解数据模型的应用都是有必要的。

一、矢量数据

矢量数据是利用几何学中点、线、面及其组合体来表示地理实体空间分布的一种数据组织方式。数据结构都可以由坐标(x, y)组成。本节将利用"rspatial"包中的美国降雨数据展示矢量数据的几个类型。

（一）空间点类（SpatialPoints）数据

点可以代表独立的空间要素，如一个患者居住地，属性可以包括他就诊的日期、年龄和性别，以及关于居住地的信息等等。多个点可以组合成一个多点结构，使用单个属性记录，如一个区中的所有该病患者的居住地都可以看作是一个单一的几何体。将点连接在一起可以形成更复杂的几何图形，如线和多边形。将空间点类（SpatialPoints）数据与描述属性的数据框结合，就构成了 SpatialPointsDataFrame 数据。在这种数据中，数据框的每行信息与点坐标一一关联。下面结合案例介绍 SpatialPoints 数据的基本结构。

```
## 调用 rspatial 包中的美国加州降雨数据
> if (!require("rspatial")) remotes::install_github("rspatial/rspatial")
> library(rspatial); library(sf)
> point <- sp_data("precipitation")
> point <- st_as_sf(point,coords = c("LAT","LONG"),crs = 4326)
> point
Simple feature collection with 456 features and 15 fields
Geometry type: POINT
Dimension:     XY
Bounding box:  xmin: 32.55 ymin: -124.23 xmax: 41.98 ymax: -114.16
Geodetic CRS:  WGS 84
First 10 features:
```

	ID	NAME	ALT	JAN	FEB	MAR	APR	MAY	JUN	JUL	AUG	SEP	OCT	NOV	DEC	geometry
1	ID741	DEATH VALLEY	-59	7.4	9.5	7.5	3.4	1.7	1.0	3.7	2.8	4.3	2.2	4.7	3.9	POINT (36.47 -116.87)
2	ID743	THERMAL/FAA AIRPORT	-34	9.2	6.9	7.9	1.8	1.6	0.4	1.9	3.4	5.3	2.0	6.3	5.5	POINT (33.63 -116.17)
3	ID744	BRAWLEY 2SW	-31	11.3	8.3	7.6	2.0	0.8	0.1	1.9	9.2	6.5	5.0	4.8	9.7	POINT (32.96 -115.55)
4	ID753	IMPERIAL/FAA AIRPORT	-18	10.6	7.0	6.1	2.5	0.2	0.0	2.4	2.6	8.3	5.4	7.7	7.3	POINT (32.83 -115.57)
5	ID754	NILAND	-18	9.0	8.0	9.0	3.0	0.0	1.0	8.0	9.0	7.0	8.0	7.0	9.0	POINT (33.28 -115.51)
6	ID758	EL CENTRO/NAF	-13	9.8	1.6	3.7	3.0	0.4	0.0	3.0	10.8	0.2	0.0	3.3	1.4	POINT (32.82 -115.67)
7	ID760	EL-CENTRO-2-SSW	-9	9.0	7.0	5.0	1.0	1.0	0.0	2.0	9.0	8.0	8.0	7.0	11.0	POINT (32.76 -115.56)
8	ID762	INDIO FIRE STATION	-6	16.7	12.1	9.2	2.2	1.3	0.2	3.5	6.5	6.4	3.8	7.3	7.4	POINT (33.74 -116.27)
9	ID1555	SANTA BARBARA	2	106.3	107.1	72.9	32.1	7.6	2.2	0.6	0.6	5.3	11.4	47.8	63.7	POINT (34.42 -119.69)
10	ID1556	SANTA BARBARA/FAA ARPT	2	89.5	88.3	72.4	30.1	2.0	1.1	0.6	0.5	1.4	11.6	45.3	58.0	POINT (34.43 -119.83)

在结果中 Geometry type 代表矢量数据类型，其中，POINT 表示矢量数据为点类型的几何形状；Dimension: XY 代表二维平面的 (x, y) 坐标，即经纬度坐标；Bounding box 代表该例地理信息的边界框，包括 (x, y) 坐标的最大和最小值；Geodetic CRS 代表着坐标参考系（coordinate reference systems，CRS），该例中的 CRS 为 WGS 84。接下来结果展示了前 10 条数据，包括 ID、名称、海拔高度、一年中每个月份的平均温度以及该点的几何位置（经度和纬度）。例如，第一条数据是 "DEATH VALLEY"，其 ID 为 ID741，海拔高度为 −59，一年中每个月的平均温度在各自的字段中给出，并且其几何位置为经度 36.47，纬度 −116.87。

（二）空间线类（SpatialLines）数据

线可以用来描述道路、河流、等高线、航线等对象，用坐标的集合 $(x_1, y_1, x_2, y_2 \cdots x_n, y_n)$ 来记录，由一个两列矩阵或一个数据集生成，其中一列代表纬度，一列代表经度。在空间数据中，线型对象可以理解为有序的多点结构，实际的线段可以通过连接点的坐标来表达，并在地图上绘制，所以连接点的顺序在线段中很重要。将空间线类（SpatialLines）数据与描述属性的数据框结合起来，就构成了 SpatialLinesDataFrame 数据。下面结合案例介绍 SpatialLines 数据的基本结构。

```
> longitude <- c(-120.8, -117.5, -112.6, -115.4, -118.9, -121.8, -114.7,
-111.3, -116.9, -112.7)
> latitude <- c(43.7, 46.8, 47.9, 48.1, 39.9, 36.2, 47.2, 41.5, 43.5, 46.9)
> lonlat <- cbind(longitude, latitude)
> line <- spLines(lonlat, crs = "+proj=longlat +datum=WGS84")
> line
class   : SpatialLines
features: 1
extent  : -121.8, -111.3, 36.2, 48.1  (xmin, xmax, ymin, ymax)
crs     : +proj=longlat +datum=WGS84
```

该例中的线类数据参数与上述点类数据参数相似，class 参数相当于上述结果中的 Geometry type 参数，SpatialLines 指的是该矢量数据的类型是线矢量数据；features 表示要素对象特有的属性；extent 相当于 Bounding box，代表数据的边界框；crs 相当于 Geodetic CRS。

（三）空间多边形类（SpatialPolygons）类数据

多边形对象是个闭合的区域，可用于描述大坝水库、岛屿、国境线等。在记录多边形数据时，通常通过记录面状地物的边界来表现。多边形数据的特征是几何图形拥有多个顶点，且首尾点重合。同时，可以将多个多边形视为单个几何体。将空间多边形类（SpatialPolygons）数据与描述属性的数据框结合起来，就构成了 SpatialPolygonsDataFrame 数据。下面结合案例介绍 SpatialPolygons 数据的基本结构。

```
## 调用 rspatial 包中的美国加州县数据
> counties <- sp_data("counties")
> counties <- st_as_sf(counties, coords = c("LAT", "LONG"), crs = 4326)
> counties
```

空间面数据的参数与上述点数据的参数相似，Geometry type: POLYGON 表示该数据为多边形数据，即面数据。其中每条数据有 5 个变量：STATE（州代码）、COUNTY（县代码）、NAME（名称）、LSAD（法定分类代码）、LSAD_TRANS（法定分类翻译），以及几何对象字段 geometry。每个多边形的几何形状由一系列坐标点组成，构成了封闭的多边形区域。例如，第一个多边形表示的地理区域是 Siskiyou 县，其几何形状由一组经度和纬度坐标点组成，形成了一个多边形。

二、栅格数据

栅格数据是一种地理信息的数据组织形式，通过将空间分割成规则的网格，每个网格单元内包含相应的属性值来表示地理实体。每个矩阵单位被称为一个栅格单元。栅格数据的特点是属性明显、定位明确。在栅格数据模型中，地理信息不直接存储为坐标，而是通过空间范围和划分区域的行列数目来计算栅格单元的大小（空间分辨率）。通过这些栅格单元，相同的地理特征可以以相同的颜色在地图上展示，形成河流、湖泊、地块等地理实体的形态。

在 R 语言中，栅格数据分为三种类别：RasterLayer、RasterStack 和 RasterBrick。其中，RasterLayer 用于表示单个栅格图层，而 RasterStack 和 RasterBrick 用于表示多个栅格图层的集合。

单个栅格图层（RasterLayer）是指栅格数据中的单一图层或单一层面，它包含了在地理空间中特定区域内的栅格数据。这些数据可能代表着某个特定的地理信息，如海拔高度、土地利用类型、温度等。每个栅格单元格都具有一个值，表示该地理位置的某个属性或特征。多个栅格图层（RasterStack 和 RasterBrick）则是指由多个栅格图层组成的集合。这些图层可以是同一地理区域的不同时间点或不同变量的数据，也可以是表示同一地理区域不同特征的数据，例如不同波段的遥感影像。RasterStack 和 RasterBrick 的区别在于数据的组织方式，RasterStack 是将多个栅格图层按照顺序堆叠在一起，而 RasterBrick 则是将多个栅格图层按照波段或时间等维度组织在一起。

（一）RasterLayer

栅格数据由行和列（或网格）的单元格（或像素）矩阵组成，其中每个单元格包含一个表示信息的值。RasterLayer 对象表示单层（变量）栅格数据，可以存储一些描述基本参数，其中包括列数和行数、空间范围和 CRS。同时也可以存储栅格单元值的文件信息。下面介绍 RasterLayer 数据的基本结构。

```
> library(raster)
> layer1 <- raster(ncol = 15, nrow = 15, xmx = -100, xmn = -200, ymn=25, ymx=80)
> layer1
class      : RasterLayer
dimensions : 15, 15, 225  (nrow, ncol, ncell)
resolution : 6.666667, 3.666667  (x, y)
extent     : -200, -100, 25, 80  (xmin, xmax, ymin, ymax)
crs        : +proj=longlat +datum=WGS84 +no_defs
```

在该结果中 class 表示对象的类型是 RasterLayer；dimensions 表示维度，nrow 表示栅格单元的行数，ncol 表示栅格单元的列数，ncell 表示栅格单元；resolution 表示分辨率；extent 表示数据的范围；crs 表示 CRS，表示使用的是经纬度坐标系统，坐标参考系是 WGS 84。

（二）RasterStack 和 RasterBricks

RasterLayer 可以应用于单层光栅数据分析对象，当栅格数据是多层数据时，需要用到 RasterStack 和 RasterBricks。RasterStack 是具有相同空间范围和分辨率的 RasterLayer 集合，可以由单个文件的不同层集合组成，也可以由不同文件的不同层的集合组成（但需要有相同的范围和分辨率）。RasterBrick 与 RasterStack 不同的是，它只能引用单个文件，直接应用于多层栅格数据对象，比如一年内每个栅格单位大气颗粒物的浓度变化的时间序列。下面介绍 RasterStack 数据的基本结构。

```
## 调用 raster 包中的全球生物多样性栅格数据
> worldclim <- raster::getData("worldclim", res = 10, var = "bio")
> worldclim
```

在该结果中，class 表示对象的类型是 RasterStack，nlayers 表示层数，其余参数与上述 RasterLayer 类似。

三、空间坐标参考系

（一）投影

空间分析和制图中的一个主要问题是如何将三维空间坐标系转换为二维平面直角坐标系。地理坐标系以经纬度为单位，是一个不可以展开的曲面。但是现实中往往要借助 CRS 进行距离、面积的测量，这时就需要将 CRS 从曲面转换为平面，并把坐标单位从度转换为长度单位。经过变换得到的平面的、以长度为单位的 CRS 就被称为投影坐标系。投影坐标系需要一个地理坐标系作为基准，投影操作均基于这个地理坐标系所选定的椭球和大地基准面进行。

在应用中，常见的投影方式有墨卡托投影、高斯 - 克吕格投影、兰勃特投影等。在实际应用中运用任何方法进行投影变换都会产生误差，因此，为了减少误差应针对不同的应用场景选择不同的投影方法。投影坐标系是地理坐标系投影的最后结果，进行投影变换的中间过程和方法不同，最后获得的投影坐标系也不同。因此，一个地理坐标系可对应多个投影坐标系，但是一个投影坐标系只能对应一个地理坐标系。

（二）定义坐标参考系

平面 CRS 是由地理坐标系、投影方法和一系列的参数组成的，参数的数量由选取的投影方法来决定。在生活中，当我们说到某个地理位置时，随之而产生的对应的地理坐标，必然是位于一个空间 CRS 下的。当我们从全球定位系统（global positioning system，GPS）设备或网络中获取坐标经纬度时，通常得到的是一组位于 WGS84 坐标系下的空间地理坐标。随着地理科学的不断进展，空间坐标参考系（CRS）变得越来越丰富，这些 CRS 分别对应着特定的使用场景，并且可以通过一定的方法来实现它们之间的相互变换。此外，由于空间数据计算和制图的需要，操作不同的空间数据也需要其具有相同的投影坐标系，才能在 R 语言中良好运行。

PROJ.4 软件是 GIS 中最著名的开源地图投影库，通过将 WGS84 坐标系作为转换桥梁，实现从源坐标系到目标坐标系的转换。PROJ.4 数据库的坐标转换通过与平面 CRS 构成相同的"proj-strings"来实现。"proj-strings"是 PROJ.4 数据库中的字符串表示形式，用于定义地理坐标系和投影方法。这些字符串包含有关地理坐标系、投影方法和参数的信息，以便进行坐标转换和投影操作。R 语言无需下载 PROJ.4 软件即可使用相关的软件数据库，并借助相关的空间数据处理程序包实现 CRS 的变换。关于不同 CRS 的具体信息可以通过浏览网站"Spatial Reference"（http://spatialreference.org/）来进一步了解。

在 R 语言中实现投影转换，矢量数据可通过"rgdal"包中的"spTransform()"函数实现，栅格数据可通过"raster"包的"projectRaster()"函数实现。下面进行演示。

```
## 调用空间数据处理包
> library(rdgal)
> library(sp)
> library(raster)
## 载入相关数据
```

```
> counties <- sp_data("counties")
> test <- system.file("external/test.grd", package = "raster")
> test <- raster(test)
```
获取 CRS
```
> epsg <- make_EPSG()    ## 获取 EPSG 代码
> list <- grep("China", epsg$note, ignore.case=TRUE)    ## 筛选 CRS 名称中带有
```
"China"字样的条目，并返回其对应代码
```
> epsg[list, ]    ## 查看相关代码的信息
```

矢量数据投影转换：通过 rgdal 包中的 "spTransform" 函数实现
```
> crs(counties)    ## 查看数据 counties 的 CRS
> newcrs <- CRS("+proj=longlat +ellps=WGS84 +datum=WGS84")    ## 新建 CRS
> merc <- spTransform(counties, newcrs)    ## 转换 CRS
> crs(counties)    ## 查看数据 counties 的 CRS
```

栅格数据投影转换：通过 raster 包中的 "projectRaster" 函数实现
```
> crs(test)    ## 查看空间数据 test 的 CRS
> newcrs <- "+proj=merc +ellps=WGS84 +datum=WGS84 "    ## 新建 CRS
> new <- projectRaster(test, newcrs)    ## 转换 CRS
> crs(test)    ## 查看空间数据 test 的 CRS
```

四、空间数据处理常用包

R 语言提供了一系列处理空间数据的包，下面对一些常用包进行介绍。

（一）"sp"包

"sp"包是空间数据分析和可视化的基础函数包，旨在将空间数据在 R 语言中的处理方式标准化。"sp"包提供了创建点、线、面和网格并对它们进行操作的类和方法。它用一组类（classes）来表示空间数据，类定义了特定的数据类型。定义类的主要原因是为特定的数据类型创建一个标准的表示方式，以便更容易地为这类数据编写函数。"sp"包引入了许多名称以 Spatial 开头的类。对于矢量数据，主要包括 SpatialPoints、SpatialLines 和 SpatialPolygons。另外，为了储存属性，类的名称之后可以添加属性，例如，在 SpatialPoints 中添加数据框属性，可写成 SpatialPointsDataFrame。

（二）"sf"包

"sf"包基本具备和"sp"包一样的空间数据处理能力。"sf"包在 R 语言中引入了 simple features 对象，这是由 Edzer Pebesma 等人开发的一种在计算机中编码空间数据的标准化方法，被广泛用于各种空间数据库系统。它可以看作是很多个点、线或面组成的集合，并且包含一些属性如名称、时间、颜色等，例如，一棵树的几何形状可能是树冠、树干的平面图形或指示其位置的点，其他属性则可能包括树的颜色、高度、树干的直径等等。另外，"sf"包将空间对象储存在数据框中，该数据框具有包含地理坐标信息的特殊列。在"sf"包中，所有对空间数据进行操作的函数和方法都以"sf"作为前缀，这种命名方式使得人们在补全命令时能够快速找到相应的代码。

（三）"raster"包

"raster"包是由 Robert J. Hijmans 等人开发的，具有创建、读取、操作和写入栅格数据的功能。其提供了栅格数据操作的通用函数，这部分函数可以用来开发功能更具体的函数；此外，该包还实现了栅格代数以及 GIS 中常用的栅格数据操作的大部分功能。

（四）"terra"包

"terra"包可支持处理矢量数据和栅格数据，具有创建、读取、操作和写入矢量数据和栅格数据的功能，同时支持并行计算，对于大数据量的矢量数据和栅格数据计算很有优势。该包是围绕许多"类"（class）构建的，如 SpatRaster 和 SpatVector。SpatRaster 表示多层栅格数据。值得一提的是，SpatRaster 可以存储单元格中的信息，这是与"raster"包不同的。SpatVector 则表示矢量数据，即点、线、面等几何图形及其列表属性。

五、小结

本节介绍了 R 语言中空间数据的基本概念，首先介绍了空间数据的多种类型，充分理解空间数据的结构是在数据管理中灵活运用的基础。接着介绍了空间 CRS 和投影，以及如何对空间数据进行简单的投影转换。在本节的最后简单介绍了目前在空间数据处理中常用的包，本节的学习将为学习 R 语言的空间数据处理奠定良好的基础。

第二节 空间数据操作

在 R 语言中有多种方法来读取空间数据，读入后，即可对空间数据进行运算和处理，或将矢量数据与栅格数据相互转换。对于处理过的空间数据，R 语言中也有特定的函数将其输出保存。

一、空间数据的读写

（一）矢量数据文件的读写

矢量数据常使用的存储格式是"Shapefile（shp）"，这是一种由美国环境系统研究所公司规定的空间数据开放格式。Shapefile 文件格式能保存几何图形的位置及相关属性。它由多个文件组成，其中必不可少的是".shp"".shx"与".dbf"文件。".shp"是图形格式，用于保存元素的几何实体；".shx"是图形位置索引格式，记录每一个几何体在 shp 文件之中的位置；".dbf"是属性数据格式，存储每个几何形状的属性数据。此外，通常我们接触的 shp 数据都是带有空间信息的，"shp"文件还会包含一个".prj"文件，它是空间参考信息文件，描述了数据的投影和坐标系信息，确保了数据的空间参考一致性。这 4 个文件构成一个带有空间参考信息的 Shapefile 数据集。

R 语言中读入矢量数据的方法有多种，"rgdal""raster"和"sf"包都可实现读入功能。以读取中国省级地图为例，（shp 文件可以从中国科学院地理科学与资源研究所资源环境科学数据平台 https://www.resdc.cn/Default.aspx 下载），R 语言编码如下：

```
## 方法一: 运用 "rgdal" 包,·"··/CN-sheng-A.shp" 为文件路径
> library(rgdal)
> china <- readOGR("···/CN-sheng-A.shp")
```

```
> plot(china)
## 方法二：运用 "raster" 包
> library(raster)
> china <- shapefile("…/CN-sheng-A.shp")
> plot(china)
## 方法三：运用 "sf" 包
> library(sf)
> china <- st_read("…/CN-sheng-A.shp")
> plot(st_geometry(china))
```

矢量数据的导出和一般的 R 文件导出一样，有"read"就有相应的"write"。例如将上述投影后的中国地图以 shp 格式，按城市保存到本地：

```
## 方法一：运用 "rgdal" 包，"…/china.shp" 为指定数据存储位置
> writeOGR(china, "…/china.shp", layer = "cities", driver = "ESRI Shapefile")
## 方法二：运用 "sf" 包
> st_write(china, "…/china.shp", layer = "cities", driver = "ESRI Shapefile")
```

（二）栅格数据文件的读写

GIS 的栅格数据格式有很多种，有卫星影像、数字高程模型、数字正射影像、扫描文件、数据栅格图形、图形文件（".jpg"".png"".tif"）等。实际应用中，地表类型和归一化植被指数（normalized differential vegetation index，NDVI）等地理信息都可以被储存为栅格数据。读取栅格数据主要用到"raster()"函数，保存栅格数据则使用"writeRaster()"函数。

```
## 读取地表类型
> land.use <- raster(" 数据存储位置 .adf")
## 读取 NDVI
> raster(" 数据存储位置 .tif")
## 保存成 GeoTiff 文件
> writeRaster( 对象名 , filename = " 文件名 .tif")
```

（三）批量读取

实际应用中，通常需要读取多个空间数据文件。这些文件都放在一个文件夹下，逐个使用语句读取显然不太方便，这时就需用到循环语句来进行批量读取。在多数情况下，空间数据的文件名比较规整，当这些文件都放在一个文件夹且文件命名除了文件的序号外都一样时（如图 12-1），可使用循环语句来进行批量读取。

名称	修改日期
china_sites_20160101.csv	2021/11/17 17:13
china_sites_20160102.csv	2021/11/17 17:14
china_sites_20160103.csv	2021/11/17 17:14
china_sites_20160104.csv	2021/11/17 17:15
china_sites_20160105.csv	2021/11/17 17:16

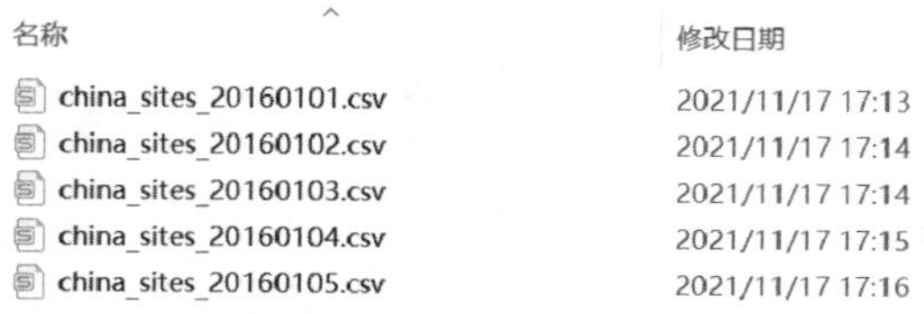

图 12-1　文件名称排列规律

```
# 方法 1
> data <- data.frame()
> for (i in 1:31) {
```

```
    data1 <- read.csv(paste0("china_sites_", format(as.Date("2016/1/1") + i
- 1, "%Y%m%d"), ".csv"))
    data <- rbind(data, data1)}
## 方法 2
> data <- data.frame()
> for (dates in as.character(seq.Date(as.Date("2016/1/1"),
as.Date("2016/1/31"), by = "days"))) {
    data1 <- read.csv(paste0("china_sites_", gsub("-", "", dates), ".csv"))
    data <- rbind(data, data1)}
## 方法 3
> library(data.table)
> data <- data.table()
> for (dates in as.character(seq.Date(as.Date("2016/1/1"),
as.Date("2016/1/31"), by = "days"))) {
    data1 <- fread(paste0("china_sites_", gsub("-", "", dates), ".csv"))
    data <- rbind(data, data1)}
## 方法 4
> data <- data.table()
> for (myfile0 in list.files(full.names = T, pattern = "\\d.csv")[1:31]) {
    data1 <- fread(myfile0)
    data <- rbind(data, data1)
}
## 方法 5
> rbindlist(lapply(list.files(full.names = T), fread))
```

其中，方法 3～5 由于使用了"data.table"包中的"fread()"函数，读取速度更快，推荐使用。

二、矢量数据操作

（一）从矢量数据中提取信息

空间矢量数据可以被认为是数据框与空间信息的结合体，其基本操作方法也类似于数据框。下面以空间面数据为例展示如何对矢量数据进行基本的信息提取与更改。

```
## 从矢量数据中提取信息
> counties <- sp_data("counties") ## 导入数据
> head(data.frame(counties)) ## 提取矢量数据的属性
> head(geom(counties)) ## 提取矢量数据的空间信息
> head(counties$NAME) ## 提取矢量数据的变量信息，返回一个向量
  [1] "Siskiyou"  "Del Norte" "Modoc"     "Humboldt"  "Trinity"
  [6] "Shasta"
> counties[, "NAME"] ## 提取矢量数据的变量信息，返回一个空间面数据


## 添加和删除变量
```

```
> set.seed(0)
> counties$new.varA <- sample(1:length(counties)) ## 添加变量
> counties$new.varB <- sample(letters, length(counties), replace = T)
> counties
> counties$new.varB <- NULL ## 删除变量

## 选入观测
> counties[counties$NAME == "Los Angeles",]

## 添加数据框
> df <- data.frame(District = counties$NAME, new = counties$new.varA, value
= round(runif(length(counties), 100, 1000))) ## 创建数据框
> merge(counties, df, by.x = c("NAME", "new.varA"), by.y = c("District",
"new")) ## 在矢量数据中添加数据框
```

（二）修改矢量数据

空间矢量数据修改的常见操作有擦除、取交集、裁剪、结合、覆盖、取差异部分等。下面在两个空间面数据间进行操作展示。

```
## 创建面数据
> zone <- raster(counties, nrow = 3, ncol = 2, vals = 1:6)
> zone <- as(zone, "SpatialPolygonsDataFrame")
> zone
> plot(counties)
> plot(zone, add = TRUE, border = "yellow", lwd = 2)
> plot(zone[6,], add = TRUE, border = "red", lwd = 2, density = 3, col="red")
## 做图（图12-2）
```

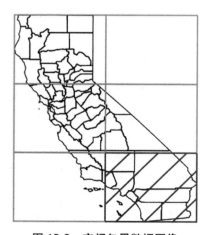

图12-2　空间矢量数据图像

```
> erase(counties, zone[6,]) ## 擦除
> counties - zone[6,] ## 等同于擦除
> intersect(counties, zone[6,]) ## 取交集
```

```
> counties * zone[6,] ## 等同于取交集
> crop(counties, extent(-124, -120, 35, 40)) ## 裁剪
> union(counties, zone) ## 结合
> counties + zone ## 等同于结合
> cover(counties, zone) ## 覆盖
> symdif(counties, zone) ## 取差异部分,作图(图12-3)
```

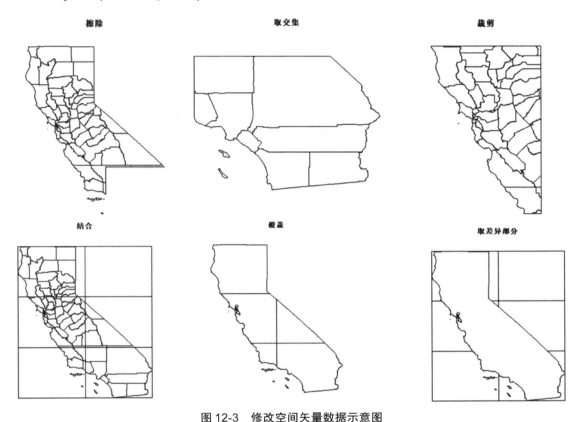

图 12-3　修改空间矢量数据示意图

三、栅格数据操作

（一）创建栅格对象

栅格对象包括以下种类：通过"raster"包中的"raster()"创建的 RasterLayer、RasterStack、RasterBrick，以及通过"terra"包中的"rast()"创建的 SpatRaster。SpatRaster 与前三者的不同之处在于其不区分单层和多层栅格。以下展示如何创建 RasterLayer 以及 RasterStack 对象。

```
## 创建 RasterLayer 对象
> library(raster)
> library(terra)
## 使用 raster 包的 "raster()" 函数
> r1 <- raster(nrows = 20, ## 栅格行数
               ncols = 30, ## 栅格列数
```

```
                    xmn = 0,      ## x轴最小坐标（左边界），x轴从0开始
                    xmx = 100,    ## x轴最大坐标（右边界）
                    ymn = 0,      ## y轴最小坐标（下界），y轴从0开始
                    ymx = 100)    ## y轴最大坐标（上界）
## 使用terra包的"rast()"函数
> r2 <- rast(nrows = 20,  ## 栅格行数
             ncols = 30,  ## 栅格列数
             ## 注意以下表达与"raster()"的区别
             xmin = 0,    ## x轴最小坐标（左边界），x轴从0开始
             xmax = 100,  ## x轴最大坐标（右边界）
             ymin = 0,    ## y轴最小坐标（下界），y轴从0开始
             ymax = 100)  ## y轴最大坐标（上界）
> ncell(r1)
   [1] 600
> hasValues(r1) ## 栅格对象r1，有600个"空格子"
   [1] FALSE
```

此时创建的栅格对象仅定义了栅格框架，每个单元格（cell）内没有对应的值，可以想象为一个个待填入的"空格子"。

```
## 为栅格对象赋值
> set.seed(1231) ## 设定随机数种子
> values(r1) <- runif(ncell(r1))  ## 赋值
> hasValues(r1)
   [1] TRUE
> inMemory(r1)
   [1] TRUE
> plot(r1, main="栅格对象r1") ## 做图（图12-4）
```

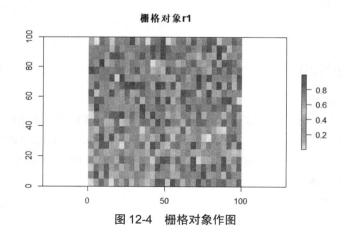

图12-4　栅格对象作图

　　在实际工作中，更常见的创建栅格对象的方式是从已有的文件中读取，对于RasterLayer对象可直接使用"raster()"函数读取。

从文件创建

```
> test1 <- raster(system.file("external/test.grd", package = "raster")) ## 用
```
raster 包内置的数据创建示例
```
> test2 <- raster("…/test.grd") ## "…/" 为数据存储路径
```

RasterStack 对象可通过应用"stack()"函数对已有的 RasterLayer 对象打包来创建，也可直接从文件中读取。以下展示如何创建 RasterStack 对象。

```
## 创建 RasterStack 对象
# 从 RasterLayer 创建
> r3 <- r1^0.5
> rs1 <- stack(r1, r3)
> rs1
## 上述操作创建了具有 2 个 layer 的 RasterStack
```

（二）从 RasterStack 或 RasterBrick 中筛选、添加、剔除 RasterLayer

在实际应用中，常需要在 RasterStack 或 RasterBrick 中对其中的 RasterLayer 进行操作。筛选 RasterLayer 可使用"subset()"函数或"[[层号]]"，添加 RasterLayer 可使用"addLayer()"函数，剔除 RasterLayer 可使用"dropLayer()"函数。另外，应用"unstack()"将 RasterStack 或 RasterBrick 解除打包，可得到 RasterStack 中各 RasterLayer 对象组成的列表，即将 RasterStack 对象中"叠在一起"的层"铺开"为一组的 RasterLayer 对象。

```
## 筛选 RasterLayer
> subset(rs1, 2) ## 选择 rs1 的第 2 层
## rs1[[2]] 语句起到相同的选择作用
> class(subset(rs1, 2, drop = FALSE)) ## 若指定 drop=FALSE，则返回的对象的类型依然
```
为 RasterStack 而非 RasterLayer

```
## 添加 RasterLayer
> addLayer(rs1, r1)
## 剔除 RasterLayer
> dropLayer(rs1, 3)
## 将 RasterStack 或 RasterBrick 解除打包
> ls1 <- unstack(rs1)
> print(ls1)
```

（三）栅格数据的简单运算

大多数基础运算符号与函数可用于栅格对象的计算，包括基本代数运算（+，−，×，/ 等）、逻辑运算（>，≥，<，=，！ 等）、基础包中的函数［sum()，mean() 等］等。基础包中的函数具有汇总功能，故常用于 RasterStack 或 RasterBrick 的汇总计算。R 语言代码如下：

```
## 创建 RasterLayer
> r1 <- raster(nrows = 3, ncols = 3)
> set.seed(1231) ## 赋值
> values(r1) <- sample(1:10, ncell(r1))
```

```
> plot(r1, main = "r1", axes = FALSE, legend = FALSE) ##图12-5
> text(r1)
```

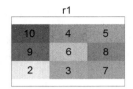

图 12-5　栅格对象 r1 示意图

```
## 基本代数运算
> r2 <- r1 + 2
> plot(r2, main = "r2", axes = FALSE, legend = FALSE) ##图12-6
> text(r2)
> r3 <- r1 * r1
> plot(r3, main = "r3", axes = FALSE, legend = FALSE) ##图12-6
> text(r3)
```

由图 12-6 可见，r2 中每个单元格的值为 r1 中每个单元格的值 +2，r3 中每个单元格的值为 r1 中每个单元格的值的平方

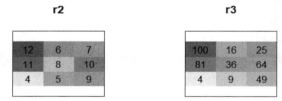

图 12-6　栅格对象 r2、r3 示意图代码运行图

```
## 对于 RasterStack 或 RasterBrick 的运算，当 RasterStack 或 RasterBrick 的层数不相等
时，具有较少层的 RasterStack 或 RasterBrick 将重复使用
> r4 <- r3 * 0.4
> r5 <- r3 * 0.5
> r6 <- r3 * 0.6
> rs1 <- stack(r1, r2, r3, r4)
> rs2 <- stack(r5, r6)
> rs3 <- rs1 + rs2
> getValues(rs1)
     layer.1 layer.2 layer.3 layer.4
[1,]      10      12     100    40.0
[2,]       4       6      16     6.4
[3,]       5       7      25    10.0
[4,]       9      11      81    32.4
```

```
     [5,]        6        8       36      14.4
     [6,]        8       10       64      25.6
     [7,]        2        4        4       1.6
     [8,]        3        5        9       3.6
     [9,]        7        9       49      19.6
> getValues(rs2)
         layer.1 layer.2
     [1,]    50.0    60.0
     [2,]     8.0     9.6
     [3,]    12.5    15.0
     [4,]    40.5    48.6
     [5,]    18.0    21.6
     [6,]    32.0    38.4
     [7,]     2.0     2.4
     [8,]     4.5     5.4
     [9,]    24.5    29.4
> getValues(rs3)
         layer.1 layer.2 layer.3 layer.4
     [1,]    60.0    72.0   150.0     100
     [2,]    12.0    15.6    24.0      16
     [3,]    17.5    22.0    37.5      25
     [4,]    49.5    59.6   121.5      81
     [5,]    24.0    29.6    54.0      36
     [6,]    40.0    48.4    96.0      64
     [7,]     4.0     6.4     6.0       4
     [8,]     7.5    10.4    13.5       9
     [9,]    31.5    38.4    73.5      49
```

可见，rs3 = rs1 + rs2 = (r1 + r5, r2 + r6, r3 + r5, r4 + r6)，其中 rs2 因 Layer 较少而被 " 回收 "

逻辑运算符

```
> r4 <- r1 <= 7    ## 判断 r1 中各个单元格的值是否小于等于 7，并将逻辑结果储存于新的
```
RasterLayer（即 r4）内

```
> getValues(r1)
 [1] 10  4  5  9  6  8  2  3  7
> getValues(r4)
 [1] FALSE  TRUE  TRUE FALSE  TRUE FALSE  TRUE  TRUE  TRUE
```

基础包中的函数

```
> as.matrix(getValues(sum(rs1)))
        [,1]
```

```
      [1,] 162.0
      [2,]  32.4
      [3,]  47.0
      [4,] 133.4
      [5,]  64.4
      [6,] 107.6
      [7,]  11.6
      [8,]  20.6
      [9,]  84.6
>  class(sum(rs1))
  [1]  "RasterLayer"
  attr(,"package")
  [1]  "raster"
```

如上例所示，"sum()"函数将 RasterStack 中每层相应单元格的数据相加，生成一个新的 RasterLayer 对象，其中每个像素的值是对应位置上所有层的值之和。

（四）修改栅格数据

在本节中，将使用"raster"包内置的栅格对象进行演示。

```
>  test1 <- raster(system.file("external/test.grd", package = "raster"))
>  plot(test1, main="test1")   ## 图12-7
```

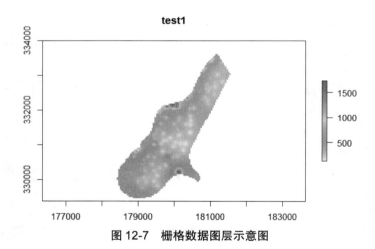

图 12-7　栅格数据图层示意图

1. 扩大或缩小空间范围　"extend()"函数通过增加"空格子"的数量来扩大栅格对象的空间范围，"trim()"函数通过去除"空格子"来缩小栅格对象的范围。

```
## 获取 test1 的空间范围
>  test1$test@extent
## 新建 extent 对象 e1，用于重新定义栅格对象的空间范围
>  e1 <- extent(178400, 185600, 329400, 334000)
## 使用 "extend()" 函数扩大空间范围
>  test2 <- extend(test1, e1)   ## 图12-8 展示了 test1 和 test2 的对比
```

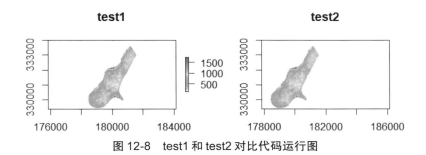

图 12-8　test1 和 test2 对比代码运行图

```
> trim(test2, values = NA)    ## 图 12-9 展示了去除 NA 值前后 test2 的对比
```

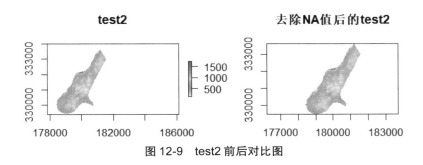

图 12-9　test2 前后对比图

对比 test1 与 test2 的空间范围，可见 test2 右边界的范围扩大了。而使用"trim()"函数去除空格子后可见单元格的数量减少了。

2. 裁剪栅格对象的空间范围　"crop()"函数以矩形框的方式裁剪栅格对象的空间范围。

```
# 使用 extent 对象进行裁剪
> e2 <- extent(178400, 180500, 329500, 330800)
> test3 <- crop(test1, e2)    ## 图 12-10 展示了裁剪前后的数据,可见 test3 为 test1 的
```
裁剪部分

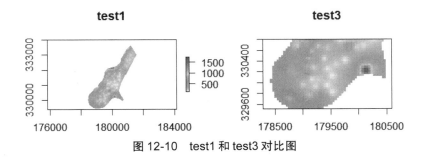

图 12-10　test1 和 test3 对比图

也可使用 Spatial 对象对栅格数据进行裁剪,例如:

```
# 新建 SpatialPolygon 对象
> sp1 <- as(extent(180000, 182000, 332000, 333000), "SpatialPolygons")
> crs(sp1) <- crs(test1)
> test4 <- crop(test1, sp1) ## 图 12-11 Spatial 对象裁剪方法
```

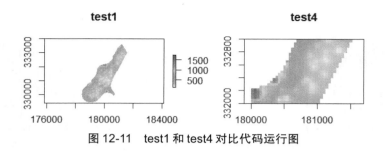

图 12-11 test1 和 test4 对比代码运行图

3. 合并栅格对象 "merge()"函数可将已有的栅格对象合并为新栅格对象,须注意的是,被合并的栅格对象必须具有相同的原点和分辨率。

> merge(test3, test4) ## 图 12-12 栅格对象合并前后对比

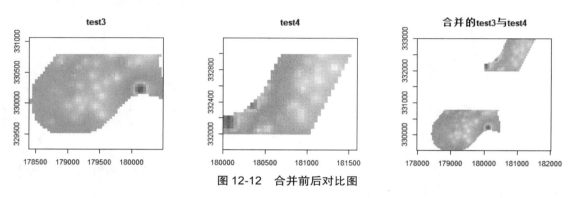

图 12-12 合并前后对比图

4. 聚合或拆分栅格对象的单元格 "aggregate()"函数可将栅格对象中的单元格按照自定义的规则进行聚合,以创建分辨率更低的栅格对象。从下例可见,test5 的分辨率比 test1 更低。

> test5 <- aggregate(test1, fact = c(2,4)) ## 水平方向上合并每 2 个单元格,垂直方向上合并每 4 个单元格
> layout(matrix(c(1, 2), nrow = 1, byrow = TRUE))
> plot(test1, main = "test1")
> plot(test5, main = "test5", legend = FALSE) ## 图 12-13 为栅格对象聚合前后对比

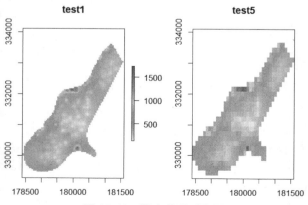

图 12-13 聚合前后对比图

"disaggregate()"函数与"aggregate()"函数相反,可对栅格对象的每个单元格进行拆分,以创建分辨率更高的栅格对象。须注意的是,若不指定 method,通过"disaggregate()"新创建的单元格的值与原始单元格相同;若指定 method = "bilinear",将自动使用"resample()"函数对新创建的单元格进行双线性插值(图 12-14)。

```
> test6 <- disaggregate(test5, fact = c(4, 8), method = "bilinear") ## 水平方向
```
上分为 4 个单元格,垂直方向上分为 8 个单元格

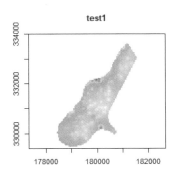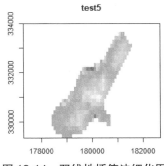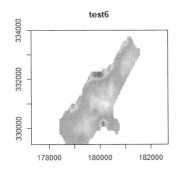

图 12-14　双线性插值法细化图

5. 对栅格对象进行重采样　"resample()"函数可实现原点和/或分辨率不匹配的栅格对象间的数据转换,即利用某栅格对象的栅格框架,嵌入需要重采样的对象中,并在该对象中获取新栅格框架下每个单元格的值,以获得分辨率相同的两个栅格数据。如果两个栅格对象的坐标参考系(CRS)不匹配,则需使用"projectRaster()"函数进行转换。"resample()"函数可选择 method = "ngb"或"bilinear",即选择最邻近的值或利用双线性插值法来计算新的栅格层的值。一般来说,若栅格数据的值为分类变量,如地表类型,则选用最邻近的值来估计新的栅格层的值;若栅格数据的值为连续变量,如大气污染物浓度,则利用双线性插值法计算新的栅格层的值。示例中利用 test6 的栅格框架对 test1 进行重采样,得到与 test6 具有相同分辨率的栅格数据 test7(图 12-15)。

```
> test7 <- resample(test1, test6, method = "bilinear")
```

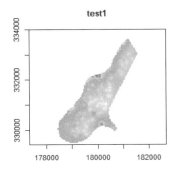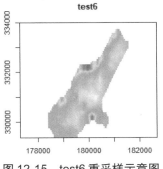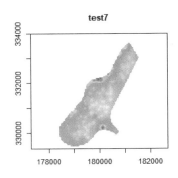

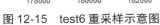

图 12-15　test6 重采样示意图

6. 遮盖栅格对象 "mask()"函数可使栅格数据仅在特定区域显露,该区域外的部分则被遮盖,得到的栅格数据的范围被限定于该区域,且被遮盖区域的值会被去除。区域可以是另一个具有相同范围和分辨率的栅格对象,也可以是一个空间面对象。若设置 inverse = TRUE,则区域外的栅格数据显露,区域内的栅格数据被遮盖。

```
## 使用栅格对象进行遮盖
> test8 <- test1    ## 从 test1 新建栅格对象 test8
> test8[test8 < 500] <- NA    ## 将 test8 中所有值小于 500 的单元格值设置为 NA
> cut <- seq(100, 1800, by = 100)    ## 设置截断值
## 图 12-16
> plot(mask(test1, test8, inverse = TRUE), main = "被 test8 反遮罩后的 test1",
breaks = cut, col = rev(terrain.colors(18)))
```

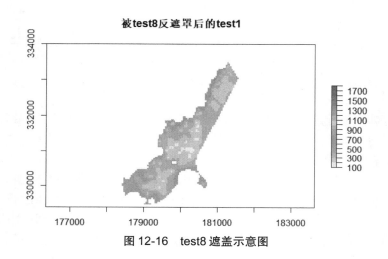

图 12-16   test8 遮盖示意图

```
## 使用 Spatial 对象进行遮盖
> p1 <- Polygon(cbind(x = c(180000, 180000, 179000,179000, 179500, 180000),
y = c(330500, 331000, 331000,330000, 329500, 330500)))  ## 创建空间面数据 p1
> sp1 <- SpatialPolygons(list(sp::Polygons(list(p1), ID = "A")))
## 设置空间面与被遮盖的栅格对象处于同一 CRS
> crs(sp1) <- crs(test1)
## 做图(图 12-17)
> layout(matrix(c(1, 2), nrow = 1, byrow = TRUE))
> plot(test1, breaks = cut, col = rev(terrain.colors(18)), main = "test1 与空间
多边形 sp1 示意图 ")
> plot(sp1, add = TRUE)
> plot(mask(test1, sp1), breaks = cut, col = rev(terrain.colors(18)), main =
" 被空间多边形 sp1 遮盖后的 test1", legend = FALSE)
```

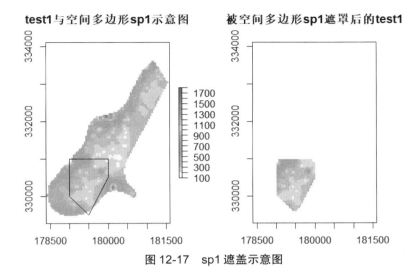

图 12-17　sp1 遮盖示意图

（五）栅格数据的复杂计算

1. 总结单层栅格对象　"cellStats()" 可对栅格对象中每一层的单元格进行总结。先前栅格数据的简单计算中，对栅格对象直接应用 "max()" "mean()" 等基础计算函数会返回一个新的栅格对象；然而 "cellStats()" 运用栅格数据中单层中所有的值进行计算，返回单个值。"cellStats()" 中的 stat 可用于设置计算的方法，但仅限 "sum" "mean" "max" "min" "sd" "skew" 和 "rms"。

```
> r7 <- raster(ncols = 10, nrows = 10)   ## 新建栅格对象
> r8 <- r7
> set.seed(1231)
> values(r7) <- sample(1:10, ncell(r7), replace = TRUE) ## 赋值
> values(r8) <- sample(1:5, ncell(r8), replace = TRUE)
> cellStats(r7, "mean")
 [1] 6.02
> cellStats(r8, "skew")
 [1] 0.1351865
```

2. 计算栅格对象的值　"clac()" 函数可对单个栅格对象的值进行计算，而 "overlay()" 函数可对多个栅格对象的值进行计算。若需要计算的对象为单个 RasterLayer 对象，运算功能可输入单一的向量运算，获得一个新的 RasterLayer 对象；若需要计算的对象为 RasterStack 或 RasterBrick 对象，且运算结果是单一的（如 fun = sum），则获得一个新的 RasterLayer 对象；如果运算结果是非单一的（如 fun = quantile），则获得一个新的 RasterBrick 对象（图 12-18）。

```
> r9 <- calc(stack(r7, r8), sum)
> r9 <- overlay(r7, r8, fun = sum)   ## 两种方式可输出相同结果
```

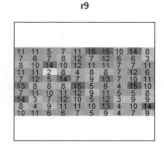

图 12-18　多个栅格对象计算图

3．其他　"zonal()"可用于分区统计栅格对象的值。"freq()"函数可用于统计 RasterLayer 中每个值的格子个数。"crosstab()"函数可用于统计两层 RasterLayer 或 RasterStack 或 RasterBrick 对象的值，以制作列联表。

（六）从栅格数据中提取值

"getValues()"和"getValuesBlock()"函数可用于获取栅格数据单元格的值，其中 "getValues()"函数可获取栅格数据所有单元格的值或单行单元格的值，而"getValuesBlock()" 函数可获取矩形区域中的单元格的值。若栅格数据为 RasterLayer，则返回值是一个矢量； 若为 RasterStack 或 RasterBrick，则返回值是一个矩阵。

```
## 获取栅格数据单元格的值
> head(getValues(test1, 100), 10)  ## 获取 test1 中第 100 行的单元格值的前 10 个数
[1] 471.5730 469.5895 466.6361 462.8060 457.8560 451.6764 444.2621 435.6994
[9] 426.0826 415.3237
> getValuesBlock(test1, row = 100, nrows = 3, col = 10, ncols = 5) ## 获取 test1
```

中矩形区域中的单元格的值

```
[1] 415.3237 402.8039 386.8084 363.9359 330.1638 421.1981 406.2414 385.8557
[9] 355.2898 306.0941 431.7786 414.9258 392.2016 360.3550 314.3130
```

利用"extract()"函数，可通过指定单元格号或指定坐标(x, y)来获取值。

```
> extract(test1, c(3290, 4688, 6990, 7940, 8008)) ## 获取指定号的单元格的值
 [1] NA 283.3834 334.9585 249.3206 442.1459
> xy <- xyFromCell(test1, c(3290, 4688, 6990, 7940, 8008))
> xy
          x      y
[1,] 178780 332340
[2,] 180300 331660
[3,] 179580 330500
[4,] 179180 330020
[5,] 178700 329980
> extract(test1, xy) ## 获取指定坐标的单元格的值
 [1] NA 283.3834 334.9585 249.3206 442.1459
```

实际上，"extract()"函数是在栅格数据提取值中最常使用的方法，因为"extract()"函数 还可用于在栅格数据中提取空间矢量数据（点、线和面）的值。值得注意的是，在使用空间

面数据提取单元格值时,默认的方法是只包含被空间面覆盖中心的单元格。若设置 weight = TRUE,这意味着提取函数时会考虑到每个栅格单元格被空间面覆盖的程度,并根据这一程度对值进行加权。下面展示在栅格数据中提取空间点和面的值。

```
## 在栅格数据中提取空间点的值
> xy <- SpatialPoints(xy, proj4string = crs(test1)) ## 创建空间点数据
> xy
> extract(test1, xy) ## 获取空间点中的单元格的值
  [1] NA   283.3834  334.9585  249.3206  442.1459
> extract(test1, xy, method = "bilinear", buffer = 10000, fun = mean) ## 设置方
```
法为双线性插值法,获取各空间点 10 000 米缓冲带内的单元格的均值
```
  [1] 425.606  425.606  425.606  425.606  425.606
```

```
## 在栅格数据中提取空间面的值
> pols <- spPolygons(xy, crs = crs(test1)) ## 创建空间面数据
> pols
> tail(extract(test1, pols)[[1]], 10) ## 获取空间面中所有单元格的值的后 10 个数
> extract(test1, pols, fun = mean, na.rm = T) ## 获取空间面中所有单元格的平均值
> extract(test1, pols, fun = mean, na.rm = T, weight = T) ## 根据其被空间面覆盖的
```
程度进行加权

(七)栅格数据与矢量数据的转换

空间点、线、面数据都可以和栅格数据进行相互转换。空间点数据与栅格数据之间的转换通常是为了分析点数据,如计算每个单元格中空间点的数量。空间面数据转换至栅格数据可创建一个新的栅格层,便于按区域对栅格上的值进行计算或总结,而栅格数据转换至空间面数据可能会损失信息,但有助于实现空间面的相关操作。常用的转换函数包括"rasterize()"函数、"rasterToPoints()"函数、"rasterToPolygons()"函数。"rasterize()"函数可将空间点、线、面数据转换成栅格数据,"rasterToPoints()"函数和"rasterToPolygons()"函数则可将栅格数据分别转换成空间点数据和面数据。

```
## 空间点、面数据转换至栅格数据
> rasterize(xy, test1) ## 将空间点数据 xy 转换成与 test1 具有相同栅格框架的 RasterLayer
> rasterize(pols, test1) ## 将空间面数据 pols 转换成与 test1 具有相同栅格框架的 RasterLayer
```

```
## 栅格数据转换至空间点、面数据
> head(rasterToPoints(test1, function(x) {x >700}), 10) ## 将栅格数据 test1 中值
```
大于 700 的单元格输出为含有坐标和值的矩阵
```
          x       y       test
  [1,] 181100 333580   753.8189
  [2,] 181060 333540   907.7853
  [3,] 181100 333540   786.3111
  [4,] 181020 333500  1014.7399
  [5,] 181060 333500   944.0611
  [6,] 181100 333500   793.2543
```

```
         [7,]  180980  333460  1038.8552
         [8,]  181020  333460   996.5387
         [9,]  181060  333460   877.2720
        [10,]  181100  333460   728.9190
```

> rasterToPoints(test1, function(x) {x >700}, spatial = T) ## 若设置 spatial = T，则输出空间点数据

> rasterToPolygons(test1, function(x){x >700}) ## 将栅格数据 test1 中值大于 700 的单元格输出为空间面数据

（八）其他功能

1. 距离计算 "distance()"函数可用于计算单个 RasterLayer 对象中所有空值单元格到最近的非空值单元格的距离。"pointDistance()"函数可用于计算两个（组）点之间的最短距离。"adjacent()"可用于返回某单元格邻近的单元格。

2. 预测 "predict()"函数可利用多层栅格数据和拟合模型进行预测。拟合模型可有多种选择，如广义线性模型、广义相加模型、随机森林模型等。"interpolate()"函数与之相似，也可实现预测的功能，但其需要设置坐标作为预测变量，可使用克里金法或样条插值等方法实现。

四、小结

本节介绍了 R 语言中空间矢量数据与栅格数据的读写、修改、运算、提取、转换等基本操作，呈现了 R 语言强大的空间数据处理能力。R 语言的这些功能可以处理多种来源和结构的空间数据，例如从卫星或遥感中获得的高分辨率空间栅格数据、从监测站点中获得的空间点数据等，这些数据在地理信息学、环境流行病学等多个学科中有着广泛的应用。

总结

　　R 语言在空间数据处理与分析领域具有强大的功能，拥有 sf、sp、raster 和 terra 等众多包，这些包支持多种矢量和栅格数据的读取、操作、分析和可视化。R 语言的灵活性和丰富的可视化功能，使其在地理信息系统和空间数据分析中广泛应用，能够满足从数据预处理到高级分析的多样化需求。

（刘跃伟）

第十三章
倍差法在 R 语言中的应用

倍差法（difference-in-differences，DID）是计量经济学和定量研究中经常使用的一种统计分析方法，近年来常用于定量评估公共政策或项目的实施效果。所谓倍差，是指将研究对象根据是否接受某干预措施划分为干预组和对照组，进而计算出干预组和对照组在干预实施前后研究变量的差异，再进一步地将干预组的差异减去对照组的差异，从而求出"差异中之差异值"。

公共政策或者干预措施的实施通常涉及较广的范围，并且难以保证政策干预组和未干预组在样本分配上的完全随机。不同组间样本很有可能在政策实施前存在差异，这样一来，如果仅仅进行单一的前后对比或者多组横向对比就会人为地忽略掉了这种差异，造成估计的不准确性。而 DID 的研究设计巧妙地克服了这一缺陷，通过选择背景条件相似的对照，经"差异之差异"过滤掉与干预政策无关的时间趋势的影响，将受政策影响的结果真正分离出来。

DID 有两个主要假设：平行趋势假设和共同冲击假设。前者假设干预组和对照组之间的结果趋势在干预前是相同的。在统计分析中，可通过判断干预实施前的干预项（干预组 - 对照组）与时间项（干预前 - 干预后）的交互项是否具有统计学意义，或做出干预前两组变量的时间序列趋势图观察是否一致进行判断。如果不符合平行趋势假设，那么应当另寻具有相同趋势的研究对象或者地区作为对照。共同冲击假设是指任何出现在干预期间、与干预无关的事件会同等地影响干预组和对照组。该假设的检验可通过虚构处理组建立回归方程，选取政策实施之前的年份进行处理，即将研究时段和相应的干预实施时间点前移，然后进行评估；或选取已知的、不受政策实施影响的群组作为处理组进行回归，如果不同虚构方式下 DID 交互项的回归结果仍有统计学意义，则表明原有的估计结果很可能出现了偏误。

图 13-1 展示了 DID 的基本原理。A1、A2 分别代表对照组在干预前、后的变量水平，B1、B2 分别代表干预组在干预前、后的变量水平。干预措施在某时刻发生后，我们可以获得对照组和干预组的研究变量的事前和事后差异，分别为 A2-A1 和 B2-B1，前者代表时间趋势的变化，后者代表干预措施及时间趋势的效应之和。进一步地将干预组的差异减去对照组的差异，从而可求得真实效应的大小。虚线显示了 DID 的效应值为 0，即干预措施对于研究变量毫无作用，而实线则说明干预措施对研究变量存在一定的作用，β3 即为双重差分模型重点考察的政策实施的净效应。实际分析中，可通过建立回归模型检测干预措施的统计学效应，即构建一个指示干预前期和后期的变量，以及另一个代表暴露于政策的群体（干

预组）和未暴露于政策的群体（对照组）的变量，从统计学上讲，干预和结果的关联存在与否是通过检查干预前 - 后和暴露 - 非暴露变量之间的交互项来估计的，如果关联存在，则交互项对应的 P 值有统计学意义。

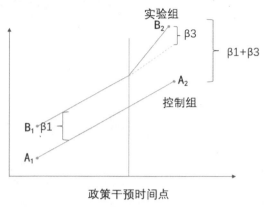

图 13-1　DID 示意图

　　倾向评分匹配（propensity score matching，PSM）是目前医学研究中处理数据偏倚和混杂的一大热门方法。该法常用在随机对照试验中，用于平衡干预组和对照组样本的各项特征（如年龄、体重、身高等），从而使得两组均衡可比。实际的医学研究中，随机对照试验往往难以实现，这类研究中研究对象往往是非随机分配的，这导致处理因素和结局的关系会受到混杂的影响。因此，在政策的效果评估当中，有些学者倾向于采用 PSM 结合 DID 进行效应评估，即首先采用 PSM 进行两组间的评分匹配，筛选出与干预组评分相近的对照对象，在此基础上再对所有研究对象采用 DID，定量评估干预措施 / 研究因素的健康效应。

　　在环境流行病学研究中，DID 在应用场景上存在着较大的灵活性，常用于空气污染长期暴露的健康评估，以及气象灾害事件的健康评估等。本章采用广州亚运会期间空气污染治理的示例，演示 PSM 结合 DID 评估空气污染干预措施降低死亡风险的方法以及 R 语言的实现。

第二节　案　例　分　析

　　2010 年，第 16 届亚洲运动会（简称"亚运会"）在广东省广州市举办，广州市政府为保障亚运会期间的空气质量达标，采取了一系列空气管理措施改善广州市空气质量，包括对火电厂、工业源、道路移动式空气污染源、船舶排放源、道路扬尘源等进行污染控制，并进行严格的空气质量监测，设立 18 个亚运空气监测点（涵盖所有国控监测点和亚运场馆监测点），强化环境空气质量监测和质控力度。经过短暂的严格整治后，广州市环境空气质量达到 2004 年申办亚运会成功以来最佳水平，尤其是亚运会开幕以来，空气质量一直处于优良水平，全市空气质量每日均达到或优于国家二级标准，未出现过灰霾现象。

　　对于此次亚运会广州市政府采取的一系列空气管理措施，由于无法严格遵循实验流行病学的随机分组原则，可以采用类实验研究。将广州市作为研究对象，明确干预时间，选择具有可比性的对照期，观察对照期和干预期之间空气污染浓度的差异，进行干预措施的效果评价。采取的措施主要针对广州市及周边地区,因此选取广州市两个城区作为研究对象,包括越秀区与荔湾区。广州亚运会于 2010 年 11 月 12 日至 2010 年 11 月 27 日举办,广州市政府从 2010 年 11 月 1 日至 12 月 20 日实施严格的空气质量保障措施,因此将 2010 年 11 月 1 日至 2010 年 12 月 21 日设为干预期。

研究利用 DID,通过干预年(2010 年)与对照年(2006—2009 年)得到 Difference 1,利用活动期(2010 年 11 月 1 日至 2010 年 12 月 21 日)与非活动期(其他日期)得到 Difference 2,最终得到 DID 的结果,对广州亚运会的综合处理措施进行评价(图 13-2)。

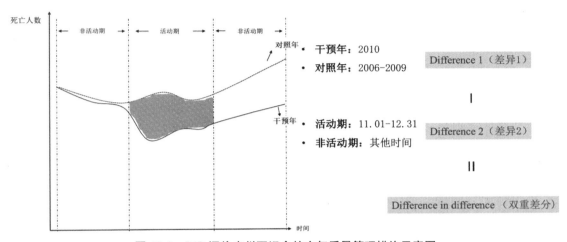

图 13-2   DID 评价广州亚运会的空气质量管理措施示意图

首先介绍一下用到的数据库"gz"。数据是来自广州市 5 年的时间序列数据,包含三个方面的内容,即每日死亡数据(按病种)、每日污染物数据以及每日的天气数据,三者通过日期进行连接,构成了时间序列数据库。

R 语言代码如下:

```
## 查看样例数据前 5 行信息(表 13-1)
> head(gz)
```

表 13-1   样例前 5 行信息

	date	all	cvd	resp	ami	ihd	stroke	copd
1	2006/1/1	30	9	4	1	2	1	1
2	2006/1/2	35	10	4	0	4	7	0
3	2006/1/3	30	8	8	1	4	2	1
4	2006/1/4	22	12	7	2	5	0	1
5	2006/1/5	30	13	6	3	6	4	2

说明:由于 head(gz) 较多,故在此仅展示部分数据。

```
## 生成年、月、日变量
> gz$year<-format(as.POSIXct(gz$date, format="%Y-%m-%d"),"%Y")
> gz$month<-format(as.POSIXct(gz$date, format="%Y-%m-%d"),"%m")
```

```
> gz$day<-format(as.POSIXct(gz$date, format="%Y-%m-%d"),"%d")
```
将生成的年月日变量转换为数量型
```
> gz$year=as.numeric(gz$year)
> gz$month=as.numeric(gz$month)
> gz$day=as.numeric(gz$day)
```
由于措施实施是在下半年进行的,故选取整个序列的7—12月
```
> gz1=subset(gz,month>=7)
```
选取研究时段 2006—2010 年
```
> gz1=subset(gz1, year>=2006 & year<=2010)
```
进行干预年(2010 年)与对照年(2006—2009 年)、活动期(2010 年 11 月 1 日—2010 年 12 月 21 日)与非活动期的定义,干预年定义为 1,对照年定义为 0,活动期定义为 1,非活动期定义为 0
```
> gz2=gz1 %>%
  mutate(eligible=ifelse(date>='2010-07-01' & date<='2010-12-31',1,0),
  period=ifelse(month=='11' & day %in% c(1:30)|month=='12' & day %in%
  c(1:21),1,0))
```
计算每种定义下的数量
```
> table(gz2$eligible);table(gz2$period)
```
加载 tableone 程序包
```
> library(tableone)
```
将干预年与对照年中的可能的协变量进行平衡检验
```
> stable=CreateTableOne(vars=c('all','so2',"no2","pm10','tm','rh',
'rf','ws','holiday','flu'),strata="eligible",data = gz2,factorVars =
"eligible",includeNA = T)
```
显示亚运会控制措施分层下协变量是否均衡
```
> prestable=print(stable,showAllLevels=T)
Stratified by eligible
```

	level	0	1	p	test
n		736	184		
all (mean (SD))		42.60 (8.02)	36.24 (6.23)	<0.001	
so2 (mean (SD))		39.09 (26.05)	32.39 (16.89)	0.001	
no2 (mean (SD))		55.91 (28.69)	57.49 (20.24)	0.483	
pm10 (mean (SD))		69.26 (38.28)	73.39 (23.99)	0.163	
tm (mean (SD))		24.92 (5.70)	24.49 (5.71)	0.368	
rh (mean (SD))		67.81 (12.12)	67.43 (12.80)	0.710	
rf (mean (SD))		4.01 (11.56)	5.60 (18.41)	0.145	
ws (mean (SD))		1.46 (0.54)	1.36 (0.53)	0.020	
holiday (mean (SD))		0.04 (0.19)	0.05 (0.23)	0.369	
flu (mean (SD))		0.30 (0.46)	0.30 (0.46)	0.886	

构建倾向得分匹配(propensity score matching,PSM)
安装 PSM 所用到的程序包
```
> install.packages("MatchIt")
```

```
> library(MatchIt)
> library(splines)

## 进行倾向得分匹配
> mydata.ps=matchit(eligible ~ ns(tm,3)+ns(rh,3)+so2+no2+pm10+month+year,
                    data = gz2,
                    method = "nearest",
                    distance = "glm",
                    link="logit",
                    ratio=3,
                    std.caliper=F)
## 得到变量匹配后的数据库
> mydata.match <- match.data(mydata.ps)
## 查看匹配后的两组间变量是否平衡
> stable = CreateTableOne(vars=c('all','so2',"no2",'pm10','tm',
'rh', 'rf','ws','holiday','flu'),strata="eligible",data =
mydata.match,factorVars = "eligible",includeNA = T)
> prestable=print(stable,showAllLevels=T)
Stratified by eligible
```

	level	0	1	p	test
n		552	184		
all (mean (SD))		42.95 (8.29)	36.24 (6.23)	<0.001	
so2 (mean (SD))		35.82 (23.94)	32.39 (16.89)	0.073	
no2 (mean (SD))		52.75 (27.38)	57.49 (20.24)	0.031	
pm10 (mean (SD))		69.72 (41.33)	73.39 (23.99)	0.254	
tm (mean (SD))		24.86 (5.84)	24.49 (5.71)	0.458	
rh (mean (SD))		67.65 (12.21)	67.43 (12.80)	0.839	
rf (mean (SD))		3.76 (11.19)	5.60 (18.41)	0.108	
ws (mean (SD))		1.48 (0.55)	1.36 (0.53)	0.009	
holiday (mean (SD))		0.04 (0.20)	0.05 (0.23)	0.404	
flu (mean (SD))		0.33 (0.47)	0.30 (0.46)	0.468	

```
> head(mydata.match)
## 接下来进行 DID 的分析
> dailycase=mydata.match
## 建立矩阵,用于存储模型得到的变量
> tablag <- matrix(NA,7+1, 7, dimnames=list(paste("Lag",0:7),
c("estimate","std","z","p","RR","ci.low","ci.hi")))
## 加载需要的包
> library(Epi)


## 由于控制措施可能存在滞后效应,因此进行 7 天滞后处理
```

循环得到最终的 DID 效应值，并将其保存在 tablag 中

```
> for(i in 0:7) {
  lag <- Lag(dailycase$period,i)
    fit <- glm(all ~ eligible + lag + eligible*lag,
          data = dailycase, weights =
weights,family=quasipoisson(link='log'))
    tablag[i+1,] <- ci.lin(fit,subset="eligible:lag",Exp=T)[1:7]}
## 显示最后的结果
> Tablag
```

Lag	estimate	std	z	p	RR	ci.low	ci.hi
Lag 0	-0.09671	0.035852	-2.69736	0.006989	0.907822	0.84622	0.973909
Lag 1	-0.10015	0.035702	-2.80524	0.005028	0.904699	0.843557	0.970273
Lag 2	-0.11344	0.035521	-3.19355	0.001405	0.892761	0.832722	0.957128
Lag 3	-0.11768	0.035345	-3.32957	0.00087	0.888978	0.829479	0.952745
Lag 4	-0.14292	0.035322	-4.04611	5.21E-05	0.866825	0.808844	0.928962
Lag 5	-0.14864	0.035052	-4.24067	2.23E-05	0.861876	0.804653	0.923169
Lag 6	-0.16292	0.035054	-4.64781	3.35E-06	0.849656	0.793241	0.910083
Lag 7	-0.16268	0.035102	-4.63451	3.58E-06	0.849862	0.793358	0.91039

从最后的结果我们可以看到，广州亚运会的空气管理措施对于全死因死亡存在明显的降低作用，而且随着滞后天数的增加，措施的影响有加强的趋势。当然，在应用 DID 进行效应措施评价时应该注意前提假设，而其中的关键是"平行路径"（parallel paths）假设，该假设提出，对照组的平均变化代表着干预组在没有实验的情况下会发生的变化。因此我们根据干预前两组的变化趋势进行判断（图 13-3），发现两组的变化趋势基本一致，满足平行假设的条件。

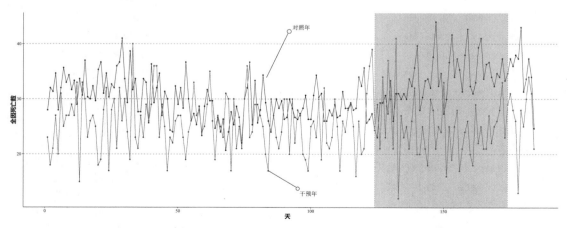

图 13-3　广州亚运会的全因死亡数在干预年与对照年的变化趋势

扫描二维码获取本章案例数据

总结

　　DID 的假设是正确实施 DID 的前提条件。理想情况下，干预组和对照组之间允许的唯一区别为"是否受到干预政策影响"，但在实际研究当中，很难找到完全满足条件的实验对象或现场，这就要求研究者在实验设计阶段尽可能找到满足条件的、各方面尽量与干预组匹配的研究对象/现场作为对照，并在数据处理阶段，采用统计学手段平衡两组的特征因素。

（田飞　艾思奇　林华亮）

第十四章
孟德尔随机化

第一节 概 述

一、孟德尔随机化的概念

流行病学是对人口健康和疾病模式的研究，一个基本问题是建立或验证相关性与因果关系。然而，传统观察性流行病学研究在疾病病因以及因果推断中遇到许多挑战。例如，研究结果容易被一些潜在混杂因素干扰，导致其因果关系实际上不成立。另外，作为明确因果关系的"金标准"，随机对照试验（randomized controlled trial，RCT）有时又因为伦理道德或设计局限等原因而难以实现。孟德尔随机化（Mendelian randomization，MR）设计借鉴了计量经济学中的工具变量概念，将基因变异视为待研究暴露因素的工具变量，为解决相关问题提供了有效途径。1986 年，Katan 首次提出了孟德尔随机化的遗传思想：由于在配子形成时，遵循"亲代等位基因随机分配给子代"的孟德尔遗传规律，且基因型决定表型，因此可以将基因型作为工具变量，以推断表型与疾病之间的关联。

二、孟德尔随机化的统计学方法

MR 在统计学上的本质是利用工具变量（instrumental variable，IV）来研究因果性。工具变量一直被广泛应用于计量经济学中，如回归方程估计、结构方程模型以及两阶段最小二乘法模型。Greenland 对工具变量在流行病学混杂因素控制的应用做了阐释，应满足以下 3 个假设：①工具变量 Z 与混杂因素 U 无关联；②工具变量 Z 与暴露因素 X 有关联；③工具变量 Z 与结局变量 Y 无关联，Z 只能通过变量 X 与 Y 发生关联。假设 $\hat{\beta}_Y$ 为 Z-Y 的关联估计，

$\hat{\beta}_X$ 为 Z-X 的关联估计，θ 为 X 与 Y 的因果关联，如图 14-1 所示。则由此可估计：$\hat{\theta} = \dfrac{\hat{\beta}_Y}{\hat{\beta}_X}$。

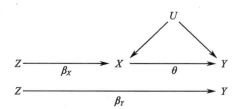

图 14-1　工具变量在因果关联中的有向无环图（directed acyclic graph，DAG）模型

三、孟德尔随机化的设计类型

MR 的研究策略随着统计方法的深入发展而不断更新，主要包括以下几种设计类型：①一阶段 MR（one stage MR）：最开始的 MR 研究是由遗传变异 G- 暴露因素 X 和遗传变异 G- 结局变量 Y 的关联来推断 X-Y 的关联，而没有估计 X-Y 因果效应。因此方法随着统计发展逐步被取代。②单样本 MR（one sample MR）：该方法利用单个研究样本，使用两阶段最小二乘法回归模型（2-stage lease squares regression），定量估计 X 与 Y 之间的关联效应大小。③两样本 MR（two sample MR）：两样本 MR 设计策略是建立在 G-X 和 G-Y 的关联研究人群来自相同的人群的两个独立样本的基础之上，如暴露因素的全基因组关联分析（genome wide association study，GWAS）研究和结局变量的 GWAS 研究。两样本 MR 方法优点是不依赖基因型数据，应用现有 GWAS 结果统计量即可估算暴露因素与结局变量之间的因果关联。另外，由于两样本 MR 样本量大，该方法可以提供更可靠的结果。④双向 MR（bidirectional MR）：在某些情况下无法明确是暴露导致结局发生还是结局改变了暴露水平，前面所讲的两种 MR 方法无法识别此类因果关联方向。需要通过双向 MR 方法进一步剖析暴露因素与结局的因果关联。若使用双向 MR 进行的两个方向的因果分析都显示出了统计学上的显著性，则说明暴露既是"因"又是"果"。⑤两阶段 MR（two stage MR）：两阶段 MR 需要使用遗传工具变量来评价因果关联的可能中间变量 M（mediation），来探讨环境暴露因素是否通过中间变量而导致疾病改变。第一阶段，遗传工具变量独立于混杂因素，指代暴露因素与结局之间的关联，并且必须经过中间变量才能实现；第二阶段，将另一独立遗传工具变量作为中间变量的指代工具，分析中间变量与结局之间的关联。⑥多变量 MR（multivariable MR）：在某些情况下，暴露因素之间相互联系，预测暴露因素的遗传变异之间也相互联系，即单个遗传变异可能影响几个密切相关的暴露因素。可以应用多变量 MR 分析多个暴露因素对结局的影响，也可以用来控制混杂因素，排除多效性偏倚。

四、孟德尔随机化存在的问题

近年来，各种统计新方法、大样本 GWAS 数据为 MR 研究复杂暴露因素与疾病结局因果关联提供了基础，然而 MR 仍存在一些局限性：①遗传工具变量选择比较困难，并非所有单核苷酸多态性（single nucleotide polymorphism，SNP）都适合作为工具变量；②弱工具变量偏倚（weak instrument bias）：单个遗传工具所能解释的表型变异程度有限，只有扩大样本量才能获得足够的把握度；③多效性问题（pleiotropy）：当工具变量存在多效性问题时，其因果推断的结论解释需要谨慎；④ Beavis 效应：基于 GWAS 数据的 MR 研究可能会高估遗传和暴露之间的关联，亦被称为"胜利者的诅咒"（the winner's curse），因为 SNP 与混杂因素之间可能有潜在的关联；⑤发展补偿（canalization）：对于某些暴露，个体可能会通过激活一系列生理、生化或行为机制来调整其生理状态，采取补偿机制以减轻或抵消暴露带来的负面影响；⑥生物学机制（biological mechanism）：MR 的结果解释需要生物学机制的支持，不能仅依靠统计学效应值。

第二节   孟德尔随机化分析软件及分析过程

本节以单样本 MR 和两样本 MR 为例，阐述分析过程中所用到的分析软件及分析过程。单样本 MR 通常使用单个样本中的个体数据进行分析，其中基因、暴露以及健康结局均从相同的个体中得到，因此基因 - 暴露的相关性以及基因 - 健康结局的相关性均从相同的样本中估计得到。两样本 MR 使用 GWAS 概括性数据，基因 - 暴露的相关性以及基因 - 健康结局的相关性从两个不同的样本中估计得到。

一、单样本孟德尔随机化

基于个体数据的单样本 MR 主要有两种估计方法：系数比例法与两阶段法。这两种方法适用于连续型和二分类的结局变量，但是对于二分类的结局变量的结果解释相对不直接。R 软件中，两种方法均有较成熟的程序包和相关函数。

（一）系数比例法

系数比例法（ratio of coefficients method）又称为瓦尔德法（Wald method），是使用单个工具变量估算暴露对结局的因果关系的方法。如果存在多个工具变量，可以使用该方法计算出每个工具变量的因果效应然后合并，或者可使用多基因风险评分法将多个遗传变异合并为单个工具变量进行估计。

1. 连续型变量结局   以最简单的情况为例，我们的工具变量是二分类的单核苷酸多态性（SNP）。单个 SNP 的取值通常为 0、1 和 2。此时我们可以先用结局对 SNP 做单变量线性回归计算得到 β_Y，然后用暴露对 SNP 做单变量线性回归 β_X，最后对二者相除即可得到系数比例法的估计值，其标准误可通过函数计算得到，代码如下：

```
## 创建样例数据
> indiv=data.frame(ID = 1:20,
  g1 = c(1, 0, 1, 0, 0, 2, 1, 1, 1, 2, 1, 0, 1, 0, 0, 0, 1, 1, 1, 0),
  g2 = c(0, 0, 1, 0, 0, 0, 0, 0, 0, 0, 0, 0, 0, 0, 0, 1, 0, 0, 0),
  g3 = c(0, 0, 0, 0, 0, 0, 0, 0, 0, 0, 0, 1, 0, 1, 0, 0, 1, 0, 0, 0),
  g4 = c(1, 0, 1, 0, 1, 0, 0, 0, 0, 0, 0, 1, 0, 0, 0, 0, 0, 0, 0, 0),
  x = c(0.51, -1.05, -0.56, 0.86, 0.02, 0.68, -0.67, -0.41, -0.61, -1.88,
        -0.05, 1.68, 0.51, 2.2, 0.72, -1, -0.69, -0.64, 0.14, -0.82),
  y = c(-1.3, 0.91, 1.28, -1.44, 2.72, 1.64, 0.14, -0.69, 1.76, 3.53,
        -1.78, -3.7, -2.16, 2.39, 0.91, 1.46, -2.54, -0.78, 0.29, -2.51),
  y_bin = c(1, 0, 0, 1, 0, 0, 1, 1, 0, 0, 0, 1, 1, 1, 1, 0, 1, 0, 1, 1))

## SNP g1 的系数比例法的点估计值
## 基因 - 结局的关联
> by1 = lm(y ~ g1, data = indiv)$coef[2]
## 基因 - 暴露的关联
> bx1 = lm(x ~ g1, data = indiv)$coef[2]
## SNP g1 的系数比例法估计值
```

```
> beta_ratio1 = by1/bx1
```

SNP **g1** 的系数比例法估计值的标准误
```
> by_se1 = summary(lm(y ~ g1, data = indiv))$coef[2,2]
> bx_se1 = summary(lm(x ~ g1, data = indiv))$coef[2,2]
> se_ratio1 = sqrt(by_se1^2/bx1^2 + by1^2*bx_se1^2/bx1^4)
```

F 统计量
```
> fstat1 = summary(lm(x ~ g1, data = indiv))$f[1]
```

当工具变量 SNP 为多分类（如 AA、Aa 和 aa，分别对应 2、1 和 0）时，我们需要假设关联强度与等位基因突变的数量成正比。同理，当工具变量为连续型变量时，我们同样需要假设基因风险评分与暴露的关联是线性的。当工具变量为多分类或者连续型变量时，我们只需额外假设工具变量与暴露的关联是线性的，计算方式和代码与前述方案一致。

2. 二分类变量结局　在实际流行病学研究中，研究人员常常关注疾病的发生与否，此时的结局变量就不再是连续型结局变量，而是分类型结局变量（通常是二分类，如患病或不患病）。对于二分类变量结局，我们通常需要使用逻辑回归模型而不是连续型结局变量的普通线性回归，并且对于病例对照研究，基因与暴露的关联需要在对照组中进行估计（当暴露因素为连续型变量时可使用线性回归），这样计算主要有两方面的考虑：①反向因果关系：结局事件可能会使结局发生后测量出的暴露值失真；②在病例对照的情况下，研究人员通常会尽可能多地纳入病例，这也意味着纳入人群中的混杂因素分布与普通人群中的混杂因素分布不同，这可能导致工具变量和混杂因素之间的关联，导致工具变量估计存在较大偏倚。二分类变量结局的 MR 应用 R 语言代码如下：

基因 - 结局的关联的点估计
```
> by1_binary = glm(y_bin ~ g1, family = binomial,
                data = indiv)$coef[2]
```
基因 - 结局的关联的标准误
```
> byse1_binary = summary(glm(y_bin ~ g1, family = binomial,
                data = indiv))$coef[2,2]
```
对照组中基因 - 暴露的关联
```
> bx1_binary = lm(x ~ g1,
                data = indiv[indiv$y_bin == 0,])$coef[2]
```
SNP **g1** 的系数比例法估计值
```
> beta_ratio1_binary = by1_binary/bx1_binary
```
SNP **g1** 的系数比例法估计值的标准误
```
> se_ratio1_binary = byse1_binary/bx1_binary
```

此时 g1 的系数比例法估计值的含义是暴露 *x* 每增加 1 个单位对于健康结局 *y*_bin 的对数比值比（log odds ratio）的因果效应，其 95% 置信区间可通过近似正态分布来进行计算，即"beta_ratio1_binary ± 1.96* se_ratio1_binary"。

（二）两阶段法
两阶段法包括两个阶段的回归：①遗传工具变量对暴露的第一阶段回归；②第一阶段

暴露的预测值对健康结局的第二阶段回归。

1. 连续型变量结局　对于连续型结局变量，两阶段法又被称为两阶段最小二乘法（two-stage least squares，2SLS），此方法在经济学领域得到了广泛应用。在第一阶段回归中，我们使用工具变量对暴露进行回归得到暴露的拟合值（或称预测值）。在第二阶段回归中，我们根据第一阶段回归的拟合值（预测值）对结局变量进行回归。暴露对于健康结局的因果效应估计量是第二阶段的回归系数，其含义是由暴露每单位变化导致结局变化的因果效应。对于单个工具变量而言，两阶段法估计与系数比例法的估计值相同。在有多个工具变量的情况下，两阶段法估计量可以看作是单个工具变量系数比例法计算出的效应的加权平均值，其中权重由第一阶段回归中工具变量的相对强度确定。两阶段法估计量可以通过 R 软件中的"ivreg"包进行计算，此包可以得到稳健的标准误。R 语言代码如下（使用 g1、g2、g3 和 g4 四个工具变量进行估计）：

```
> library(ivreg)
> ivmodel_all = ivreg(y ~ x | g1 + g2 + g3 + g4, x = TRUE,
                data = indiv)
## 两阶段法的点估计
> summary(ivmodel_all)$coef[2]
## 两阶段法估计的标准误
> summary(ivmodel_all)$coef[2,2]
```

2. 二分类变量结局　二分类变量结局的两阶段估计方法和连续型变量结局类似，只是其中第二阶段中拟合的暴露对结局变量进行回归时使用的是对数线性或逻辑回归模型。对于二分类变量结局的两阶段估计的点估计及其标准误计算，现在还没有成熟的软件包可以直接使用，但是可以采用序贯回归的方法进行估计，即先拟合基因工具变量与暴露的关联，然后用拟合的暴露数据对结局拟合对数线性或逻辑回归模型。此方法有两点需要注意：首先，第一阶段的回归需要在对照组中进行拟合，不能把病例组的数据包含在第一阶段的回归中。第二，由于没有很好的统计软件包来考虑第一阶段模型的标准误，因此序贯回归计算出来的标准误相较于真实值会偏小（标准误越小，结果越精确），目前尚无较好的方法来解决这个问题，但是当第一阶段回归的标准误很小的时候此问题较小。R 语言代码如下：

```
## 对照组的第一阶段预测的暴露变量的拟合值
> predicted_x = predict(lm(x ~ g1 + g2 + g3 + g4,
                data = indiv[indiv$y_bin == 0,]),
                newdata = list(g1 = indiv$g1,
                               g2 = indiv$g2,
                               g3 = indiv$g3,
                               g4 = indiv$g4))
## 第二阶段的因果效应估计
> tsls2_binary = glm(indiv$y_bin ~ predicted_x,
                ##binomial 指定拟合 logistic 回归模型
                family = binomial)
## 点估计
> summary(tsls2_binary)$coef[2]
```

```
## 标准误估计
> summary(tsls2_binary)$coef[2,2]
```

（三）单样本孟德尔随机化的优势与劣势

单样本 MR 的优势在于所有的分析都在相同的人群样本中进行，因此传统流行病学方法分析（如多变量回归模型）的结果与 MR 的结果可以在相同的样本中进行比较。单样本 MR 由于使用个体水平的数据，因此可以使用的统计模型较为丰富（如可以使用非线性 MR 模型），并且可以做亚组分析。另外，由于基因 - 暴露的相关性以及基因 - 健康结局的相关性均从相同的样本中估计得到，因此样本的同质性较好，不存在不同人群总体的异质性造成的因果推断不准确的问题（见两样本 MR 的优势与劣势）。

单样本 MR 也存在一些局限性。由于使用单个样本数据，因此相对于两样本 MR 而言，单样本 MR 通常样本量较小，统计功效较弱，但是往往工具变量估计需要更大的样本量。另外，单样本 MR 在弱工具变量（基因 - 暴露的相关性较弱）的情况下，MR 的估计值会有偏误，并且会放大假阳性错误（一类错误）的概率。

二、两样本孟德尔随机化

目前，因为全球大量 GWAS 合作组的公共数据发布，两样本 MR 被广泛使用。R 软件中提供有多个程序包可实现两样本 MR 分析，此处以应用广泛的"TwoSampleMR"包为例对其分析方法及流程进行介绍。

（一）"TwoSampleMR"包简介与安装

"TwoSampleMR"是 MR-Base 数据库开发团队提供的 R 软件程序包，它提供大量的已发表的 GWAS 数据，使得我们可以快速获取 GWAS 研究的结果，省时省力。此外，"TwoSampleMR"包提供了一套较为完整的分析流程帮助我们更快速地掌握 MR 的研究方法，这主要包括读取暴露文件，去除连锁不平衡，提取工具变量在结局文件中的信息，将暴露和结局的效应等位基因对齐，进行 MR 分析以及敏感性分析这 6 步。需要注意的是，"TwoSampleMR"包存储在 GitHub 库里，所以我们需要使用"devtools"来安装，代码如下：

```
> install.packages("devtools")
> library(devtools)
> devtools::install_github("MRCIEU/TwoSampleMR")
```

（二）读取暴露文件

对于暴露因素的 GWAS 数据，"TwoSampleMR"需要一个工具变量的 data frame，每行对应一个 SNP，并且至少需要 4 列（分别为 SNP 的 rsID、效应值、效应值的标准误以及效应等位基因）。此处以随"TwoSampleMR"包一同下载的示例数据（BMI 相关的 GWAS 数据）为例对从本地文件中读取暴露 GWAS 数据进行演示。

```
## 加载 TwoSampleMR 包
> library(TwoSampleMR)
## 定位数据位置，将路径赋予 bmi_file
> bmi_file <- system.file("extdata/bmi.csv", package="TwoSampleMR")
> head(read.csv(bmi_file, sep = ","))
```

	rsid	effect	SE	a1	a2	a1_freq	p.value	Units	Gene	n
1	rs10767664	0.19	0.03061224	A	T	0.78	5e-26	kg/m2	BDNF	225238
2	rs13078807	0.10	0.02040816	G	A	0.20	4e-11	kg/m2	CADM2	221431
3	rs1514175	0.07	0.02040816	A	G	0.43	8e-14	kg/m2	TNNI3K	207641
4	rs1558902	0.39	0.02040816	A	T	0.42	5e-120	kg/m2	FTO	222476
5	rs10968576	0.11	0.02040816	G	A	0.31	3e-13	kg/m2	LRRN6C	247166
6	rs2241423	0.13	0.02040816	G	A	0.78	1e-18	kg/m2	LBXCOR1	227886

使用"TwoSampleMR"包中"read_exposure_data()"函数进行数据读取，代码如下：

```
> bmi_exp_dat <- read_exposure_data(
                filename = bmi_file, ## 指定数据文件名
                sep = ",", ## 指定文件的分割符
                snp_col = "rsid", ## SNP 所在的列名
                beta_col = "effect", ## beta 值所在的列名
                se_col = "SE", ## 标准误值所在的列名
                effect_allele_col = "a1", ## 效应等位基因列名
                other_allele_col = "a2", ## 其他等位基因列名
                eaf_col = "a1_freq", ## 效应等位基因频率的列名
                pval_col = "p-value", ## P 值的列名
                units_col = "Units", ## 效应单位的列名
                gene_col = "Gene", ## 基因标识的列名
                samplesize_col = "n") ## 样本量的列名
```

如果未提供"Phenotype"列（就像这个示例中的情况），它将假定表型的名称为"exposure"。这将输入到"exposure"列中。可以手动重命名：

```
> bmi_exp_dat$exposure <- "BMI"

## 查看数据
> head(bmi_exp_dat)
        SNP beta.exposure se.exposure effect_allele.exposure
1 rs10767664          0.19    0.03061224                      A
2 rs13078807          0.10    0.02040816                      G
3  rs1514175          0.07    0.02040816                      A
4  rs1558902          0.39    0.02040816                      A
  other_allele.exposure eaf.exposure pval.exposure
1                     T         0.78         5e-26
2                     A         0.20         4e-11
3                     G         0.43         8e-14
4                     T         0.42        5e-120
  units.exposure gene.exposure samplesize.exposure exposure
1          kg/m2          BDNF              225238 exposure
```

2	kg/m2	CADM2	221431	exposure
3	kg/m2	TNNI3K	207641	exposure
4	kg/m2	FTO	222476	exposure

	mr_keep.exposure	pval_origin.exposure	units.exposure_dat
1	TRUE	reported	kg/m2
2	TRUE	reported	kg/m2
3	TRUE	reported	kg/m2
4	TRUE	reported	kg/m2

	id.exposure	data_source.exposure
1	6IwaBm	textfile
2	6IwaBm	textfile
3	6IwaBm	textfile
4	6IwaBm	textfile

除读取本地暴露 GWAS 数据文件外，还可利用"TwoSampleMR"包中的"extract_instruments()"函数直接获取 MR base 数据库提供的暴露因素的 GWAS 数据，感兴趣读者可查看其帮助文档进行查询。

（三）去除连锁不平衡

对于 MR 分析来说，需要确保工具变量之间是互相独立的，即不存在显著的连锁不平衡（linkage disequilibrium，LD），故在读取完数据后应当去除存在连锁不平衡的工具变量，这里可以使用"clump_data()"函数，指定连锁不平衡参考人群为欧洲人种（European population，EUR），同时也可自行对连锁不平衡参数 r2 及 kb 值进行设置。具体 R 语言代码如下：

```
> bmi_exp_dat <- clump_data(bmi_exp_dat,
                clump_r2=0.001, clump_kb=10000,
                pop = "EUR")
```

可以看到，完成这一步后，数据集中 SNP 个数减少了 3 个，表明在当前参数条件下去除了 3 个存在连锁不平衡的工具变量。

（四）提取工具变量在结局文件中的信息

结局数据可从本地文件中直接进行读取，也可以从在线数据库中提取。本地数据的读取使用"read_outcome_data()"函数，其用法与前述"read_expsoure_data()"类似，对应参数可通过帮助文档进行查询，此处将演示从在线数据库中提取结局数据的方法。

以分析体重指数（BMI）与冠心病之间的因果关系为例，首先要查找冠心病 GWAS 在数据库中的 id，相应的 id 可直接进入数据库网站（https://gwas.mrcieu.ac.uk/）进行搜索，在获取需要的 GWAS id 后，指定要提取的 SNP 的 rsID，利用"extract_outcome_data()"函数即可完成数据提取。R 语言代码如下：

```
> chd_out_dat <- extract_outcome_data(
                snps = bmi_exp_dat$SNP,
                outcomes = 'ieu-a-7')
## 查看数据
> head(chd_out_dat)
```

	SNP	chr	pos	beta.outcome	se.outcome
1	rs887912	2	59302877	-0.021960	0.0111398
2	rs2112347	5	75015242	-0.005855	0.0096581
3	rs3817334	11	47650993	0.000355	0.0095386
4	rs1555543	1	96944797	0.002516	0.0093724

	samplesize.outcome	pval.outcome	eaf.outcome
1	184305	0.04868780	0.731654
2	184305	0.54436400	0.401399
3	184305	0.97031200	0.387831
4	184305	0.78835500	0.558318

	effect_allele.outcome	other_allele.outcome
1	C	T
2	G	T
3	T	C
4	C	A

	outcome	id.outcome
1	Coronary heart disease || id:ieu-a-7	ieu-a-7
2	Coronary heart disease || id:ieu-a-7	ieu-a-7
3	Coronary heart disease || id:ieu-a-7	ieu-a-7
4	Coronary heart disease || id:ieu-a-7	ieu-a-7

	originalname.outcome	outcome.deprecated
1	Coronary heart disease	Coronary heart disease || ||
2	Coronary heart disease	Coronary heart disease || ||
3	Coronary heart disease	Coronary heart disease || ||
4	Coronary heart disease	Coronary heart disease || ||

	mr_keep.outcome	data_source.outcome
1	TRUE	igd
2	TRUE	igd
3	TRUE	igd
4	TRUE	igd

（五）将暴露和结局的效应等位基因对齐

完成暴露因素与结局 GWAS 数据的提取后，要对其进行预处理，使其效应等位基因保持统一，R 语言代码如下：

```
> dat <- harmonise_data(
        exposure_dat = bmi_exp_dat,
        outcome_dat = chd_out_dat )
```

（六）进行孟德尔随机化分析

完成上一步后即可开始进行 MR 分析，这里我们只需要简单使用"mr()"函数对处理好的数据进行分析即可，R 语言代码如下：

```
> res <- mr(dat)
> res
```

输出结果如下：

```
  id.exposure    id.outcome outcome
1    6IwaBm     ieu-a-7  Coronary heart disease || id:ieu-a-7
2    6IwaBm     ieu-a-7  Coronary heart disease || id:ieu-a-7
3    6IwaBm     ieu-a-7  Coronary heart disease || id:ieu-a-7
4    6IwaBm     ieu-a-7  Coronary heart disease || id:ieu-a-7
5    6IwaBm     ieu-a-7  Coronary heart disease || id:ieu-a-7
    exposure  method                      nsnp b          se
1 exposure   MR Egger                     27 0.11385662 0.03292752
2 exposure   Weighted median              27 0.07940417 0.02023796
3 exposure   Inverse variance weighted    27 0.11391684 0.01611170
4 exposure   Simple mode                  27 0.07510331 0.03961124
5 exposure   Weighted mode                27 0.08875377 0.02279597
         pval
1 1.962323e-03
2 8.726210e-05
3 1.544411e-12
4 6.912470e-02
5 6.169733e-04
```

MR 默认使用 5 种方法（MR Egger、Weighted median、Inverse variance weighted、Simple mode 和 Weighted mode），除了上述 5 种计算方法外，"TwoSampleMR"包还提供了很多计算方法，比如随机效应模型和固定效应模型等，可以通过"mr_method_list()"函数来了解。从当前输出结果中可以看到，除 Simple mode 外，其余方法计算得到的效应值均具有统计学意义，此外 5 个结果的效应值均为正值，提示 BMI 的增加能导致冠心病风险的升高，BMI 与冠心病发生存在因果关系。

（七）敏感性分析

计算出 MR 的结果后，接下来就要进行敏感性分析，这里我们主要从如下三方面进行检验。

1. 异质性检验　主要是检验各个工具变量之间的差异，如果不同工具变量之间的差异大，那么这些工具变量的异质性就大。代码如下：

```
> het <- mr_heterogeneity(dat)
> het
  id.exposure id.outcome outcome
1    6IwaBm    ieu-a-7  Coronary heart disease || id:ieu-a-7
2    6IwaBm    ieu-a-7  Coronary heart disease || id:ieu-a-7
  exposure method                      Q        Q_df Q_pval
1 exposure MR Egger                     39.68702 25 0.03139634
2 exposure Inverse variance weighted 39.68703 26 0.04185786
```

从上述结果来看，这些工具变量之间存在一定的异质性（$P < 0.05$），此时可使用随机效应模型来估计 MR 效应量，代码及输出结果如下：

```
> mr(dat,method_list=c('mr_ivw_mre'))
```

```
   id.exposure id.outcome outcome
1      6IwaBm    ieu-a-7 Coronary heart disease || id:ieu-a-7
   exposure
1 exposure
                                                    method
1 Inverse variance weighted (multiplicative random effects)
   nsnp  b         se        pval
1   27  0.1139168  0.0161117 1.544411e-12
```

从随机效应模型的结果可以看出，BMI 和冠心病存在因果关系（$P < 0.05$），并且 BMI 升高后冠心病发生风险也相应增高（$b > 0$）。

2. 多效性检验　主要检验多个工具变量是否存在水平多效性，常用 MR Egger 法的截距项表示，如果该截距项与 0 差异很大，说明存在水平多效性。

```
> pleio <- mr_pleiotropy_test(dat)
> pleio
   id.exposure id.outcome                            outcome
1      6IwaBm    ieu-a-7 Coronary heart disease || id:ieu-a-7
   exposure egger_intercept           se        pval
1 exposure   1.110681e-05   0.005263163    0.998333
```

从上述结果看，MR-Egger 的截距项和 0 没有统计学差异（$P > 0.05$），因此可以认为没有水平多效性的存在。

3. 逐个剔除检验　主要是逐个剔除工具变量后计算剩下工具变量的 MR 结果。如果剔除某个工具变量后，其他工具变量估计出来的 MR 结果和总结果差异很大，说明 MR 结果对该工具变量是敏感的。R 语言代码如下：

```
> single <- mr_leaveoneout(dat)
> mr_leaveoneout_plot(single)
```

从图 14-2 来看，无论去除哪个 SNP 都不会对结果产生根本影响，说明这个 MR 结果实际是稳健的。

（八）两样本孟德尔随机化的优势与劣势

两样本 MR 通常能够基于多个数据库生成更大的样本量，因此估计结果的统计功效更强，估计量的置信区间更窄。另外，由于两样本 MR 通常使用大型公开的 GWAS 汇总数据库，因此数据公开透明，研究结果也可以被第三方具有相同 GWAS 汇总数据库结果的研究者重复。

两样本 MR 也存在一定的局限性。首先，两样本 MR 由于两个样本的人群总体可能存在系统差异，因此如果基因 - 暴露的关联在两个样本中不同，或者基因与多效性路径上的变量存在关联，可能会影响 MR 估计结果的准确性。两样本 MR 中，两个样本的人群总体的系统性差异不仅会影响因果效应估计量的解释，还会影响因果效应估计的有效性。第二，由于两样本 MR 使用的是汇总数据，因此可以使用的分析方法比较有限。第三，如果基因 - 暴露的关联估计值已经调整的变量包括暴露或健康结局的因果链下游变量，会产生对撞因子偏误。

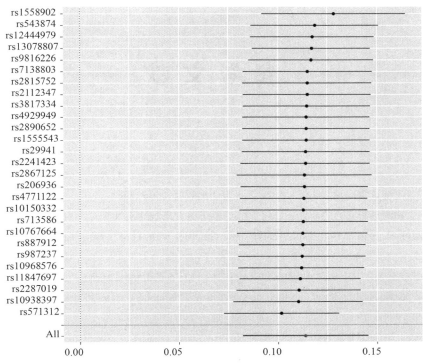

MR leave-one-out sensitivity analysis for
'exposure' on 'Coronary heart disease || id:ieu-a-7'

图 14-2　MR 逐个剔除检验结果

总结

　　孟德尔随机化是基于等位基因的随机分离进行因果推断的统计学方法。近年来由于大规模基因数据和 GWAS 结果的逐渐普及，孟德尔随机化得到了快速的发展和应用。单样本 MR 使用个体水平的数据，可供使用的统计模型和亚组分析更丰富，但样本量相对更小、统计功效更弱；两样本 MR 操作简便，数据公开透明，样本量更大，但可使用的统计模型较少，可能产生对撞因子偏误。R 语言中"MendelianRandomization"和"TwoSampleMR"等优秀的程序包提供了进行孟德尔随机化研究的简易函数，降低了进行孟德尔随机化研究的门槛。

（蔡苗　陈舸　林华亮）

参 考 文 献

[1] 方积乾. 卫生统计学. [M]. 7版. 北京：人民卫生出版社，2012.

[2] 方积乾. 生物医学研究的统计方法[M]. 北京：高等教育出版社，2007.

[3] KABACOFF R. R in Action: Data Analysis and Graphics with R[M]. New York: Manning Publications Co., 2015.

[4] VILLAMIZAR X, HIGUERA A, HERRERA G, et al. Molecular and descriptive epidemiology of intestinal protozoan parasites of children and their pets in Cauca, Colombia: a cross-sectional study[J]. BMC Infect Dis, 2019, 19(1): 190.

[5] KHATTRI J B, GOIT B K, THAKUR R K. Prevalence of dissociative convulsions in patients with dissociative disorder in a tertiary care hospital: A descriptive cross-sectional study[J]. JNMA J Nepal Med Assoc, 2019, 57(219): 320-322.

[6] KESMODEL U S. Cross-sectional studies - what are they good for?[J]. Acta Obstet Gynecol Scand, 2018, 97(4): 388-393.

[7] YANG Y, GUO Y, QIAN Z M, et al. Ambient fine particulate pollution associated with diabetes mellitus among the elderly aged 50 years and older in China[J]. Environ Pollut, 2018, 243(Pt B): 815-823.

[8] ALBERTI K G, ZIMMET P Z. Definition, diagnosis and classification of diabetes mellitus and its complications. Part 1: diagnosis and classification of diabetes mellitus provisional report of a WHO consultation[J]. Diabet Med, 1998, 15(7): 539-553.

[9] ROTHMAN K J. Epidemiology: an introduction[M]. Oxford: Oxford University Press, 2002.

[10] 邱宏，余德新，谢立亚，等. Logistic 回归模型中连续变量交互作用的分析[J]. 中华流行病学杂志，2010，31(7): 812-814.

[11] 许敏锐，强德仁，周义红，等. 应用 R 软件进行 logistic 回归模型的交互作用分析[J]. 中国卫生统计，2017，34(4): 670-672.

[12] JANES H, SHEPPARD L, LUMLEY T. Case-crossover analyses of air pollution exposure data - Referent selection strategies and their implications for bias[J]. Epidemiology, 2005, 16(6): 717-726.

[13] WHITAKER H J, HOCINE M N, FARRINGTON C P. On case-crossover methods for environmental time series data[J]. Environmetrics, 2007, 18(2): 157-171.

[14] LUMLEY T, LEVY D. Bias in the case-crossover design: implications for studies of air pollution[J]. Environmetrics, 2000, 11(6): 689-704.

[15] JANES H, SHEPPARD L, LUMLEY T. Overlap bias in the case-crossover design, with application to air pollution exposures[J]. Stat Med, 2005, 24(2): 285-300.

[16] WANG S V，COULL B A，SCHWARTZ J，et al. Potential for bias in case-crossover studies with shared exposures analyzed using SAS［J］. Am J Epidemiol，2011，174（1）：118-124.

[17] ARMSTRONG B G，GASPARRINI A，TOBIAS A. Conditional poisson models：a flexible alternative to conditional logistic case cross-over analysis［J］. BMC Med Res Methodol，2014，14：122.

[18] DOERKEN S，MOCKENHAUPT M，NALDI L，et al. The case-crossover design via penalized regressione ［J］. BMC Med Re Methodol，2016，16：103.

[19] JAAKKOLA J J. Case-crossover design in air pollution epidemiology［J］. Eur Respir J Suppl，2003，40：81s-85s.

[20] 詹思延. 流行病学［M］. 8 版. 北京：人民卫生出版社，2017.

[21] 谭红专. 现代流行病学［M］. 3 版. 北京：人民卫生出版社，2019.

[22] 李晓松. 卫生统计学［M］. 8 版. 北京：人民卫生出版社，2017.

[23] BRAGA A L，ZANOBETTI A，SCHWARTZ J. The time course of weather-related deaths［J］. Epidemiology，2001，12（6）：662-667.

[24] DO CARMO C N，DE SOUZA HACON S. Time series studies of air pollution by fires and the effects on human health［J］. Cien Saude Colet，2013，18（11）：3245-3258.

[25] ZANOBETTI A，WAND M P，SCHWARTZ J，et al. Generalized additive distributed lag models：quantifying mortality displacement［J］. Biostatistics，2000，1（3）：279-292.

[26] WOOD S N，AUGUSTIN N H. GAMs with integrated model selection using penalized regression splines and applications to environmental modelling［J］. Ecol Modell，2002，157（2）：157-177.

[27] DE LEEUW J. Statistical methods for environmental epidemiology with R［J］. J Statistical Software，2009，29：1-3.

[28] ARMSTRONG B. Models for the relationship between ambient temperature and daily mortality［J］. Epidemiology，2006，17（6）：624-631.

[29] GASPARRINI A，ARMSTRONG B，KENWARD M G. Distributed lag non-linear models［J］. Stat Med，2010，29（21）：2224-2234.

[30] GLASS G V. Primary，secondary，and meta-analysis of research［J］. Educational researcher，1976，5（10）：3-8.

[31] GASPARRINI A，ARMSTRONG B. Reducing and meta-analysing estimates from distributed lag non-linear models［J］. BMC Med Res Methodol，2013，13（1）：1.

[32] GUO Y，GASPARRINI A，ARMSTRONG B，et al. Global variation in the effects of ambient temperature on mortality：a systematic evaluation［J］. Epidemiology，2014，25（6）：781-789.

[33] PASCAL M，WAGNER V，CORSO M，et al. Heat and cold related-mortality in 18 French cities［J］. Environ Int，2018，121（Pt 1）：189-198.

[34] YANG J，YIN P，ZHOU M，et al. Cardiovascular mortality risk attributable to ambient temperature in China ［J］. Heart，2015，101（24）：1966-1972.

[35] VIECHTBAUER W. Conducting meta-analyses in R with the metafor package［J］. J Statistical Software，2010，36（3）：1-48.

[36] HIGGINS J P，THOMPSON S G. Quantifying heterogeneity in a meta-analysis［J］. Stat Med，2002，21（11）：1539-1558.

[37] GASPARRINI A，ARMSTRONG B，KENWARD M G. Multivariate meta-analysis for non-linear and other multi-parameter associations［J］. Stat Med，2012，31（29）：3821-3839.

[38] 杨军，欧春泉，丁研，等. 分布滞后非线性模型［J］. 中国卫生统计，2012，29（5）：772-773.

[39] ARENDS L R，HUNINK M G，STIJNEN T. Meta-analysis of summary survival curve data［J］. Stat Med，2008，27（22）：4381-4396.

[40] DEAR K B. Iterative generalized least squares for meta-analysis of survival data at multiple times［J］. Biometrics，1994，50（4）：989-1002.

[41] ISHAK K J，PLATT R W，JOSEPH L，et al. Meta-analysis of longitudinal studies［J］. Clin Trials，2007，4（5）：525-539.

[42] ARENDS L R，HAMZA T H，VAN HOUWELINGEN J C，et al. Bivariate random effects meta-analysis of ROC curves［J］. Med Decis Making，2008，28（5）：621-638.

[43] CHEN J，YANG J，ZHOU M，et al. Cold spell and mortality in 31 Chinese capital cities：Definitions，vulnerability and implications［J］. Environ Int，2019，128：271-278.

[44] YANG J，YIN P，SUN J，et al. Heatwave and mortality in 31 major Chinese cities：Definition，vulnerability and implications［J］. Sci Total Environ，2019，649：695-702.

[45] COCHRAN W G. The combination of estimates from different experiments［J］. Biometrics，1954，10（1）：101-129.

[46] HIGGINS J P，THOMPSON S G. Quantifying heterogeneity in a meta-analysis［J］. Stat Med，2002，21（11）：1539-1558.

[47] DERSIMONIAN R，LAIRD N. Meta-analysis in clinical trials［J］. Controlled Clinical Trials，1986，7（3）：177-188.

[48] HUIZENGA H M，VISSER I，DOLAN C V. Testing overall and moderator effects in random effects meta-regression［J］. Br J Math Stat Psychol，2011，64（1）：1-19.

[49] DIMICK J B，RYAN A M. Methods for evaluating changes in health care policy：the difference-in-differences approach［J］. JAMA，2014，312（22）：2401-2402.

[50] BENMARHNIA T，BAILEY Z，KAISER D，et al. A difference-in-differences approach to assess the effect of a heat action plan on heat-related mortality，and differences in effectiveness according to sex，age，and socioeconomic status（Montreal，Quebec）［J］. Environ Health Perspect，2016，124（11）：1694-1699.

[51] SETZER C，DOMINO M E. Medicaid outpatient utilization for waterborne pathogenic illness following Hurricane Floyd［J］. Public Health Rep，2004，119（5）：472-478.